仝小林
微医辨惑传习录

主　编：朱向东　　赵林华　　黄飞剑

副主编：李修洋　　雷　烨　　周毅德　　丁齐又　　郑玉娇　　宋　斌

编　委：王　烨　　何兰娟　　周　琦　　申　睿　　刘　苗　　谈望晶
　　　　岑　曦　　刘　敏　　王翰飞　　周毅德　　王　强　　李贺赟
　　　　何莉莎　　林轶群　　丁齐又　　邵建柱　　张　婧　　郭杏林
　　　　宋　斌　　赵林华　　黄飞剑　　于晓彤　　朱向东　　王　涵
　　　　李青伟　　顾成娟　　张　培　　郑玉娇　　李修洋　　雷　烨
　　　　赵怡坤　　沈仕伟　　杨　帆　　武梦依　　刘彦汶　　何昕徽
　　　　马晨欢　　李　月　　翟艳会

人民卫生出版社
·北京·

图书在版编目（CIP）数据

仝小林微医辨惑传习录 / 朱向东，赵林华，黄飞剑

主编. —北京：人民卫生出版社，2020.9（2023.3重印）

ISBN 978-7-117-30221-0

Ⅰ. ①仝… Ⅱ. ①朱…②赵…③黄… Ⅲ. ①中医学

—文集 Ⅳ. ①R2-53

中国版本图书馆 CIP 数据核字（2020）第 130759 号

| 人卫智网 | www.ipmph.com | 医学教育、学术、考试、健康，购书智慧智能综合服务平台 |
| 人卫官网 | www.pmph.com | 人卫官方资讯发布平台 |

仝小林微医辨惑传习录

Tong Xiaolin Weiyi Bianhuo Chuanxilu

主　　编：朱向东　　赵林华　　黄飞剑

出版发行：人民卫生出版社（中继线 010-59780011）

地　　址：北京市朝阳区潘家园南里 19 号

邮　　编：100021

E - mail：pmph @ pmph.com

购书热线：010-59787592　010-59787584　010-65264830

印　　刷：保定市中画美凯印刷有限公司

经　　销：新华书店

开　　本：710×1000　1/16　印张：19　插页：5

字　　数：340 千字

版　　次：2020 年 9 月第 1 版

印　　次：2023 年 3 月第 3 次印刷

标准书号：ISBN 978-7-117-30221-0

定　　价：65.00 元

主 | 编 | 简 | 介

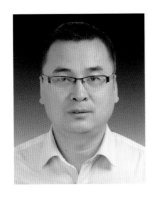

朱向东，男，甘肃中医药大学教授、研究生院院长、博士研究生导师，中医基础理论学科带头人，中医学博士、中国中医科学院中医内科学博士后，全国高等中医药院校优秀青年，甘肃省青年教师成才奖获得者，甘肃省飞天学者特聘教授。国家自然科学基金同行评审专家，国家中医药管理局重点学科中医老年病学学科带头人，甘肃省岐伯中医药文化研究委员会首席研究专家，师从中国科学院院士、国家"973"计划首席科学家仝小林，从事糖尿病及其并发症的研究和临床工作。主持国家自然科学基金3项，省部级科研项目15项，获省级科技进步奖等奖7项，公开发表学术论文100篇，主参编著作15部。现为世界中医药学会联合会中药煮散研究专业委员会副会长、药膳食疗专业委员会常务理事、敦煌医学研究及文化传承专业委员会常务理事；中华中医药学会方药量效研究分会常务理事兼副秘书长、内经学分会常务委员、中医基础理论分会委员；中国健康管理协会糖尿病防治与管理专业委员会副会长；甘肃省中医药学会食疗药膳研究专业委员会主任委员。

在传统辨证论治基础上，主张"辨病论治，随证加减"，继承仝小林教授之"态靶因果"处方策略，善于运用纯中药治疗糖尿病、高血压、痛风、甲状腺病等内分泌代谢性疾病，对于银屑病、湿疹、更年期综合征、闭经、多囊卵巢综合征、失眠、抑郁等疑难杂症亦有丰富治疗经验。

主 | 编 | 简 | 介

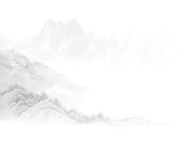

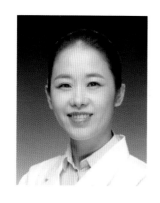

赵林华，医学博士，研究员，硕士研究生导师，加州大学洛杉矶分校访问学者，中华中医药学会方药量效研究分会和世界中医药学会联合会方药量效研究专业委员会秘书长，中国健康协会糖尿病防治与健康管理专业委员会常务委员，中国中医药研究促进会糖尿病专业委员会常务委员，国家自然科学基金通讯评审专家。发表学术论文48篇，以第一或通讯作者发表SCI论文18篇，受邀做国际会议报告交流糖尿病及并发症的中医药防治研究成果4次。

长期从事糖尿病及其并发症的中医临床与基础研究和方药量效关系研究，先后跟师孔伯华弟子刘孝威先生和广安门医院全小林院士门诊多年，临床擅于化裁古方，对中医治疗糖尿病及其并发症如糖尿病肾病、糖尿病周围神经病变、糖尿病胃肠病变及甲状腺疾病、肥胖、高尿酸血症、月经不调、更年期综合征等内分泌相关疾病具有丰富的临床经验。

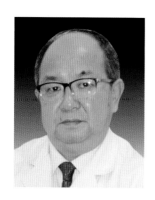

黄飞剑，男，全小林院士学术传人，中华中医药学会糖尿病分会常务理事、方药量效研究分会常务理事，世界中医药学会联合会方药量效研究专业委员会常务理事、内分泌分会常务理事，北京中医药学会第一届中医全科医学专业委员会常务委员。现任北京东城中医医院副院长，北京中研中医院院长。

擅长治疗糖尿病及呼吸系统、消化系统、心脑血管系统多种疾病，对哮喘、慢性阻塞性肺疾病、支气管扩张、肺气肿、过敏性鼻炎等中医肺系疑难病尤有心得，不囿常规，灵活审因，采用健脾祛湿、补气养血、化瘀通络诸法，疗效显著，有较高的治愈率。

宋｜柏｜林｜序

　　中医药是中国古代文明的瑰宝，虽然近代以来其传承和发展经历了很多曲折，但作为世界传统医药的重要组成部分，仍然凭借深厚的积淀和卓越的临床疗效历久弥新、一枝独秀。特别是新冠疫情发生以来，中医药全程参加防治，在预防、康复和危重症的抢救过程中均发挥了重要作用，引发世界范围的广泛关注。中医药能够在现代医疗环境中守正创新、变革发展、顽强生存是和其实践、传承与发展的独特模式息息相关的。昔有神农亲尝百草而辨药物毒性，岐伯黄帝论医理而传医学之道，中医药之理法初具雏形；后有仲景勤求博采而创六经之辨证，思邈集众家之长而成千金之方，中医从方药密切对接临床。及至金元明清各学派纷呈，民国西学东渐、衷中参西、百家争鸣，历代医家不断创造着中医发展的辉煌。新中国成立以来，中华民族进入发展的新时代，中医药也迎来了发展的春天，在党中央中西医并重、中西医结合共同服务健康中国的方针指导下，中医药在新时代正在焕发着强大的生命力。

　　薪火相传，是中医传承与发展的重要路径之一。"师者，所以传道受业解惑也"，师承指导、口授相传、有教无类、教学相长是中医药理论和实践经验传承与创新的有效方式。中医药承载着两千余年来中国人民同疾病斗争的宝贵经验，其遣方用药之思路和临床诊疗离不开前人的启迪和点拨。自秦汉伊始，师徒相授模式已经形成，徒者，尊师而不泥古不化，方能大成。古有李东垣以张元素为师，在传承其家学的基础上多有发挥，故而创立"补土派"，开创中医脾胃内伤学说之先河；朱丹溪师从刘完素弟子罗知悌学医，承师之所学继而创新，乃提出"阳常有余，阴常不足"之说，始创"滋阴派"；叶天士堪称医痴，一生拜师十余人，方留医中豪杰之美誉。可见，中医药发展的历史并不是保守传统和故步自封，而是不断继前人所学，发皇古义、融会新知，最终创立新说、指导临床。

　　仝小林院士为我校1977级校友，亦为余之好友，其博学笃志、矢志岐黄、精耕临床、创立新说，为当代中医之杰出人物。仝小林院士在繁忙的临床和科研工作之余，每日和学生、徒弟围绕中医理论和临床难题，探讨医理、体会医道、分享医案、总结经验，从不懈怠。这种师徒之间共同学习、探讨与进步的画面和追求学术真理的执着，令吾十分钦佩。本书作为仝小林院士和学生、弟子讨论中医内容的一部合集，集全门师徒中医学术讨论之精华，立意深远，颇具临床实用价值。书中对中医基本理论、方药运用和临证治验诸方面皆有涉及，体系层次分明，常有画龙点睛之笔，同时亦有对疑难病例的抽丝剥茧，余读之朗朗上口，精彩处令人拍案叫绝。仝小林院士作为中医临床大家，十分注重临床疗效，书中的诸多实战经验，理法方药量的完整呈现，相信会为诸位中医临床一线医生和诸多岐黄学子带来深刻启发，进而拓宽临床实战的思路，切实提高中医临床疗效。此次应邀为《仝小林微医辨惑传习录》作此序，幸甚至哉！

宋柏林

2020 年 6 月于长春中医药大学

傅 延 龄 序

中医药是中华文明的瑰宝，千百年来为护佑中华民族的繁衍生息和保障人民健康做出了巨大贡献。近代以来，在现代医学和外来文明的强烈冲击下，中医药以显著的临床疗效，简、便、廉、验的优势，展现出坚强的生命力；当代中医在党和政府的支持下，更加焕发旺盛的活力，显示出海阔天空的发展势头！

习近平总书记指出："要遵循中医药发展规律，传承精华，守正创新。"在全球互联互通、信息共享、智能发展的时代，面对先进的科学技术手段，面对良好的政策环境，面对人民对健康的迫切需求和美好愿望，中医药迎来了前所未有的发展机遇和挑战。如何利用中医治未病的理念，为人民健康保驾护航？如何借助中医学整体观念切实提高慢性病、老年病、疑难病和其他复杂疾病的临床疗效？如何在现代科技背景下认识和发展中医？如何在继承基础上破解中医创新难题，这是新时代交给我们中医人的一个又一个的考题，"传承精华，守正创新"指引中医人寻找答案。

中国科学院院士仝小林教授长期致力于中医药传承与创新研究，在现代中医诊疗体系和方药量效学科构建等方面做出了卓越的贡献。我与小林兄是多年的朋友和工作伙伴，知之深也！无论做人做事，他一贯推崇王阳明"知行合一"的精神，在中医药研究工作中，始终强调以疗效为根本，是杰出的在科研和临床都大有建树的中医科学家。我们曾一同参与国家"973"计划"以量-效关系为主的经典名方相关基础研究"，这项研究旨在以临床评价为核心，选取有代表性的急危重症开展系列临床试验，证实各示范方药具有明确的量效关系及较宽的用量范围，结合文献、药物实测、煎煮、药理、临床评价等方法明确经方本原剂量。本项目为中药安全有效合理应用提供了理论和循证证据，填补了中医药量效研究的空白，为中医药走向"量化时代"奠定了重要基础。

在这次抗击新冠肺炎的战役中，仝院士作为国家中医医疗救治专家组组长，于除夕之夜便赶赴武汉，深入一线实地调研患者救治情况，牵头制定《新型冠状病毒肺炎诊疗方案》中医部分，提出"武昌模式"，借助互联网，指导社区居民开展中药防控，并通过一系列临床研究，用严谨的科研数据证明中医药的有效性，将守正创新的答卷写在了抗疫第一线。

如果说传承和创新是时代赋予中医人的使命，那么本书所反映出的仝院士和他的学生、弟子上下求索、辨惑传习的精神，正是对担当发展中医之使命的最好回答。《仝小林微医辨惑传习录》一书是对小林院士与他的学生、弟子微信讨论之精华部分的总结和再现，我们从中不难看出他作为全国中医药教学名师、岐黄学者，对中医药传承和中医药人才培养的重视。在高等中医药院校教育的基础上，他更加注重的是对学生质疑精神和独立思考能力的培养，他善于从问题出发，循循善诱，引导和启发学生，在平等的学术氛围中回溯经典，发散思维，共同探寻答案，我觉得此有黄帝岐伯论道之韵，将深奥的医理，于问答中娓娓道来。他们师与弟子间讨论的问题，涉及中医药学的方方面面，有对中医药学概念之内涵与外延的分析，有临床处方用药经验的交流，有对中医发展模式的思索，也有对中医疑问的解惑。大家各抒己见，引经据典，参考文献，读来宛如卷入一场持续的头脑风暴，酣畅痛快，思想激荡。读者的思维不自觉地随着书中的问答延伸，时有若武陵人游桃花源的意外，从疑似山穷水尽，复至柳暗花明。但与坐而论道不同的是，本书极为重视临床实战运用，书中收录了许多优质的临床验案，甚至包括小林院士自我治疗的详细经过，每一医案都给出了方药和剂量，也不乏关于量效关系的讨论，具有很强的临床指导意义。相信每一位读者都能从本书获取营养，从而启迪思维。

"半亩方塘一鉴开，天光云影共徘徊。问渠那得清如许？为有源头活水来。"朱熹的这首《观书有感》是我喜欢的古诗之一。这本书恰如朱子所说的半亩方塘，天光云影，风景无限！仝兄知行合一，不厌不倦，这正是他的源头活水，汩汩滔滔！

是为序。

杏园菊翁 傅延龄

2020 年 6 月 18 日于北京融慧园

前　言

　　中医是具有中国原创性的医学，被称为中国促进人类社会发展的第五大发明，是中华民族传统优秀文化的重要组成部分，是历史最悠久、理论与实践体系保留最完整的世界传统医药学，既是中国的国粹，也是世界医药宝库中的瑰宝！在中医药发展的历史上，古代医家不断勤求古训，穷极医源，凝聚智慧，勇于实践，创新理论，代代相传，共筑了岐黄医术的伟大丰碑。走进中医药的历史长河，扁鹊一心赴救精四诊创脉法而治杂症，仲景撰《伤寒杂病论》而创外感诊疗体系，吴又可识戾气救危难作《温疫论》另辟蹊径，叶天士发温邪上受之精蕴开温病之门径，均乃"发皇古义，融会新知"之医中大贤！习近平总书记指出，中医药是中国古代文明之瑰宝，发展中医要传承精华、守正创新。吾师中国科学院院士仝小林教授，做人、做事、做学问素尚王阳明之"知行合一"，临床重实战，科研唯实据，理论倡真知，学术尚创新，而尤其注重后学和弟子的培养。为传承中医之精华，创新中医之理论，提高中医之疗效，遂于2014年始创微信讨论中医之平台，法黄帝与岐伯论医道，就中医历代之疑难理论、临床问题、有效方药广而论之！师擅引导，徒长精思，广开言论、鼓励争辩、唯真唯实、唯用唯效，通过汇集思辨之火花、智慧之结晶，正本清源、去粗存精，终成一部对临床有切实指导价值的医论精华！

　　《仝小林微医辨惑传习录》一书，收录了仝小林院士和学生、弟子微信讨论的部分中医学术内容，分仝小林论中医维新、中医基本理论辨惑、中药方剂运用心悟、中医临证经验发微、临床典型案例探讨等部分，每个部分下按照所论内容不同，分类整理成不同的医论专题，为了方便读者思考和学习，每个专题又分医论精华点睛和医论现场再现两个方面的内容。医论精华点睛，是医论之精华和核心，力求呈现精华，理论精准指导临床，易学好用；医论现场再现，乃医论争辩之重温，重在原汁原味重现，启发思维。其中，临床典型案例的探讨，每个案例重理法、有量效、重示范、求实战，若读者深入体会全书之理、法、方、药、量、案之真义，必有所悟、所得、所用。倘若如此，能为传承岐黄精华，创新发展中医贡献绵薄之力，实乃中医之幸！本书所收录医论注重中医理论的守正和创新，但由于中医的传承和临床视角存在差异，学生、弟子的学术认识还不够深入，因此，一些学术观点可能会有偏颇，欢迎广大中医药学者提出宝贵的建议，以便我们及时完善和补充。

编　者

2020 年 6 月

目　录

第一章
仝小林论中医维新

一、仝小林八维药纲

明代张景岳在《景岳全书》四十八卷《本草正·毒草部·附子》提出："夫人参、熟地、附子、大黄，实乃药中之四维。病而至于可畏，势非庸庸所济者，非此四物不可……人参、熟地者，治世之良相也；附子、大黄者，乱世之良将也。"附子为温里回阳之纲维，大黄为攻积泻热之纲维，人参为补气药之纲维，熟地黄为补精血药之纲维，此即后世所谓"药之四维"理论。仝小林教授在张景岳的基础上，按八纲补充为药之八维药纲，表麻黄，里肉桂；寒黄连，热干姜；虚人参，实大黄；熟地阴，附子阳。

注：景岳称人参、大黄、熟地、附子为药中四维，亦即药之四大金刚也。能用好纲药，标志医术的成熟。八维之意亦如此也。

二、论"风寒点火，内热喷发"

【医论精华点睛】

仝小林论"风寒点火，内热喷发"：风热证感冒，临床观察发现多为感寒而发，但都表现为热，尤其是急性上呼吸道感染、急性咽炎、急性扁桃体炎甚至化脓。但是却从未听说感受热风而感冒，所以我不怀疑风热之证，开始怀疑是否有风热之邪，由此想到，风热证感冒是因"风寒点火，内热喷发"。"风寒点火，内热喷发"，是我形容火郁已久，感受风寒而形成"风热"型感冒的病机。就像一个堆满了发酵饲料的仓库，久未通风，闷热已极，但外面很冷，突然打开了一扇门，热气扑面而来。既然是内热"欲"出，顺势而治，给邪出路。有风寒束表，麻黄毫无顾忌；有大便秘结，硝黄恒用通腑；有咽喉肿痛、咳嗽，疏散风热之药并用。总之，"开鬼门""洁净府"，以发散郁火为治。故提出治疗此类风热证感冒，应把升降散、防风通圣散视为和银翘散并列的主方。所以，防风通圣散、升降散、银翘散开辟了治疗风热证的新法：疏、清、透、泻。

【医论现场再现】

仝小林：案例分享：14岁，男，临近考试，心烦气躁。时值夏天，天气闷热，贪凉饮冷，晚上睡觉时空调调得很低，第二天早上，头疼，高热39.6℃，恶寒无汗，周身酸痛。但舌红，唇红，苔黄厚，大便秘结，咽喉肿痛，扁桃体化脓，轻咳，脉浮数。我在辨证上产生了困惑：①感冒初起，明明是感受了风寒，表现为典型的太阳表实证，却又有风热证的典型特征。那到底是风寒感冒还是风热感冒，或风寒加风热？②大便秘结，该下，但用下法会不会引邪深入？③扁桃体化脓是不是要清热解毒？思之良久，举棋不定。最后折中，取防风通圣散意：麻黄15g，桂枝15g，杏仁9g（后下），葛根30g，芦根30g，金银花30g，连翘30g，薄荷6g，炒栀子15g，淡豆豉9g，野菊花30g，锦灯笼15g，木蝴蝶9g，僵蚕6g，蝉蜕6g，生大黄9g（后下）。上午一剂药，分两次喝，下午一剂药分三次喝，服后加被发汗。当晚体温降至37.3℃。后体温反复波动，调整加减而愈。

周毅德：您所讲"风寒点火，内热喷发"的风热证感冒，患者体质多会有"湿、痰、浊"等病理产物内外呼应，治疗除了用您讲的升降散、防风通圣散和银翘散之外，是否应当加用调理脾胃气机升降之药及化湿、祛痰、降浊之品会更完善？防风通圣散常用加减法：①如属表证严重，风火蕴郁于中上二焦而见头疼如裂、面红目赤、口渴口臭时可加用羌活、牛蒡子，当归、白术等药可不用。②如无便秘，可用制大黄，不用芒硝。③恶寒、头痛等表证不明显时，解表药可以酌减。对于上述风热表证的治疗应当二者同步进行。如果判断是表里俱实、风火壅盛的表实热证，那么疏风解表、清热泻火、通便应该是同步的，还是要症、证、病、因同时考虑判定准确才行！

仝小林：毅德所说的体内环境：湿、痰、瘀、浊等，可在清泻之列。从内热为本、外邪为标来思考，就可以标本同治，而不似治其他外感，有引邪入里之虞了。只是在治法上，可以打破原有风寒证、风热证之用药戒律。薄荷是透，麻黄也是透，僵蚕、蝉蜕也是透。为透邪，即使风热感冒，只要伴有恶寒无汗，仍然用麻黄、桂枝、葛根。这就解决了辛温解表和辛凉解表共用的理论问题。

三、临床的利器——靶标药

【医论精华点睛】

靶标药的阐述：靶标药主要分为两个类型，一是针对临床指标用药，可称为指标药；二是针对临床症状的用药，可称为症状药。全门对靶标药的收集一方面是总结仝小林老师之前门诊用药经验，以及参考现在仝门已出版书籍；另外一方面就是从名医医案着手，如国医大师发表的相关文章，他们当中的许多人都会对某味药的使用有些感悟。还有许多比较好的土方均出自民间，却容易被忽略。指标药在临床上的应用常分为两种情况。一种是按辨证可选择，一种是按辨证没有选择的余地。前者，指标药加辨证药，后者，指标药加反佐药。对于指标药的运用，不是堆砌，而是辨证基础上的打点。有利器，则辨证基础方加强指标药；无利器，则辨证加若干个弱指标药，或选择弱指标的辨证药。

【医论现场再现】

仝小林：今天我们来探讨一下靶标药，莉莎在这方面做了专门的研究，所以请她给我们谈谈她的研究。

（一）靶标药释义

何莉莎：首先，我说说什么是靶标药。靶标药主要分为两个类型，一是针对临床指标用药，可称为指标药；二是针对临床症状的用药，可称为症状药。我主要收集的是针对临床指标的靶标药物。例如，五味子能降转氨酶，黄连能降血糖。我收集的每一味药物都是从临床上确有疗效的经验中整理出来的。资料的来源主要包括：①质量较好的中医临床书籍；②临床中西医结合大家的经验；③对仝小林老师临床指标药的梳理。此外，还包括从文献中检索的个案、单药报道。资料的整理是按照疾病系统进行分类，比如降糖药：朱良春使用鬼箭羽活血降糖、动物蜕皮激素降脂降糖；盛循卿使用山药、枸杞子研粉吞服降糖；颜德馨使用槐花、地锦草降糖；邓铁涛使用山药、玉米须、黄芪、白术降糖。

（二）靶标药收集

仝小林：逄冰，你谈谈怎样寻找靶标药，你认为有没有必要从民间收集？

逄　冰：一方面是总结老师之前门诊用药经验，以及参考现在仝门已出版书籍；另外一方面就是从名医医案着手。我们知道许多比较好的土方均出自民间，却容易被忽略，拿降糖的中草药来说，您这次出差看到的妇女用苦参泡水降糖，就是很好的例子。所以我认为从民间收集是有必要的。

仝小林：我觉得，草药是寻找靶标药的重要来源。因为在民间，很多就是一把草治一个病或一个症。穆老师，中药界对民间的草药持怎样看法？怎样做比较有利于发现更多有价值的草药呢？

穆兰澄：中草药大概有一万多种，我们常用的也就六百多种。有些地方药、民间药都很有用，但是没有标准，就被拒之门外了，中药的产量也是制约其发展的因素之一。比如红豆杉治疗肿瘤，早些年研究出来了，但是资源受到了破坏。中药有全国吃一地、全年吃一季的说法。

（三）靶标药的使用

徐立鹏：医生和患者都喜欢指标药，但我仍有两条顾虑：①停药以后指标反弹。②掩盖真实病情。

仝小林：立鹏说的是另一个问题，也值得讨论。但为什么指标会降下来？可能有很多情况下，病理损伤改善了，所以指标才下降。比如高热，如果一剂药烧退了，说明病好了；如果一剂药，烧退了，又起来，说明病没有好！我认为，一停药指标又高起来，恰恰是说明病理上没有痊愈。

何莉莎：同意老师说的，指标下降说明人体的病理状态在修复。而且真正有效的指标药目前还是比较少的，处方还是以整体调理为主，指标药只是对准了一个靶点。

周毅德：所以，指标药必须要配伍到方剂中才会发挥降指标作用而且不会反弹！临床事实已明确：胰岛素泵降糖，口服降糖西药降糖，降糖虽能达标，但阻止不了糖尿病并发症的进展，停药后不仅血糖反弹而且并发症症状更明显，所以指标药必须要配伍到方剂中才会发挥降指标作用而且不会反弹！

逄　冰：一停药指标就反弹这个问题，要结合辨证。虽然以辨证去降指标针对性不强，效果缓慢，但是辨证精准，人体疾病真正痊愈，指标才能从根本上归至正常。

徐立鹏：辨证精准，这个说法我觉得是矛盾的。辨证，按照排列组合，最大量不过几百个。但药味的组合可以有数十万，二者不存在精准的一一对应关系。我觉得辨证是划个圈，讲精准还是要在药味上下功夫，否则就无所谓指标药和指标方了。

仝小林：如果指标药一定要辨证，还是不是指标药呢？你们说说看法。

于　淼：在临床上更多的是在全方辨证的基础上加一两味指标药，而并不是全方都要由指标药来堆砌。指标药，其用如名，针对指标的用药，可能是忽略辨证的，但用在处方里，如其药物偏性很大还是需要配伍其他药物佐制一下。

郭 允：若指标用药不重视辨证，一味堆砌那就叫"拿着中药当西药用"。

仝小林：我认为，指标药分为两种情况。一种是按辨证可选择，一种是按辨证没有选择的余地。前者，指标药加辨证药；后者是指标药加反佐药。指标药，不是堆砌，而是辨证基础上的打点。

何莉莎：是的，指标药其实更多的是近代医家才关注，如颜德馨老先生、朱良春老先生都在临床中摸索出了不少指标药，积累了宝贵的经验。仝老师善用水蛭降尿蛋白；朱良春使用穿山龙控制尿蛋白；谌运甫使用山药、楮实子、金樱子、黄芪治疗尿蛋白；颜德馨使用益母草治尿蛋白等。

（四）临床靶标分类与选药

逢 冰：总结部分仝老师指标药如下：①黄连——降糖；②淫羊藿、枸杞子——调整更年期激素；③大叶金钱草、生大黄、茵陈——降胆红素；④水蛭粉、生大黄、生黄芪——降尿蛋白；⑤赤芍、丹参、茵陈、红曲、五味子——降转氨酶；⑥赤芍——降γ-谷氨酰转肽酶（γ-GT）；⑦茺蔚子、益母草——降压；⑧雷公藤、穿山龙——降低甲状腺过氧化物酶抗体及甲状腺球蛋白抗体水平；⑨知母、黄柏、生地——调节雌激素水平；⑩红曲——降血脂、胆固醇。

1. 降转氨酶靶药

仝小林：茵陈、赤芍、五味子，降转氨酶是指标药。转氨酶高到80U/L以上，用五味子30g，降下来之后改15g继续服用。景德镇的一位企业领导，γ-GT 77U/L，转氨酶从未低于60U/L，用茵陈30g、五味子15g，1个月全降为正常。

2. 治便秘靶药

仝小林：谁把我治疗便秘的指标药发一下？

逢 冰：实秘当分热气燥，虚秘气血阴阳分。热臭气胀燥羊屎，承气三物增液轮。气虚补中便无力，血虚四物首乌尊，阳虚理中锁苁蓉，阴虚脾约贵麻仁。

仝小林：肉苁蓉我常用30～60g，锁阳通常用15g以上，方可通便。通便药很多，所以可以辨证与指标结合。

3. 降血压靶药

仝小林：我常用的降压药对：利水：猪苓、茯苓；活血利水：益母草、泽兰；温阳：附子、干姜；清肝：夏枯草、黄芩；通络：水蛭、地龙；解肌：葛根、罗布麻；镇肝：珍珠母、生牡蛎；镇静：牛黄、羚羊角粉；平肝：天麻、钩藤；补肾：杜仲、桑寄生；引血下行：生大黄、怀牛膝。

黄飞剑：寒湿血瘀型高血压特别多，用寒性药降压，犹如雪上加霜；湿滞湿瘀型肝气横逆者多，加片姜黄在基础方中疗效很好。

仝小林：飞剑说得很对，我用葛根

汤加味，寒湿重加附子。所以，我的经验是：有利器，则辨证基础方加强指标药；无利器，则辨证加若干个弱指标药，或选择弱指标的辨证药。如湿热型高血压：龙胆草、夏枯草、天麻、钩藤、茺蔚子、怀牛膝等。葛根 30～120g，对颈椎病引起的高血压很有效，肌肉越紧张，则血压越高。解肌，葛根汤是也。督脉，是阳气运行之道路。而颈枢（颈关节群）和腰枢（腰关节群）是两大关节点。经常活动颈椎、腰椎，保持气血通畅，则脑清目明，精力充沛。葛根汤是通督之效方。葛根，既可舒缓骨骼之肌，又可松弛脉络之肌，其温[1]可扩血管，散可解肌。发表解肌可治（感冒）酸痛，舒缓肌肉可治肩凝；扩张脉络，可降血压、通心脑。故知葛根为温通之圣药。葛根汤，通督脉，辨证属于顶焦，用于脑血流图不正常的患者。

4. 抗肿瘤靶方靶药

仝小林：谁能介绍一下孙秉严治疗肿瘤的经验？孙秉严先生，虽为民间医生，但是大胆探索，经验非常宝贵，值得好好研究，特别是一些丸、散、膏、丹。

郭　允：孙老治疗癌症经验方。

验方一：青龙丸

【组成】　制马钱子360g，甲珠180g，僵蚕180g，乳香90g，没药60g，川贝60g，明雄黄90g，轻粉6g，狗宝15g，猴枣45g，蝉蜕60g，蛇蜕60g，陈皮60g，半夏60g，

麝香4.5g，共15味，研细末，另用金银花120g、蒲公英120g，打成小水丸。

【服法】　每服3～4.5g。

【主治】　无名肿毒，疔毒恶疮，乳腺癌，食管癌，宫颈癌。

验方二：孙老治脑瘤经验方——新丹处方

【组成】　蜈蚣400条，斑蝥30g，全虫300g，蛇蜕150g，蝉蜕450g，地龙300g，天虫90g，穿山甲150g，铁甲军[2] 300g，乌蛇肉300g，松香150g，苦丁茶150g，枸杞子300g，防风150g，薏苡仁150g，木通150g，滑石240g，雄黄150g，海金沙150g，陈皮150g，木瓜300g，土茯苓450g，血泊[3] 240g。

何莉莎：孙老亦善用蜈蚣，他认为蜈蚣无毒且有壮阳功效，孙老认为，抗癌，就必须会用毒药，仅扶正可能还是不行，但是后期孙老用药比较缓和，多以扶正为基本，少用毒药。孙老一直对中药的引经作用非常感兴趣，这正跟老师的靶标药不谋而合。他曾经写过一篇中药引经药与现代药理研究成果结合的文章，就是希望能从中药引经药的思路中寻找到抗癌有靶向作用的药物。颜德馨老先生用雄黄0.9g分冲治疗白血病，常配伍三棱、莪术、马鞭草。

仝小林：我认为，扶正固本是非常宝贵的经验。但是，抗癌是必须研究到

---

[1] 根据仝小林院士临床观察经验所得，认为葛根当性温。

[2] 蜣螂的别称。

[3] 琥珀的别称。因系引用，保持原文。

位的,尤其是晚期肿瘤,针对部位的靶药,比如干蟾皮,我就把它当成胃癌的靶药,另外还有生薏苡仁、斑蝥,是肾癌、膀胱癌的靶药;壁虎,是肺癌的靶药;硇砂,是食管癌的靶药;威灵仙,是喉癌的靶药;莪术,是肝癌、子宫癌的靶药,如此等等。靶药和引经,含义不完全一样。很多民间的草药,很值得研究。从成药里寻找靶药,是我多年来形成的思路,我认为是一条捷径。

逢　冰:分享仝老师治疗胃癌使用干蟾皮验案一则:胃癌术后。

宋某,男,60岁,2009年4月初诊。主诉为胃癌术后半年余,化疗5次。患者2008年8月发现并确诊胃癌,8月21日切除2/3胃,术后开始化疗,每隔21天化疗1次,共化疗5次,因不良反应过于剧烈而停止化疗。刻下:饮食稍有不适则胃痛,刀口处有硬结;胃脘处痞满疼痛,饮食正常,二便调;舌红,苔厚腐,底瘀,脉小滑数。血压(BP):120~130/90mmHg。西医诊断:胃癌术后;中医诊断:胃脘痛。处方:黄连、白及各15g,酒军(酒大黄)6g(单包),生薏苡仁120g,炒白术、蒲公英各30g,干蟾皮9g,生姜3片。水煎服,14剂,每天1剂。

二诊:患者服药后诸症改善,胃痛次数减少,痞满减轻,乏力较前好转,刀口处坐时疼痛,纳可,二便调,夜尿2次,舌苔厚腐,舌底瘀闭[4],脉细数。BP:

115/75mmHg。处方:守方加减,加三七30g,刺猬皮15g。水煎服,28剂,每天1剂。

三诊:服上方28剂,胃痛大减十分有七,痞满基本消失,乏力好转,刀口硬结缩小十之有五,瘢痕减轻,纳眠可,二便调;舌红,脉沉。处方:黄连30g,莪术、三七、刺猬皮各30g,生薏苡仁120g,酒军(单包)6g,干蟾皮9g,生姜5大片(1片约等于是5g)。水煎服,14剂,每天1剂。服上方3个月,舌苔变薄,手术刀口愈合良好,体力恢复,纳眠可。

按:患者以"胃癌术后胃脘疼痛"为主诉,伴痞满,其舌红、苔厚腐,脉小滑数,皆属胃肠中焦有热,火热邪气痞结于中焦,使胃气壅滞而致。一诊及二诊时,针对患者中焦胃热的病机,治疗以清热除痞为主,配以清热解毒,以大黄黄连泻心汤为主方。大黄黄连泻心汤是《伤寒论》中治疗热痞的方剂,柯琴在《伤寒附翼·太阳方总论》中记载:"云泻心者,泻其实耳。"指出大黄黄连泻心汤所清之热,大抵为实。此方中,"大黄苦寒以泻入里之热,黄连苦燥以开虚格之气,而病证可除矣"。薏苡仁健脾益气、行气燥湿的功效古已有之,现代药理学证实,它还具有良好的抗癌细胞增生的作用,故仝老师用量至120g以显其功用。三诊时,患者热象已除大半,痞满症状基本消失,胃痛缓解70%,故仝老师治疗时主要结合西医胃癌的疾病特点,以清热解毒、抗癌散结为主。中医

4　仝老师将舌底脉络附近点片状瘀斑为称为闭。

药体外抗癌活性筛选中提示，清热解毒药抗癌活性最强，在一定程度上能控制肿瘤发展。因此，清热解毒为癌症抗转移治疗的重要方法。仝师采用蒲公英、干蟾皮、刺猬皮等药物清热解毒，消肿散结，又配以莪术及三七以破积消坚，活血止痛；《本草衍义补遗》言"蒲公英可化热毒，消恶肿结核"；干蟾皮既可以走气分以化湿行水，又可以走血分以活血化瘀，药理学表明其有明显的抗癌作用；刺猬皮是传统动物药材之一，具有行气和胃、化瘀止痛之效，其蛋白质含量高，还可保护胃黏膜。三诊后，治疗逐见成效，可继服上方。

周毅德：我在肿瘤医院工作近20年了，见到的肿瘤患者大多是中晚期，扶正固本和靶药的有机结合会事半功倍。恶性肿瘤患者的经络都是瘀滞不通的，所以引经药不好使，必须用靶药！

仝小林：我们要把确有疗效的中药的成分药，转化成饮片，成为抗癌之利器。比如紫杉醇。

何莉莎：紫杉醇是从南方红豆杉中提取的，治疗肿瘤常常会使用，一般用量6g。中成药榄香烯治疗恶性胸腹水有效，是从温郁金（莪术）中提取的，目前在美国做临床研究。

仝小林：莪术很值得研究，尤其是子宫癌、肝癌。毅德，你们肿瘤科，用莪术剂量多大？有很多虫类药，做成丸、散、膏、丹，比汤药更合适。我治疗子宫肌瘤或子宫癌，莪术起步30g，最大120g，量太小，力量就太弱。

周毅德：我们肿瘤科，配到膏方中使用莪术的常用量是270g。

何莉莎：肿瘤科每个医生对莪术的理解会有不同，一般使用9g，但是也有老师认为莪术小剂量只有消食功效，30g以上才能活血化瘀。天花粉是治疗子宫内膜癌的靶药，这是林巧稚的研究成果，得到医学界一致认可了。肿瘤科对活血药抗肿瘤还是促进肿瘤转移做过很多研究，孙秉严主任的研究结果认为，活血药单用可能会促进肿瘤转移，其中丹参单用已经明确会促进肿瘤转移，但是配合益气药，则有抗肿瘤作用。

仝小林：活血化瘀促进肿瘤转移？这个观点的意思是不要活血化瘀了？

何莉莎：老师，活血化瘀之后可能会促使癌细胞随着血液循环远处转移，但是配合黄芪之后，则有明显的抗肿瘤效应。经过一些活血药和益气药进行组合筛选后，认为黄芪和苏木组合有比较好的益气活血抗肿瘤效应。实验的结果是单独使用丹参会促进转移，黄芪和丹参配伍以后的疗效弱于黄芪和苏木配伍。关于益气活血药抗肿瘤，张培彤老师对黄芪、苏木、鸡血藤组合做了比较深入的研究。肿瘤科希望通过益气活血药减少肿瘤周围新生血管的生成以抗肿瘤；而心内科则希望帮助微血管形成以实现冠脉支架后再通。可见益气活血药其实能正向和负向调节血管生成，并不能一刀切，中药调节其实还是双向的。

5. 几种特殊药物探讨

仝小林： 谈谈山羊豆？

郭　允： 二甲双胍是 2 型糖尿病治疗的一线药物，可以预防糖尿病引起的大血管和微血管病变，改善高胰岛素血症和胰岛素抵抗，改善血脂代谢，逆转前期糖尿病，最早就是在山羊豆里发现的。按照从成药里寻找靶药的思路，我们可否将山羊豆作为 2 型糖尿病的靶药？

仝小林： 若毒性大，不太可取。因为糖尿病是慢性病，需长期服药。如果能把山羊豆作为饮片应用，就是寻找靶药的思路。比如，罗布麻、夏枯草、天麻、怀牛膝、杜仲等降压，像焦老的胃痛方，就是很好的靶方。

仝小林： 谈谈夏天无？

穆兰澄： 关于夏天无我最早了解是夏天无滴眼液，用于青少年假性近视。夏天无是罂粟科植物伏生紫堇的块茎，主要含原阿片碱、巴马汀等。原阿片碱作用于中枢神经系统有明显的镇痛作用，对各种疼痛均有效，常用的几个罂粟科的中药都有镇痛的作用；罂粟、延胡索、白屈菜。原阿片碱大剂量作用于心血管系统，对延脑血管运动中枢产生抑制作用，使外周血管扩张，引起血压下降。动物实验结果表明夏天无生物碱可使麻醉犬脑与下肢血流量增加，血管阻力减低，血压轻度下降，提示其有扩张脑血管和下肢血管的作用。夏天无的镇痛作用显著。用法上，《中华本草》载内服：煎汤，4.5～15g；或研末，1～3g；《药典》：6～12g，研末分 3 次服。

逢　冰： 靶药，就是对疾病、症状，或者对指标可以起到明确的临床疗效的药物！以靶向药、靶向方进行对症治疗、辨病治疗，临床疗效明确，是非常给力的。靶药与靶方，与传统中医所强调的辨证论治和个体化治疗并不矛盾。它主要是更强调疾病或者症状"共性"的一方面，将现代药理学研究成果回归临床。

仝小林： 逢冰说得很准确！中医以往很突出个体化，但反过来，群体化就明显不足。靶方、靶药，是寻找群体化治疗方法。现在真正的强指标药太少了，亟待发现和实践；弱指标药不少，可按辨证将其分类，组合使用。找到强指标药，就是找到了利器！结合现代药理，是发现强指标药的重要途径。

四、四焦八系之顶焦辨治

【医论精华点睛】

仝小林对顶焦的认识： 我提出的四焦八系理论中，将包含大脑、延髓等重要脏器的颅腔独立划分为顶焦，其包含的脏腑体系包括神系和髓系。中医在治疗顶焦神系和髓系病方面，始终没有脱离脏腑辨证体系，没有真正形成完整的理论体系和治疗体系。我之所以提出顶焦的概念，就是为了把顶焦的疾病从脏腑辨证中脱离出来。而在神系和髓系的辨治中，主要是刚柔辨证。

顶焦辨证心法要诀：顶焦神系与髓系，刚柔辨证为总纲。神刚三黄躁狂煎，神柔四逆散与汤。刚痉葛根病经络，瘫痿续命还五良。

注：神系：主司神智；髓系：主司运动。三黄躁狂煎：仝氏三黄躁狂煎：天竺黄、生大黄、牛黄；葛根：葛根汤；续命：大小续命汤；还五：补阳还五汤。

【医论现场再现】

仝小林：我们今晚讨论四焦八系。大家先说说对顶焦的看法。

仝小林：我觉得王清任非常了不起。我提出四焦，是因为人有四腔，故有四焦。其实王清任识此，虽未提出顶焦之名，但他创立的五逐瘀汤，我把它归纳为：顶焦：通窍活血汤（颅腔，神系）、身痛逐瘀汤（髓系）；上焦：血府逐瘀汤（胸腔）；中焦：膈下逐瘀汤（腹腔）；下焦：少腹逐瘀汤（盆腔）。王清任很明确地提出：灵机记忆在脑不在心。还有哪些古代中医曾经对心主神明提出质疑？为什么古代中医会把神明归为心所主呢？

王　强：神志异常波动通过神经、体液调节，影响循环系统，往往表现为胸闷、心悸等被我们感知。我以前是这么理解的。

仝小林：那是神影响心呀。蒋玉宇是西学中的，你对中医讲的心主神明，有何看法？

蒋玉宇：心脏泵血功能差，全身血供不足，脑最易受损，我想心主神明大概是这意思。

仝小林：我始终认为，中医在治疗顶焦神系和髓系病方面，始终没有脱离脏腑辨证体系，没有真正形成完整的理论体系和治疗体系。我之所以提出顶焦的概念，就是为了把顶焦的疾病从脏腑辨证中脱离出来。而在神系和髓系的辨治中，主要是刚柔辨证。

顶焦辨证心法要诀：顶焦神系与髓系，刚柔辨证为总纲。神刚三黄躁狂煎，神柔四逆散与汤。刚痉葛根病经络，瘫痿续命还五良（神系：主司神智；髓系：主司运动。三黄躁狂煎：仝氏三黄躁狂煎：天竺黄、生大黄、牛黄；葛根：葛根汤；续命：大小续命汤；还五：补阳还五汤）。

神系辨识心法①：最难辨识属神病，常有不得不隐情。真懂编剧假作真，便知主诉莫轻信。患既不言根基处，医岂糊涂阐病因？神病外候狂躁郁，喜怒忧思悲恐惊。识得神病个中味，独立画像最贴真。心疗治本法独特，药疗治标缓病情。刚柔辨证为总纲，顽痰怪瘀补虚灵。狂躁郁烦心不静，安眠促睡自调停。

神系辨识心法②：神病多与气相关，

治神调气最尖端。喜缓怒上忧思结，悲消恐下惊则乱。缓收上潜开郁结，消补下提乱镇颁。"敛气归源（饮）"提"补中"，"四君"补气潜"镇肝"；开郁散结"四逆散"，镇惊"天王补心丹"。七情不独伤某脏，岂可某情某脏专？从气调神有抓手，气平然后可神安。

髓系证治心法：髓系分成体髓经，三气杂至体痹成。久留不去舍脏腑，脏腑风湿乃发生。疼麻在痹瘫在痿，体为痹所痿髓经。寒凝乌头桂枝汤，热肿桂芍知母平；血痹黄芪桂枝五，湿着当归拈痛灵。风药驱邪给出路，藤药纵横走络经；久病入络倚虫药，痹久益肾蠲痹行。脏腑风湿勿忘透，透出伏邪脏病轻。督冷髓寒葛根汤，热耗髓体大补阴；湿热困督选清燥，痿躄瘫软唤补中。马钱强肌又止痛，起痿黄芪壮督茸。

痹痿证治心法要诀：痹痿均是髓系病，痹证为浅痿证深。三气杂至经络闭，皮肌脉筋骨痹成。初病在经透微汗，久病入络兼扶正。五体不已累五脏，仍以透邪最为赢。邪闭督脊成瘫痿，葛根乌茸壮督行（葛根：葛根汤；乌：乌头；茸：鹿茸）。

全小林：发个病例大家看一下。地黄饮子加减治疗帕金森：某男，76岁，帕金森综合征2年。刻下：双下肢无力，步态拖曳，步距缩小，行走困难，语謇气短，大便3日一行，夜尿3次。舌质红绛无苔，脉沉细涩。生地黄60g，杭麦冬90g，山萸肉15g，官桂9g，巴戟天15g，肉苁蓉30g，五味子9g，当归30g，制首乌30g，锁阳30g，怀牛膝30g，鸡血藤30g，龟板胶9g，阿胶9g。上方28剂，诸症悉减。

五、方药量效策略探讨

【医论精华点睛】

全小林论药量：体实之病，十去其五；半实半虚，十去其七；大虚之病，十去其九。盖体内自有大药，药足则仰之，药少则扶之。我们在讨论药量时，特别容易忽略：方量（全方总量）、总方量（开始服用到结束的一段时间内的总剂量）。一个医生的用量习惯差异甚大，可能与以下因素相关：①师承；②性格；③接触的病种。

全小林论药物疗程：根据疾病的具体情况，确定总的疗程。这是属于用量研究之范畴。比如宫寒，冰冻三尺，就要定一个"慢化"的策略。我们也应当分清治病用药的不同情况。急危重症，可能是外源性药为主；而慢性病，可能是内源性药为主，外源的药只是一个启动或帮助。体内自有大药，但是，常常是体内环境出问题了，所以，体内大药发挥不了作用。

【医论现场再现】

（一）各家谈方药用量

1. 东垣方药量特点

仝小林：东垣的方子，药味偏多，而药量偏小。你们思考过为什么？

马艳红：东垣时期人多脾胃虚弱。

郭　允：我不赞同李东垣时代人们脾胃虚弱的说法，仲景当年正值东汉末年，战乱频仍之际，用药量却很大，况且看文献说李东垣家境很好，多接触社会名流，很少给战乱中的流民看病。

马艳红：李东垣家境富裕，常接触上流社会达官贵人，这些人养尊处优、膏粱厚味，易伤脾胃。另外，当时战乱频繁，人们大多起居饮食没有规律，也易伤脾胃。东垣也曾躲避战乱，在外奔波，救治过难民。东垣根据自己的经历和经验，提出脾胃内伤，百病由生。

仝小林：艳红所言东垣之《脾胃论》，既适合撑出来的脾胃病，也适合饿出来的脾胃病？

孙　鑫：我认为应更适合饿出来的脾胃病，比如现在的很多白领，吃饭不定时，饥一顿饱一顿，把脾胃"饿"出毛病了。

马艳红：除脾胃虚弱的体质问题外，战乱之后，药材短缺，政府推行散剂会影响方量。

仝小林：艳红提及方量，据航宇考证的结果，仲景经方的药味虽然最少，

但是方量最大。若真是如此，可能就有总方量的问题。我们一定要比较方量，而不单纯是某药的药量。

郭　允：按傅延龄老师课题组研究，是宋代推行了煮散。现在若将东垣处方改为饮片，用量必加大不少。

仝小林：这是一个问题，受宋代煮散的影响，整体观之，当时用药量普遍偏小。

仝小林：郭允说的是一个值得关注的问题。研究东垣"那个时代的脾胃"和东垣"所治患者的脾胃"，对理解东垣学术会有帮助。希望你们的争论，都能找到证据，给大家启发。我们很少用东垣方子的剂量，有效无效，不敢妄言。我们治疗疑难病，习惯于偏大的剂量，对特别小的用量，反而极有兴趣。很希望你们能多提供些好病例和好经验。但一定不是盲从，而是找到小剂量有效的规律。

马艳红：仲景治疗的多是危急重症。

仝小林：我一直在想，怎样根据疾病的具体情况，确定总的疗程。这可能也是属于用量研究之范畴。比如宫寒，冰冻三尺，就要定一个"慢化"的策略。我们也应当分清治病用药的不同情况。急危重症，可能是外源性药为主；而慢性病，可能是内源性药为主，外源的药只是一个启动或帮助。体内自有大药，

但是，常常是体内环境出问题了，所以，体内大药发挥不了作用，你们怎么看？

徐立鹏：我觉得，对中药来说，慢性病和急性病，都是启动，这是我最近思考的。好比老师治疗出血热的瘀血阻塞尿路，只要把瘀血排出来，其他指标就跟着往下降。

仝小林：体内大药，在急危重症时，是被搁浅了。比如，高热状态下，机体的免疫功能可能已经受到严重抑制。一旦发汗热退，机体的免疫功能等就可以活跃起来，发挥作用了。我们说，如果一旦体内大药打光了，或者消耗没了，外来的药再强大，也是无济于事。所以，我们判断一个疾病的预后，很重要的是看患者的"子弹"还有多少？启动这个体内大药，需要动用多少部队？就是选方用量的问题。

2. 孟河学派用药特点

沈仕伟：南方的用药相对偏小，最有名的就是孟河学派的风格。

吴义春：南方用药轻灵，以吴地和武进为代表。

沈仕伟：孟河学派喜用轻灵之品，包括我的大学老师颜新教授（颜德馨老先生的女儿），用药量偏常规，且比较注重辨证论治。

仝小林：你们几位南方医生，能否介绍几个用轻药治大病的例子。最好是你们认为真的够上大病重症的病例，轻剂解决。这里有个判断：什么是危症、大症、急症？

吴义春：外感，上焦肺系病，上中焦湿热病，重病晚期胃肠功能衰竭而无腑实者用药偏轻。

仝小林：我通常用常规剂量汤药处方，有三个"35用量减半原则"：（年纪）70岁比35岁减半；（身高）150厘米比185厘米减半；（体重）50公斤比85公斤减半。这与年龄和体重、身高有关。

郑俊谦：家父曾用磨羚羊角0.5g、磨黄郁金1g治疗小儿乙脑（西医已经发病危通知书），服药后10分钟热退神清。本人也常用此法治疗长期高热惊厥之症，效果很好。羚羊角用角尖，羚羊粉效果不好。

仝小林：郑老师，羚羊角是贵重珍稀动物之药，且用量本宜小，尤其是粉剂。

沈仕伟：我觉得南方医生虽然用量常规，但药味相对多，总剂量也不小。再如日本的中药用量更小，但周期长，总剂量也相差不多。

仝小林：我治疗成人高热，用羚羊角粉，3g亦觉足矣。刚才仕伟讲了一种可能性，就是轻剂效缓。

沈仕伟：我们除了伤寒方外，用量较大者多为自认为针对性较强的药，比如夏枯草用于甲亢，茯苓用于利水，等等。而伤寒方量大，是否因为它原本就是用来治疗传染病，病急病重，量少许难为功。

仝小林：我举个例子。一般国外医生认为，重症感冒要一周以上，不治自愈。一般中医认为，三四天痊愈已然不错。但在我看来，绝大多数重症感冒，1～2天便可痊愈。所以，我的用量，麻黄30g，桂枝30～45g。这里就有一个医生的期望值和经验的问题。

（二）中药煎煮策略探讨

仝小林： 哪个经方中用半夏的剂量最大？哪个经方是生用？

穆兰澄： 小青龙汤、生姜泻心汤、黄连汤等半夏都是半升。我们实际测量过1升的生半夏是96g。

仝小林： 你们觉得按照一两约等于15g（准确的是13.8g）计算，哪些药的用量似乎显得太重？

郭　允： 附子、麻黄、细辛、半夏、吴茱萸。

彭智平： 旋覆花。

仝小林： 还有何药？大黄呢？芒硝呢？麻黄呢？水蛭呢？

郭　允： 还有大黄。

王　松： 石膏。

沈仕伟： 麻黄：大青龙汤，六两，90g。大黄：大小承气、调胃承气，四两，60g。芒硝：调胃承气汤，半升，相当于62g。水蛭：抵当汤，三十枚，40g。半夏：枳实薤白半夏汤，半斤，相当于120g；麦门冬汤，一升，相当于84g。附子：桂枝附子汤、大黄附子汤均三枚，按柯雪帆考，中等附子10～15g，大者20～30g。

仝小林： 我们逐药分析一下。先说麻黄，我治疗急性风湿性关节炎的最大剂量是每日100g。麻黄，每日100g，是一剂药，在一天内，用吸管小口饮之，以微微似欲汗出为度，很安全。一剂，红肿热痛消减大半。

马艳红： 在张仲景方中，麻黄的用量很大，主要用麻黄发汗散寒，代表方剂为麻黄汤，麻黄的日用量为3两。正因为用量很大，所以张仲景在使用时有几个原则：先煮，去上沫。先煮、久煮能缓和麻黄的性质。不啜热粥。啜热粥能加强麻黄的发汗力量。汗出热退，即停后服。大青龙汤的"温粉扑之"之法，虽载于方后注中，应理解为并非专为大青龙汤而设，若服麻黄汤汗出流漓，亦可扑粉止汗。"温粉扑之"也提示，大青龙汤的发汗力量很大，它的麻黄用量很大，汗出表开之后，若还有余邪，或转方用桂枝汤疏风散寒，或用桂枝二麻黄一等发汗轻剂发散余邪。所以，汉代用麻黄有大、小量之别，当时麻黄的最小用量，日服也不过数克。

沈仕伟： 桂枝：桂枝加桂汤，五两，75g。石膏：白虎汤，一斤，240g。柴胡，小柴胡汤，八两，120g。生地：炙甘草汤，一斤，240g。厚朴，大承气汤，八两，120g。石膏，用量最大的是木防己汤，如鸡子大，十二枚。

穆兰澄： 石膏一枚71.2g（整、天然），大青龙汤854.4g。

彭智平： 张锡纯也爱用石膏，以大剂量石膏退热，认为石膏非为大寒之药。

仝小林： 石膏，我的病例中，治疗流行性出血热重症，高热不退，用过一日600g。一日分两剂给药，上午一剂300g，下午一剂300g。穆老师，一般的药罐，煮300g石膏，应该是饱和了吧？

穆兰澄： 煎煮时石膏沉于水底，大剂量煎煮是可以的。石膏不吸水，不膨胀，没问题。其无色，味淡。商品学老师讲过，有个东南亚国家的商人，夏天用石膏煮水卖。

徐立鹏： 石膏所谓的寒性只是一种结果的表述，并不是药物本身的特性。

仝小林： 石膏是因为有迟缓而持续的发汗作用，而汗后脉静身凉，所以说它是寒药。

仝小林： 我们再讨论一下煎煮成分的影响因素。穆老师，现代的煎煮，多数是两煎，或者三煎。这和仲景的一煎相比，在药物的成分上，有何不同？彭智平做过很多煎煮研究，你也谈谈。

穆兰澄： 成分上基本没太大的变化，只是煎出的量要多，这也有实验根据的，具体的数据要查一下。

彭智平： 老师，我们发现药物煎煮和加水量、煎煮时间关系最为密切。在固定煎煮时间的情况下，加水量12～15倍之间开始煎煮成分比较平稳。针对煎煮时间，我们基于根茎类的药物为研究对象，选取了葛根芩连汤和干姜黄芩黄连人参汤进行研究，发现随着煎煮时间的延长，主要有效成分析出是不断增加的，但50分钟以后主要有效成分增

加很少。

仝小林： 换句话说，就是50分钟的煎煮时间就够了？

彭智平： 老师，是的。

仝小林： 煮散的时间，多少合适？彭智平。

彭智平： 15～20分钟。

徐立鹏： 今天开会时老师所举煮鸡汤之例引人深思。煮鸡汤，小火慢炖，头一煎汤很鲜美，若倒出汤再加水煮，就寡淡无味了。主要是鲜汤的主要成分已在头煎中，二煎已没什么有用成分可煎。

穆兰澄： 茵陈蒿汤以栀子苷为指标，一煎为88.43%，二煎为10.68%，两煎共99.11%。说明多次煎煮比单一煎煮煎出的要多。

徐立鹏： 穆老师，今天开会时傅延龄老师提了一个说法，我觉得很值得思考。从药学成分分析上讲，二煎的析出成分的确提高了，但成分的量并不等于人体能吸收的量。柯李晶老师也说，二煎会煎出一些抵消有效成分的物质。具体情况可能要做大量实验才能搞清楚。

彭智平： 我认为徐师兄说的二煎过程无效或减效成分的析出，这和药物成分在水中的饱和度有很大的关系。

仝小林： 能否以大黄为例，说明一下后下和久煎，成分的差异？

穆兰澄： 在大黄的煎煮过程中随着时间的延长，结合蒽醌衍生物的含量在达到最大值后便逐渐减少，但总蒽醌含

量持续增加,即游离蒽醌衍生物相对增加。游离蒽醌衍生物主要有大黄酸、大黄素、大黄酚、芦荟大黄素、大黄素甲醚等,为大黄的抗菌成分。故在临床应用大黄抗菌作用时应久煎。二煎的目的主要还是增加有效成分的溶出率,也许会有些淀粉、胶类的成分煎出,但量相对还是少的。

王 松:对不同数据来源方药用量的比较分析:①就药味而言,经方(4.81味)与现代处方(平均10味以上)比较,药味较少;国医大师应用经方及现代名老中医处方的单剂药味数虽比经方多,但仍明显少于现代临床处方的药味数。②就药量而言,现代大部分临床处方的整方平均药量大于国医大师应用经方及现代名老中医处方的药量;国医大师单味药的平均用量最小。经方原方的单剂平均药味数是现代处方(某三甲医院门诊处方)的1/3至1/4,而整方剂量二者差别不大。比较后不难发现,张仲景经方原方的药物组成最少,但每味药的剂量最大,经方药味精简、配伍精良。

仝小林:王松的结论很有意思。仲景的经方,平均药味最少,平均方量最小。是这样么?其次是国医大师,其次是名医,最差是三甲医院的普通医师,平均药味多,平均方量大。

王 松:经方原文与3种数据比较,分别是:①国医大师经方验案;②现代名老中医处方;③某三甲医院处方。结论是:经方原文的单剂平均药味数最少4.81味;整方平均剂量最大228.9g(1两=13.8g);单味药平均剂量最大(47.59g)。

仝小林:经方平均方量呢?这个很重要!

王 松:对,第二点说的整方平均剂量就是整方的平均方量,最大的是经方原文228.9g,其次是三甲医院206.18g、现代名老中医178.17g、国医大师127.43g。

仝小林:是所有经方方量的平均值?

王 松:是的。按照1两=13.8g。

六、中医诊疗思维之"症、证、病、因"

【医论精华点睛】

仝小林对审因论治的认识:临床论治疾病,对症是最低层次,其上是辨证,其上是辨病,最高是审因论治。可以这样表述:以因为求(治病求本,除掉病因),以病为基(抓住疾病的主线),以证为向(把握八纲的大方向),以症为靶(解决当下的突出矛盾)。根据实际情况,组合成不同的治疗策略和方案。若病因不清楚,则从病入手,如果病的规律或效方还没有找到,则从证入手。

【医论现场再现】

（一）论审因治疗的重要性

黄飞剑：《伤寒杂病论》方证对应用了1 800年鲜有变化，有人说经方只讲方证对应，不讲病因，有人说经方讲病因，如何讲解病因却无从说明。我的观点是在学经方之前，必须把《内经》的三因学通学精，《内经》多处言审因的重要性，比如"知标本者万举万当""必伏其所主而先其所因""治病必求其本"等都说明审因的重要性。只有通过审因才能透过现象看本质，讲本质，治本质。没有"邪"（病因）与机体的结合症状从何而来。仲景也注重"三因"的重要性，他在论述痰饮病时就明确指出"病痰饮者当以温药和之"，正合《内经》所指的"形寒饮冷则伤肺"的经旨。而到东汉仲景出《伤寒杂病论》之后人们开始研究方证对应，至宋朝达到高峰，方证对应几乎涵盖了一切疾病，忽略了审因在临床诊疗的重要性。仲景在

为他的书定名时想必是煞费苦心的，他最终把书名定为《伤寒杂病论》而不是伤温、伤气、伤血、伤精杂病论，这就很能说明问题，《伤寒杂病论》是最重视病因的。

仝小林：重病症轻病因，是如今临床普遍存在的现象，审因治疗的确有其重要性，亦有其难度，我们做的事，第一是要解决临床实际问题，思考的是提高疗效和简明实用；第二是要搭建中西医病理生理之桥梁。只有这个框架搭好了，才能使中医理论与时俱进，汲取古今之精华，才能吸纳最新成果的八面来风。因此，一切从临床实际出发，在继承和创新之中，找到恰到好处的支点。我多次谈过，中医大变革的时代已经到来，这是时代的呼唤、时代的推动！中西医融合是未来中国医学之大势，也是我辈之使命。

（二）中医诊治的基本顺序

仝小林：通过糖尿病及其并发症的经方实践，我们证明了临床在辨病方基础上加减，是非常可行的，如糖尿病末梢神经病变使用黄芪桂枝五物汤、糖尿病肾病使用芪丹军蛭汤、重症胃瘫使用附子理中汤等。但是，把握"度"很重要，既不可"太粗"，也不可"太细"。如辨治"心水"，先立一主方，再针对常见

的病因或证候或主症给出加减方案。这样的取舍是否可行？愿闻高见。这种辨病方，是我们追求的目标。当然，若能找到病因方，则是治病求本了，但是经常做不到。所以，我认为，对症是最低层次，其上是辨证，其上是辨病，最高是审因论治。可以这样表述：以因为求（治病求本，除掉病因），以病为基（抓

住疾病的主线），以证为向（把握八纲的大方向），以症为靶（解决当下的突出矛盾）。根据实际情况，组合成不同的治疗策略和方案。若病因不清楚，则从病入手，如果病的规律或效方还没有找到，则从证入手。

王　蕾：老师所说四大方面，理清了中医治疗的各个次第，受益匪浅！审症求因，是最根本的，可惜，针对病因的治疗，有的是大环境的问题，这个病因难以去除；有的是患者心态情绪的问题，药物有部分帮助，但又有限。在传统中医辨证基础上，突出辨病重要性，感觉是给辨证加了准星，更好地落到了实处。就如同辨证的"引经药"，通过辨病，可让辨证直达"病所"，复习了对水气病的讨论，诚如您提出的问题，如何把握水气病辨证的"度"？这个经纬理起来不太容易，像您提到的糖尿病，和之前讨论的哮病，这些都是具体的疾病，有明确的病理变化认识。而水气病，更靠近症状描述，背后的病理基础差别大，如何梳理得进一步探讨。

仝小林：疾病各有不同，症、证、病、因的认识亦各有偏重，但中医在诊治层次的顺序，似乎应当和追求的目标层次，因、病、证、症相反，即抓主症、辨证候、论疾病、查病因。

七、窍病的辨证论治

【医论精华点睛】

仝小林阐释中医开窍法：开窍法讲的是神之窍，与意识相关。中医应当把七窍，称为脑之窍。脑之窍病，可以是单纯的窍生病，也可以是脑病而引起的窍病。大体可分为两大类：神窍病和窍病。神经科管的是神窍病，五官、口腔、眼科管的是窍病。治窍病，有局部治窍法和从脏治窍法；治神窍病，有开窍醒神法和从窍治神法。不论治窍法还是从窍治神法，多用外用药。脑系分成神经窍，神病若昏病神窍。单纯窍病不累经，累经经累曰经窍。

【医论现场再现】

（一）窍的概念

仝小林：何谓窍？

徐海蓉：窍者，穴也、空也。《内经》从天人相应的观点提出"地有九州，人有九窍"（见《灵枢·邪客》），然而对于九窍的具体所指，历代医家看法不尽一致。多数医家认为，九窍系指眼、耳、口、鼻、前阴、后阴而言，如郑康成云："九窍者，谓阳窍七，阴窍二也。"喻嘉言曰："人身有九窍，阳窍七，眼、耳、鼻、口是也，阴窍二，前后二阴是也。"《脾胃论》注释和《中医大辞典》解释亦然。人体之窍可分为两类，一为生理之窍，如七窍或九窍，与外界相通连；一为精神之窍，如心窍、脑窍，是对外界环境做出反应的途径，也主导着脏腑功能的发挥，因而具有双重属性。

周毅德： 窍，指孔穴、关键点、联通机关所在。窍之于人，宏观指内外相通之孔穴，微观乃指生命活动一切贯通连接之所在。

仝小林： 何谓脑窍？

周毅德： 脑为奇恒之腑，脑髓所居，元神之中宫，是个体生命感觉运动的信息控制中心。脑窍，泛指的是脑细胞组织器官形态功能基础上的各信息工作站，包括所有的脑信息的交通节点。生理状态下，气血调和，脑髓充盈，脑窍开合自如，各关窍节点信息处理高效通畅，觉醒有常，神明机敏，安然统领着全身心的吐故纳新过程。一旦气血不调，失其所养，脑髓伤害，痰瘀阻滞，关窍节点信息处理障碍，则会发生脑髓空虚，脑力不足，脑窍蒙蔽，开合不灵及相应的精神躯体病理改变。

仝小林： 张予主任，耳鼻喉怎样看窍？

张　予： 五官位居人体上部，皆为孔窍，分属五脏。各官窍生理与五行相属或开窍相关的脏腑关系尤为密切，具有特殊的依赖性。同时，各官窍生理功能对五脏六腑、十二经脉等也具有普遍依赖性。如耳司听觉，尚与心肝脾肺、十二经脉有关。以心主血脉，心血奉养于耳；脾为气血生化之源，上奉于耳；肝主藏血，疏泄气机；肺主声，令耳闻声；十二经脉之别气走于耳而为听。又喉主发音，亦与五脏六腑、经脉气血有关，如《仁斋直指方论（附补遗）》说："心为声音之主，肺为声音之门，肾为声音之根。"

宋　坪： 皮肤亦有窍，是谓毛窍。皮肤给药现在也很热门。

（二）神窍病、经窍病、窍病的辨治

仝小林： 那怎么治疗窍病呢？

宋　坪： 我觉得开窍大多与醒神相连，传统开窍剂应当说的就是开精神的窍。而生理的窍（七窍、九窍）包括毛窍应当归在玄府中。在刘完素的《素问玄机原病式》中就用开玄府的方法治疗眼科以及耳鼻喉科疾病。后来王永炎院士用开玄府药物治疗脑血管疾病，又让我试用这种方法治疗皮肤疾病。现在看来，是否都可以归为仝老师所说的窍病。

徐立鹏： 有关中药治疗关窍急症的资料，我先按五脏分论。心开窍于舌，舌下给药是治疗心脏病的方式之一，如舌下含硝酸甘油、冠心苏合片；肝开窍于目，暴发火眼，俗称红眼病，可以用白蒺藜治之；脾开窍于口，急性呕吐，止吐为先,可用半夏、生姜、紫苏治之;肺开窍于鼻,鼻塞不通,可用苍耳子、辛夷、细辛急通之;肾开窍于耳和二阴,大便不通,承气主之;小便不利,以葱管导之,如导尿管;妇女阴道,血崩下注,阿胶生姜。以上皆属急症,请老师和大家补充。我理解,窍是脏腑通于外的关口,也是气机升降的通道,故窍之急闭,多属危急。

仝小林: 大家认为,脑窍,就是神窍、心窍吗?中医讲的开窍,是开脑窍吗?

沈仕伟: 古人将神志病归于心,开窍药指的是治疗昏迷、神志障碍疾病的药物。因此,这个窍指的是狭义的窍,心窍。广义的窍可能包括五官的窍,二阴的窍等。

周毅德: 开窍——治疗学名词,即开闭,治疗邪阻心窍神志昏迷的方法,适用于邪盛气实的闭证,有凉开、温开的不同。中医所谓的"开窍""通窍",通常指的是通过各种治疗方法,使发生病理改变的脑窍恢复到生理状态之意。药物常用辛香走窜的麝香、冰片、苏合香、石菖蒲等。分清热开窍、化痰开窍、逐寒开窍等法。

郭 允: 中医的开窍药,在古代医书上,多以成药的形式存在,比如丸散膏丹,以便急救时方便取用,给药途径虽然多种多样,但无外乎经七窍途径用药。

仝小林: 所以我以为,中医之开窍法,讲的是神之窍,与意识相关。中医应当把七窍,称为脑之窍。脑之窍病,可以是单纯的窍生病,也可以是脑病而引起的窍病。如果是脑神经损害引起的窍病,则归入神经科。我的理解,大体可分为两大类:神窍病和窍病。神经科管的是神窍病,五官、口腔、眼科管的是窍病。治窍病,有局部治窍法和从脏治窍法;治神窍病,有开窍醒神法和从窍治神法。不论治窍法还是从窍治神法,多用外用药。

脑系分成神经窍,神病若昏损神窍。单纯窍病不累经,累经经累曰经窍。这是我总结的神病、神窍病、经窍病、窍病的鉴别诊断。大家来理解一下这段话。

周 源: 上焦脑系列分为神经窍和单纯窍(目、舌、口、鼻、耳),若有神志失常则为病在神经窍,单纯的窍病则无大脑中枢神经系统损害的表现。由经(脑神经)累及七窍,或由七窍累及经者,可称之为"经窍病"。

王 强: 窍病、经窍、神窍三种。其中窍病只是单纯窍器官病变,比如鼻炎。经窍病,窍病为累及或合并相关脑神经系统。如果伴有神昏等神系病症则为神窍病了。

(三)窍病案例分析

仝小林: 我发一个神窍病的病例。某男,61岁。主因"头晕1天,昏迷12小时"收入神经内科住院治疗。入院后第4天颅脑 MRI 示:双侧小脑大面积梗死，双侧丘脑及脑桥梗死，脑白质病，脑萎缩。给予脱水、降颅压、抗凝及对症治疗，患者仍处于浅昏迷状态，发病10天后出现发热，体温在38～39.5℃之间波动。发病第23天颅脑CT示：双侧基底节区、放射冠区脑梗死，左侧枕部、左小脑脑出血并溃入第4脑室。发病第26天患者体温39.3℃，查血常规未见异常。患者为多发性脑梗死，目前又出现梗死后出血，故考虑为中枢性发热，给予药物降温及物理降温，效果均不理想。午后及夜间患者体温39.5℃，意识蒙眬，大声呼之能应，面红赤，大便数日未行。体查：压眶反射存在，双瞳孔不等大，右侧直径约3mm，左侧直径约2.5mm，四肢肌张力低，肌力0级，双侧巴氏征（+）。予①安宫牛黄丸1丸，2次/d（当日下午5时、次日上午8时各1次），温开水化开后胃管注入；②犀角地黄汤加减：水牛角60g，羚羊角粉1g，生石膏60g，生地黄60g，牡丹皮30g，赤芍30g，生大黄9g，金银花30g，败酱草30g，野菊花30g，紫花地丁30g，2剂水煎服，于当日晚8时、凌晨1时、次日早7时分别服用150ml。次日早8时体温降至38℃，大便3次，下午4时服用150ml，晚8时体温为37.1℃，连续观察2日体温均正常。

我再举个单纯鼻窍病的病例。周某，女，鼻流清涕，喷嚏不止反复发作2年。晨起喷嚏不断，清涕不止，遇冷风或吸入凉气则发作不已，得热好转。后头空痛，平素怕冷甚。予以生麻黄6g，附子12g，细辛3g，鹅不食草30g，苍耳子12g，薄荷6g（后下）。患者服用2剂后喷嚏已止，其他诸症皆减轻，服药1个月后诸症消失。随访，一直未复发。

案例分析：鼻窍药通走鼻窍，擅治鼻塞流涕、鼻嗅不灵、鼻渊等病症。因鼻又为肺之外窍，故鼻窍药多为肺经解表药，常用药有辛夷、鹅不食草、苍耳子、细辛、白芷，其中以辛夷、鹅不食草通走之力较大，白芷作用相对平和，苍耳子偏于散风寒表邪，细辛擅于搜剔在里之邪。

张　予：鹅不食草通窍效果虽好，但性寒凉，脾虚之体往往用后不适，宜减量或配伍应用。

仝小林：鹅不食草，又名石胡荽。《本草汇言》曰："石胡荽，利九窍，通鼻气之药也。其味辛烈，其气辛熏，其性升散，能通肺经，上达头脑，故主驱蛤痰喘，气闭不通，鼻塞鼻痔，胀闷不利，去目中翳障，并头中寒邪、头风脑痛疾。"古方多以此药纳鼻中治疗鼻渊、脑漏等病症。现代临床中将鹅不食草制成多种剂型，通过鼻腔给药，广泛用治急慢性鼻炎、肥厚性鼻炎等多种鼻炎。张主任说其性寒的依据是什么？我常用15～30g，尚未发现明显不适。

张　予：鹅不食草大半患者用后胃感不适，个人当成寒凉之品。

段　娟：我也临床发现鹅不食草小儿多食会腹痛。

祝　捷：小儿吃鹅不食草确有言胃

不适者，不过不多，传统均认为鹅不食草是辛温药，觉得胃不舒服应该不是寒性造成的。

仝小林：张主任说说自己平时治疗耳鼻喉窍病的经验吧。

张 予：我们科常见的分泌性中耳炎、耳鸣、过敏性鼻炎都属窍病。我平时仙方活命饮治疗分泌性中耳炎，用穿山甲通耳窍。

给大家举一个典型的耳咽管阻塞的病例。刘某，女，63岁，右耳胀闷反复发作2年，伴耳鸣，头昏。查右耳传导聋，声导抗B型曲线。已多次西医行鼓膜穿刺治疗，后来我予金银花10g，白芷20g，当归10g，川芎6g，穿山甲3g，皂角刺10g，没药10g，枳壳10g。14剂，耳胀闷消失，听力正常。

仝小林：张主任的病例是窍病？经窍病？穿山甲为什么通耳窍呢？

张 予：窍病。穿山甲最善走窜，耳咽管阻塞很难治疗，故选用穿山甲，临床应用十余年，常见奇效，使患者免于手术之苦。

王 强：张主任的病例是经窍病。

仝小林：王强说是经窍病，是窍累经？还是经累窍？

祝 捷：个人亦认为是经窍病，窍累经。

仝小林：祝捷说得对。《本草新编》言"辛夷，通窍而上走于脑舍，（治）鼻塞鼻渊之症"，明言辛夷能够上走脑窍。另外，将大皂角粉涂抹鼻内，可通过取嚏止呃，其作为鼻窍给药，亦可属鼻窍药。

举个皂荚取嚏止顽呃案。某女，32岁。5天前无明显诱因突发呃逆，频作不止，呃声低弱，欲呕不出，昼夜不停，经神经内科、消化内科等会诊，诊为"神经性顽固性呃逆"，给予甲氧氯普胺、哌甲酯等治疗3日未效。刻下见：呃声连连，沉闷微弱，但膈肌活动幅度较大，数日未眠，精神疲惫。取生大皂荚1个研粉，手指拈，鼻吸之，并指压左耳枕顶部穴，数分钟后喷嚏大作，呃逆顿止。后用四七汤加减以巩固疗效。2周后来诊，诉药后呃逆一直未作。

郑俊谦：辛夷是通鼻窍之上品！恩师刘弼臣从肺论治，辛夷是第一味。请仝老师讲讲麝香的临床应用吧！

仝小林：麝香为开窍之上品，通走力大。《本草纲目》言："麝香走窜，能通诸窍之不利，开经络之壅遏……治中风、中气、中恶、痰厥、积聚癥痕"。《本草备要》还言其："治耳聋，目翳，阴冷。"《太平圣惠方》以麝香治中恶客忤垂死，《济生方》以麝香治中风神昏不醒，《圣济总录》制麝香汤主治厥心痛。现代研究证实，麝香具有兴奋中枢神经、保护脑组织、增加冠脉血流、抗炎、抗肿瘤等多种药理活性。以麝香为主药的制剂可用治如化脓性中耳炎、冠心病心绞痛、消化道肿瘤等多种疾病。我常用麝香治疗嗅觉味觉失灵、突发耳聋等疾病，皆取其通诸窍、开经络之功用。

麝香虽为通开药，却最善通走脑窍，

醒神开闭。在安宫牛黄丸、紫雪丹、至宝丹、苏合香丸等治疗各种神昏闭证的方剂中，均有一味麝香。实验研究显示，麝香主要成分麝香酮静脉给药后能够迅速通过血脑屏障进入脑组织，并很快达到峰值，且与其他主要脏器相比，其在脑组织中蓄积时间长，衰减慢。麝香的药理活性也主要表现为对中枢神经系统及脑组织的作用，故而有学者提出麝香应归经入脑。麝香，为窍药之霸王药，辛香浓厚，走窜力峻，能通一切闭阻之窍，外头面、内脏腑，开一切壅遏。我们把它称为"通开"之药，诸窍闭之重症皆可用之。

给大家分享一个麝香治味觉、嗅觉消失十余年的案例。某女，56岁，有高血压、糖尿病史。辨证为肝胃郁热、气阴两虚。予柴胡9g，黄芩30g，夏枯草45g，天麻15g，钩藤30g，黄连15g，知母45g，芍药30g，生牡蛎60g，天花粉30g，西洋参6g，生姜5片，麝香0.1g（分冲），加减治疗5月余，味觉恢复、嗅觉明显好转。大家认为这个是神窍病还是窍病？

宋　坪：虽然是神经病变，但不是脑血管意外，而是外周神经的问题，所以应当是窍病。

徐立鹏：首先，看对"神"字的理解，如果当成是神志，那肯定算窍病。但如果是指脑神经的信号传导来说，就该算神窍病。

仝小林：某男，13岁，突发耳聋，诊为"急性神经性耳聋"，静滴神经节苷脂4天后，视力下降，胸前出现红色丘疹，遂停药。额头两侧自觉发紧有压迫感，视物不清、乏力、易汗、舌胖大齿痕、苔腻。予葛根120g，川桂枝15g，白芍30g，炙甘草15g，石菖蒲15g，白鲜皮30g，生姜3片，麝香0.2g分冲。服上方14剂，听力学检查显示明显改善，声反射阈下降，听力好转。那这例是神窍病还是窍病？

王　蕾：是神窍病，仅以功能改变者，应为神窍病。

沈仕伟：我觉得也可说是窍病，因为神志未变化。

王　强：我认为老师所举两个病例应该均属"窍病"（体窍，而非神窍病），现论述于下，以求引玉。首先明确二者都是"感官"病，用中医习惯可称为"五觉"病，即嗅觉、味觉、听觉、视觉、触觉。那么，要明确是否为"神窍病"，关键点就是判断"五觉"是否属神系。①《灵枢·脉度》说："肺气通于鼻，肺和则鼻能知臭香矣；心气通于舌，心和则舌能知五味矣；肝气通于目，肝和则目能辨五色矣；脾气通于口，脾和则口能知五谷矣；肾气通于耳，肾和则耳能闻五音矣。"显然，五觉从古中医角度归为脏、窍，不属神系。②病例中未伴有意识障碍、谵语、癫狂、抑郁等典型神系病变症状，故神窍病证据不足。③从现代医学角度来看，感官是通过神经反射实现的，感受器—神经通路—中枢整合，缺一不可。故感官异常未必尽是中枢问题，比如感受器、外周通路。退一步讲，即使是中枢故障也未必归属神系。

比如基底节梗死导致偏瘫，属中医中风中经络，而不是中脏腑，八系中应该归于髓系。神系虽居脑，但脑中未必尽是神系（部分功能属于髓系）。所以，以脑神经病来确定神窍病，不妥。综上所述，我支持仕伟等认同的窍病。

八、风热证新识

【医论精华点睛】

仝小林对风寒证和风热证认识：风寒证和风热证（感冒、咳嗽），是感邪不同而感受相同，即针对自觉"着凉"后出现的风热征象，并不存在感寒"化热"。风热证传统有之，关键是怎么解释"化热"，我认为不存在"化热"，只是机体感觉着凉了，实际上是热邪。可以把感受外邪的风热证叫作"外感风热证"，而"风寒点火，郁热喷发"叫作"郁火风热证"，这样，就可以直接指导治疗。前者，银翘散、桑菊饮类加靶药；后者，升降散、防风通圣散类加靶药。

【医论现场再现】

仝小林：大家如何看待风寒证和风热证？我认为风寒证和风热证（感冒、咳嗽），是感邪不同而感受相同，即针对自觉"着凉"后出现的风热征象，并不存在感寒"化热"。风热证传统有之，关键是怎么解释"化热"，我认为不存在"化热"，只是机体感觉着凉了，实际上是热邪。可以把感受外邪的风热证叫作"外感风热证"，而"风寒点火，郁热喷发"叫作"郁火风热证"，这样，就可以直接指导治疗。前者，银翘散、桑菊饮类加靶药，后者，升降散、防风通圣散类加靶药。

王蕾：是否可理解为：风寒点火、郁热喷发的关键就在于体内郁热正蓄势待发，借外感风寒之邪束在肌表，郁火借正气抗邪外出之机，从窍夺门而出？因此，郁火风热证，虽有口干、黄涕、黄痰，治疗不能骤然就用清气化痰丸这些清内热药物，应选用升降散、防风通圣丸这些外散内清之品。之前我们讨论到为什么很多僵持的病态往往在外感后，通过治疗外感而病情缓解向愈，是否就是借身体抗邪外出之势（或从汗、或从涕、或从咳、或从二便），药物助机体一臂之力，祛除伏痰、伏饮、郁火、血瘀？

仝小林：外感，打破僵局，启动了自调，元气是根本，药物是助力。

王蕾：是的，震荡理论，启动机体内调，一旦推入自调轨道，体内大药就显灵了！身体进入自调轨道，外感是个触发，同时机体自身正气不能太弱，起码要有抗邪之力。

许运明：运用升降散、防风通圣散治疗外感怎么认识把握？到底是外来的风热之邪与银翘、桑杏证的风热有异，还是内有郁火，受风寒反迅捷使郁火喷发？我的疑问是：若外邪是同样的风寒或风热，为什么常常许多患者在一个短时间表现为共同的"郁火"？我们碰到的这类是否是"风毒"？它的致病特点是感邪既闭肌腠，又迅捷引发机体极度抗邪，形成郁火弥漫三焦的？

仝小林：我一直在思考到底有没有外感风热之邪？我认为，风热之邪，应当是存在的。但风热，不是机体能够感受到的自然界的风和热，而是一种可以导致风热证出现的邪气（病原微生物）。因为：①风热是感受了风寒进而化热，这个说法，显然解释不通。②像说风寒感冒"着凉了"一样，风热感冒是"着热了"，显然也与临床不符。那么是否可以这样认为：感冒，无论风寒、风热，"着凉"是机体的共同感受，但邪气（病原微生物）不同，有的致病后使机体表现为风寒证，有的是风热证，这和传统的治疗，用银翘散等没有区别。只是传统认为，是感受了自然界的风和热，这与机体实际的感受是不同的。至于郁火风热，是一种需要和外感风热区别并独立出来的证型，是升降散、防风通圣散的适应证。换句话说，风热证是否可以分为外感风热和郁火风热两大类？无论哪个季节的风热证，即使夏季，患者似乎都只是说"受凉了"，发烧、嗓子痛、咳嗽。

许运明：那就是在理论上，您打算将"风热"从外感致病因素中剔除，将不同致病微生物统称为"风寒"，然后根据机体的不同反应、不同病机、形成的不同证候进行论治？

仝小林：环境的热和寒，是物理因素，而病原微生物是生物因素。许多病原微生物本身就在你的体内（窍内）。环境的变化常是病原微生物活动乃至致病的诱因。而机体免疫力又是病原微生物的制约。所以，环境、病原微生物、机体免疫力三者，未病时，是三角稳定。我个人感觉，环境因素中，风寒最多，其次是燥，而热则少见。比如暑热，见的不是感冒，而是中暑。从机体状态讲，同是感受风寒（环境），一般多表现为风寒证感冒，而郁火之人，则表现为风热证感冒。至于从病原微生物角度，我想请教王蕾老师，风寒感冒的病毒或细菌或其他微生物，与风热感冒常见的病原微生物是否有规律性的不同？

王　蕾：仝老师，风寒、风热的病原学文献未看到，个人的观察，风寒多病毒，风热偏细菌。

仝小林：这个感觉很重要。病毒、细菌平时也都在体内，只是在免疫力低下时"发飙"。细菌，多见风热感冒；病毒，多见风寒感冒，这方面需要查查文献，可能会有很强的规律。至于环境，以"受凉"的主诉最为常见。许老师，您是否赞同将风热咳嗽分成两类：外感风热证和郁火风热证。

许运明：完全赞同！郁火风热证的存在其实是客观的。需要斟酌的是一系列理论怎么完善。风热咳嗽分两个不同证，具体命名可以再推敲一下。感觉郁火风热命名上反映了病理特点，但"外感风热"命名要推敲。

仝小林：是否可叫作"肺卫风热"，病位在呼吸系统。

沈仕伟：风热咳嗽分肺卫风热和郁火风热，后者为内有郁热，外感风寒，对应方子为升降散、防风通圣散。那么前者肺卫风热，对应银翘散、桑菊饮？有风热之邪吗？临床所见疱疹性咽峡炎或链球菌性咽炎，这类患者有时是接触传染，并非受凉，表现出便是风热之证，是否可以说明此为风热之邪？另外，风寒化热，临床似乎也可以见到，有些人开始感冒鼻塞、流清涕、恶寒，因免疫力下降病毒感染，没过多久继发细菌感染，鼻涕转黏稠、转黄，开始咽部不适、咽干、咽痛，恶寒消失，这是否为风寒化热的过程？

仝小林：风寒证化热是经常见到的，麻黄汤和大青龙汤即是转化过程的例子。但是风热证到底是环境的风热引起，还是风寒引起？如果是风寒环境作为诱因，决定因素还是病原微生物，那就不是化热了。我认为，讨论风热咳嗽和风热感冒，从病因、病机到治则治法、选方用药，都是最难的。其关键在于对病因的认识和传统认识存在分歧。①同为治咳靶药，有症靶（咳嗽）和证靶之分；如风寒咳嗽用前胡、百部、苏子、紫菀、款冬花等，风热咳嗽用枇杷叶、桑叶、牛蒡子等，而杏仁、贝母、甘草等，则风寒、风热都可以用，为症靶之药。②清宣润收，是风热咳嗽急性期总的治则治法。早期以清宣为主，兼顾润收；后期以润收为主，兼顾清宣。既不要后期清宣太过，也不要早期润收太过。③普通感冒和流感的不同之处在于传染性。普通感冒一般在机体免疫力低下时易感，故治疗时注意扶正；流感外邪强大，注意防范和祛邪。④传统认识和许老师等的疑虑，主要是有无风热之邪？怎样由寒化热的？这的确是最为费解的。我个人认为，我们现在遇到的风热感冒和叶天士、吴鞠通时代并无两样，甚至病邪都是相同的，只是古人对风热的解释出现了问题，以致后世难以理解。实际上，同为感冒，风寒和风热，是两种不同的邪气（病毒等微生物），但从机体的感觉上，都是风寒（着凉了），而不是感觉风热（着热了）。但由于邪气的性质（病毒）不同，所侵黏膜的病位不同，故风寒、风热的证候不同。即风热感冒或风热咳嗽的证候形成，是感受了"风热"之邪气（病毒等微生物），但机体的感受仍是风寒（着凉了）。这样，就可以把风热咳嗽分为两类：一类是银翘散类疏风散热加靶药；一类是防风通圣散类，专门用来治疗"风寒点火，郁热喷发"，再加治咳靶药。这样，感觉会比较全面。

九、取象比类话中医

【医论精华点睛】

仝小林象说中医：中医，见形于物，成象于心，唯物唯心，象居其中。象中有数，数中有象，理藏其内。不易为形，变易为态，简易为道。形象为基，比象为智，抽象为律。象定性势，数定量形。望体象、面象、神象、手象、舌象，闻气象、声象，问隐象，切脉象，观内象，参微象，皆为六象诊病之术。病为形征，症为表象，证为意象。见一叶而知秋，是象诊的特征；诸象合参，可增加象诊的准确性。唯象，是形与神的统一，是创新之源，合于大道。我们不仅要善于从自然中观察（形象），还要通过类比开启智慧（比象），通过反复实践，最终抽提出规律（抽象）。学中医，不仅要有很好的逻辑思维能力，还要有很好的形象、比象、抽象思维能力。因为象思维能力的高与低，会决定你的水平高低。

【医论现场再现】

（一）中医如何"取象比类"？

仝小林：刚学中医的时候，我觉得取象比类是个很抽象的概念，经过临床实践和对中医理论的不断深入理解才慢慢认识到，这个概念是贯穿中医发展的主线。今天我们聊聊中医的取象比类。

谁来举个临床相关的取象比类的例子？例如：浊、痰、湿。我想问的是：①怎样理解湿、浊、痰、瘀？②临床上怎样鉴别湿、浊、痰、瘀？③瘀一定要有热么？寒凝为何？淤和瘀，有程度之差异么？

金　川：老师，我举一例：现代医学认为，不孕症和月经失调，与胰岛素抵抗相关，而临床中也可见一些肥胖患者，西医检查时并未找到胰岛素抵抗存在的依据，即口服葡萄糖耐量试验（OGTT）正常，此类患者根据中医辨证，可归属于脾胃湿热，痰浊壅盛，应用大黄黄连泻心汤加减。余用此法已治愈1例闭经，1例不孕。临床上的取象比类，尤其是在西医为主的医院里，能否扩展到诊断方面？无论西医诊断为何，只要见到痰浊体质，即可祛痰降浊；或者只要西医诊断考虑胰岛素抵抗的存在，也可用降浊之法。单纯的湿、浊、痰、瘀可能不多见。

徐汝奇：湿、浊、痰的问题，如果从六经考虑，属于太阴阳明的范畴，《素问》有专篇探讨。从六经分析，任何疾病分型都非常简便，天下不过阴阳，疾病不外六经。在六经，湿、浊、痰、瘀都是代谢产物，属胃家实范畴，当下之。糖尿病的论治，实在阳明，虚在太阴，虚实夹杂则归类于厥阴，凡见口苦，即阴病出阳，从少阳枢机和解即愈。但1型糖尿病当辨三阴合病，太阴之上，湿气主之，中见阳明，此即糖尿病湿、痰、瘀、热之理。脾虚生饮，燥热生痰，痰热互结，即是瘀。寒瘀即饮、浊热为痰、寒凝为结，阳化气，阴成形。从脏腑分型非常复杂的，难以找到方药作用的靶点。所谓瘀淤都在厥阴，即阴阳气不相顺接也！人体代谢有三大调节，厥阴篇都已占全。取类比象在《素问》叫援物比类，中医思维的本质离不开取象比类。

张雪芹：字义上看，淤暂瘀久，瘀已成病，能这么理解吗？察色按脉，先别阴阳，痰、浊、淤、瘀均与阳气不足有关，独责厥阴确否？请老师们斧正。

仝小林：我们正常的体液是流动的、清爽的，像一条清新的河流。当雨水过后，水多了，这就好比湿；倘若雨水卷进来很多泥沙，这就好比浊；许多浊物沉到河底流动缓慢，这就好比淤；淤的底下就是泥，泥就好比痰；痰的底下就是更坚硬的泥，其硬度已接近河床，就好比瘀。取象比类，就是把深奥的理论，用浅显的理解表达出来。

沈仕伟：痰、浊、瘀都是病理产物，为人体内多余之物，痰与浊最后会致瘀。既然瘀是终点，那我们处理痰、浊、湿时总要考虑到瘀。淤是痰浊所致，就

像下水道垃圾多了，淤阻了，不通了，最后以瘀为终点。

仝小林：临床上怎样通过舌诊，来鉴别湿、浊、痰、淤、瘀呢？

徐汝奇：舌质暗，苔厚腻，即厥阴痰、浊、瘀、结的典型舌象，小便也是时清时黄的；舌质淡胖属太阴脾湿；若在阳明，则舌红，苔燥黄或灰腻，舌上有瘀斑，舌下络脉迂曲；出少阳则苔转薄白，此时病情向愈，糖尿病的指标基本正常。

沈仕伟：徐老师，您说糖尿病指标基本正常，很想听听您是怎么治疗的，用的方药是什么？

徐汝奇：阳明病，阳明方，葛根芩连、大柴胡之类；厥阴病，除了主方乌梅丸，一般必须合方，虚实兼顾，寒热并用；舌边红，或舌尖红，多为栀子厚朴汤或栀子大黄汤证。血糖的下降有时并不如意，患者主诉可能会有所改善。对于糖尿病肾病而言，从效果来看，附子泻心汤最好，作用可以与透析相媲美。

仝小林：湿、浊、痰重点看舌苔，淤瘀重点看舌色和舌底。从舌苔看：细腻为湿腐为浊，腐腻相兼便为痰；从舌色看：暗为淤滞斑为瘀；从舌底络脉看：舌络暗为淤，舌络粗大发黑为瘀；舌络附近点片状瘀斑为闭。

李艳：有个患者肾结石，中药治疗后结石排净，舌质未变，请教仝老师，一般怎么办？

仝小林：继续化瘀。活血主要针对"淤"，化瘀主要针对"瘀"，"通络"主要

针对"闭"。活血如川芎；化瘀如三七；通络如水蛭。所以，取类比象，是理解中医复杂问题的工具。其中，水蛭只能用粉冲服，不能水煮。仲景抵当汤用三十枚水蛭(称重约108g)，这么大量而不伤人，唯一的解释就是水煎而成分被破坏了。淤、瘀、闭、结，是瘀血类疾病的发展过程。行血、活血、化瘀、破瘀、消癥，是根据血瘀的发展程度而定的治则。行血，川芎、降香之类可也；活血，桃仁、红花之类可也；化瘀，三七、生蒲黄之类可也；破瘀，水蛭、地龙之类可也；消癥，穿山甲、皂角刺之类可也；莪术、三棱，既可破瘀，又可消癥。湿、浊、痰，歌云：兰苍曲蚕化浊饮，脂浊大黄生山楂，细腻为湿腐为浊，腐腻为痰二陈夸。

（二）取象比类论不孕

仝小林：治疗不孕需知晓何为"子宫"之象，陈玉峰教授曾和我讲，子宫好比土地，热了、寒了、旱了、涝了、淤了、营养不良、营养过剩都不行，种子，首先要改善环境。所以我治不孕，遵照此训，多收宏效。热了，清经汤；寒了，大温经汤；旱了，玉女煎；涝了，苍附导痰汤；淤了，少腹逐瘀汤；营养不良，十全大补汤；营养过剩，大黄黄连泻心汤。中医的许多概念，必须要搞清楚，尤其是教学。怎样向同学们讲湿、浊、淤、痰、瘀、结？瘀的发展过程如何？行血、活血、化瘀、通络、破血、消癥代表药物是什么？怎样区别运用？不孕症的土地(子宫)怎么了？分哪几种情况？怎么思考治疗？

沈仕伟：老师的雨水理论和土地理论，简明易懂，深入浅出。提到老师的雨水理论，我结合取象比类方法，谈一下大学老师交给我的化湿手段。水湿犹如地上的一摊水，流动的风可以把它吹干，为风能燥湿；离照当空的太阳可以把它晒干，为温阳化湿；土地上开条水渠，把水引走，为利水渗湿；还有发汗法，如小青龙汤。老师治疗不孕的土地理论也让我深受启发，因为平时我在门诊治这类病，更多的是关注土地是否肥沃，而忽视了是否有寒、热、涝、旱、淤等因素。

黄　漫：中医祛瘀，如果善于放血，则效果更加。前文徐汝奇老师所言"在六经，湿、浊、痰、瘀都是代谢产物，属胃家实范畴，当下之"这个观点不全面，胸膈之上的痰要用吐法，不能用下法，各位仝门慎之。

周　源：吐法、下法应当是根据病势决定的，与何种产物应当无关。

（三）仝小林象说中医

仝小林：中医，钱学森称之为唯象医学，是很有道理的，符合中医的思维。我的体会是：见形于物，成象于心，唯物唯心，象居其中。象中有数，数中有象，理藏其内。不易为形，变易为态，简易为道。形象为基，比象为智，抽象为律。象定性势，数定量形。望体象、面象、神象、手象、舌象，闻气象、声象，问隐象，切脉象，观内象，参微象，皆为六象诊病之术。病为形征，症为表象，证为意象。见一叶而知秋，是象诊的特征；诸象合参，可增加象诊的准确性。

唯象，是形与神的统一，是创新之源，合于大道。我们不仅要善于从自然中观察（形象），还要通过类比开启智慧（比象），通过反复实践，最终抽提出规律（抽象）。学中医，不仅要有很好的逻辑思维能力，还要有很好的形象、比象、抽象思维能力。因为象思维能力的高与低，会决定你的水平高低。

十、中西医结合的突破——"态靶结合"

【医论精华点睛】

仝小林谈态靶因果学术：病有身病、有心病，需明致病之因。中西医各有所长：西医擅长查微观之病原、基因，中医擅长识宏观之环境。调已病之失衡，中西医各有所短：西医所短者，辨态也；中医所短者，识靶也。态为宏观、为整体，靶为微观、为精准。故中西医学交叉融合之结局，必然催生出"态靶医学"。诊治疾病，在求因基础上，辨态识靶，态靶同调，这是未来医学发展之路。

仝小林对中医"态"的认识：中医看病，是纵向，是当下的整体，是人的整体；西医看病，是横向，是连续的整体，是病的整体。一个完整的整体观，应当是全方位的、动态的、连续的。由此看来，中医的整体观并不全面，并不完善。中医看病，是当下态的总合，包括本态（体质）、病态（可能非一种病），这种态的总合，就是证候。西医看病，只关注一种病的"态"，但它不只是看当下的"果态"，还一定要知道前面的"因态"，看的是连续的"态"，集合的"态"。这正是中医所欠缺的"剥离"功夫。中医当下的任务，就是要按照中医固有的思维，重新审视疾病全过程中不同阶段的"态"，找出每一个阶段"态"的核心病机，确立主要证型和治法方药。借鉴现代医学对疾病的认识、分期，补充中医看病"断层"的不足，实现对疾病的全方位关照。

【医论现场再现】

（一）"态""靶"的界定及结合

仝小林：病有身病、有心病，需明　　致病之因。中西医各有所长：西医擅长查微观之病原、基因，中医擅长识宏观之环境。调已病之失衡，中西医各有所短：西医所短者，辨态也；中医所短者，识靶也。态为宏观、为整体，靶为微观、为精准。故中西医学交叉融合之结局，必然催生出"态靶医学"。诊治疾病，在求因基础上，辨态识靶，态靶同调，这是未来医学发展之路。

许运明： 已有的经验表明，既调态、又命靶是可能的，且是病证结合的良好切入点。古今真正的中医临床家，医疗实践中实际都力争做到这两点（认真分析病案证据很多），但未提出这个明确概念，未上升为一种理论。这里需研究的东西很多，核心病机、靶方、靶药为其基本层面；如何使"态靶"有机结合，使效应叠加而避免相互牵制，避免新的副作用是另一层面；"态靶"的本质、调态命靶的机制是什么？使"黑箱"成为"灰箱""白箱"，从而更准确地从本质上把握规律，是深一层面……任重道远！

全小林： 许老师高瞻远瞩，总是能给人家在思路上以启迪。寻找"态靶结合"之方，从古代名方中和经验方中去选取，最为捷径。但经常是，越是泛态，靶越模糊（如二陈、四君子）。当面对聚态（聚焦至某脏某腑某经某络时），常需加靶药。怎样选择靶药？理想的是"态靶"同调，以病（常常是病的某一阶段的异常指标）为经，以证（候、态）为纬，在病和证的经纬线交汇点上引起"共振"之药，就是"态靶"同调之药。比如，黄连对于湿热态之糖尿病，夏枯草对于肝热之甲亢，红曲对于湿浊之血脂异常，钩藤对于肝阳上亢，茺蔚子对于血瘀水停，怀牛膝对于肾虚之高血压病，等等。有时，找不到"态靶"同调之药，只好用单纯之靶药，此时，常须根据药性加佐制之药。一种疾病，如果能从病因上去解决，是最为理想的，所谓治病求本。但现代疾病，病因多是错综复杂的，甚或病因不明，这时的治疗，就需要态靶同调。目前，现代医学多着眼于靶，中医则多着眼于态。二者的结合，将大大提高中医治疗复杂疑难疾病的疗效。

沈剑刚： "态靶"模式有很强的可操作性。我去年在多伦多大学作过一场特邀报告，谈论中药促神经干细胞生长及促进中风后神经再生的研究成果，我们以补阳还五汤为例，发现该方可以对几个神经再生关键信号通路进行调控，并通过找到其相应的活性成分对应到相关的中药，调整特定中药的分量，以放大靶向治疗的效应。而在香港中文大学报告人数据时代中药复方药理模式时，我们讨论的是基于三维中药复方化学成分对应血清中药代谢动力学成分谱及血清多靶点调控特征，针对的就是整个疾病态的调控，基于态的调控是中药加减的方向。对全小林教授理论模式的再解读可以强化中西医结合研究的水平，而不是简单的中西药同用或病证结合的模式。就神经再生而言，靶点是各种神经干细胞生长的信号通路，态是干细胞微环境，包括血管活性物质、生长因子、炎症介质、细胞因子、自由基等。

仝小林：什么是态靶同调方？葛根芩连汤治疗肠道湿热态之糖尿病，此时就是态靶同调方，葛根芩连汤清理肠道湿热，这是调态，而临床研究显示，葛根芩连汤能降低血糖，这就是打靶。

沈剑刚：我的理解与您略有不同，葛根芩连汤的确以清利湿热为主而达到降糖，其针对的还是以态为主。

许运明：沈教授的补阳还五药理学研究成果令人敬佩。但您对葛根芩连汤态靶问题的观点有待商量。我以为，葛根芩连汤对某些药物特别是黄连剂量进行特殊调整后，它的靶向性是明显的。当然，从药理上看，是否可重复您补阳还五汤研究的态靶微观机制学说是另一回事。我提议仝老师找时间组织几次讨论，讨论一下以下问题，"态靶"概念的内涵和外延是什么？必须首先明确它与病、证、主症有什么区别与联系？"调态命靶"的目的、基本方法是什么？等等。刚才仝老师已结合具体实例作了讲解，非常精辟，需要讨论后细化、抽象、进一步概括。

徐立鹏：各位老师，之前仝老师安排我写态靶医学的文章，我写了两个初稿后觉得有个问题，态靶问题目前似乎只能在理论层次做探讨，缺乏基本的实证资料。又如，靶和态的定义是什么？打靶和调态的目标和指征是什么？什

么样的病适合打靶，什么样的病适合调态，什么样的病应该靶态同调？这些我想应该首先厘清，否则只能流于泛泛之谈。这是我的困惑，请大家帮助指正。

黄飞剑：态，可以理解为疾病的症状群，而靶是多点的或多角度多方位的。如靶有药靶，治某一症状的靶药；靶有靶方，治某一主症的效方为靶方，精准有效且用之立效的为靶方、靶药。靶方、靶药是继三因学说之后的症状与症状群的发展，是寻找有效治疗疾病的新武器。

沈仕伟：我觉得靶态问题，着力点在靶，因为调态是中医的优势。靶药、靶方，这个概念还比较新，相关的研究尚单薄，我们如何研究寻找靶方、靶药，我想能做的：一是从古代文献或验方中挖掘单味药或小方；二是挖掘总结现代药理的进展，尤其是日韩及西方的研究。

沈剑刚：我们需要明确何为靶、何为态？否则将会流于泛泛而谈。目前西方药理学概念中的靶为疾病过程的关键通路，肿瘤标靶治疗就是针对肿瘤细胞独有的标靶而干预治疗。态则为放大因子和对其演变发展的微环境因素。对应于中药复方药理学而言，大部分有效的复方均针对靶和态的双向调节。提高中药疗效的基础在于针对疾病不同阶段，而调整以靶为主和以态为主的治疗理念。发掘以证为主的传统中医治疗策略，配合已知靶向中药甚至

配合西药靶向治疗，以提高疗效，中药复方的多组分特征就是靶和态的同步调节。就糖尿病而言，糖脂代谢的关键通路和靶点就是靶，与之相关的影响因素，如炎症介质、血管活性物质、转录因子、化学趋化因子等就可以理解为形成态的关键因素。所以，就葛根芩连汤而言，黄连中的生物碱能直接调节糖脂代谢，就是其中的靶向治疗成分；而黄芩中黄芩苷能抗氧化、抗炎症因子；葛根素可调节血管活性因子。上述药物中调节肠道菌群和炎症形成环境、糖脂吸收过程就是针对糖尿病态的治疗。

黄飞剑： 解决患者痛苦为第一要务，靶药有此功效，如糖尿病酮症酸中毒时，老师用黄连90～120g，症状立消即为靶药的功效，降糖用葛根芩连汤有良效即为靶方，待症状平复后再用黄芪桂枝五物汤调体质即为标本兼治。此为靶方靶药的临床优势的体现！

仝小林： 剑刚和许老师、飞剑及诸位的观点都很好！态，重点对中医所辨之宏观证候用系统生物学阐释其内在状态，而在治疗上，则选择中医的态方进行调整。靶，是指针对现代医学的标志性微观指标的调整。态靶结合方的寻找，类似于葛根芩连汤，最理想。如果只有态方，缺乏靶药，则酌加靶药。中医最欠缺的就是态靶同调方和态靶同调药。

沈剑刚： 补阳还五汤就是态靶同调方，黄芪作为促进神经再生主药就在针

对靶，而其他活血药就在针对态，在中风急性期的靶是血管再通和血脑屏障保护以减少脑水肿，而亚急性期和后遗症期在于血管重建、神经再生，因而靶点迁移则用药重心相应，中西互通，可提高疗效。

仝小林： 证和态不完全一样。如寒态、热态和寒证、热证基本对应。但有些如表证、里证，又过于宽泛，不能说成表态、里态。

沈剑刚： 我觉得证的实质不可否认有靶向因子参与，以往中医证强调不同疾病的共性，而态靶理论则在同一证的中间加入不同病的个性特点，因而同为心脾两虚，归脾汤治心悸和治血证，其重心和用药就不同，因为各自的靶是不同的，心悸的靶在心而血证的靶多在脾。

周毅德： 今天上午9时收治一糖尿病酮症患者，女，59岁，糖尿病19年，头晕，恶心，呕吐6小时入院。查随机血糖：25.6mmol/L，尿糖（+++），尿酮体（+++），血尿素氮：15.5mmol/L。刻下症：头晕，恶心，干呕，口干甚，燥热，颜面赤热，皮肤干燥，小便赤少，大便干。舌红赤干，苔黄燥，舌底赤滞，脉洪数（略弦）。按照态靶结合思想辨治：生石膏45g，知母30g，芦根60g，黄连30g，赤芍30g，西洋参12g，山茱萸30g，麦冬30g，生牡蛎30g^(先煎)，五味子15g，生姜15g，炒谷芽15g，3剂，急煎服，解决态的问题。另给予液体疗法和小剂量

胰岛素治疗，解决靶的问题。服用中药1剂后复查随机血糖13.40mmol/L，尿糖（+），尿酮体（++），患者主症好转50%，继续原方案治疗。态和靶的结合是现代中医临床的疗效捷径，以往的治疗，重态有余，重靶不足，所以西医的指标变化常常不明显，而现代医学尚未认识到中医辨态以及调态的价值。态，即是机体所处的内环境，在解决复杂疑难疾病上，调态尤为重要。

仝小林：立鹏在准备关于"态靶结合"问题的研究，这个问题是中西医融合的基础问题。向东认为：中西医能不能融合呢？

朱向东：老师，我认为可以。系统生物学、网络药理学以及各种组学的飞速发展正在从微观的角度揭示"态"的基础。"靶"也不是西医独有，中医的引经药也是一种靶向。

仝老师：向东很有见解！周源怎样看？

周　源：我觉得融合是必然的，我们不能抱守残缺，中医借助现代科技的进步发展是其最好的归宿。

徐立鹏：周源说的后半句，我的想法正相反，与现代医学融合，才是中医最好的归宿。

仝小林：立鹏提出相反观点。立鹏，态，是否可以分为隐态和显态呢？

徐立鹏：可以这样分。比如能用特定指标反映的是显态，需要医生主观发现的是隐态。

仝小林：立鹏好像模糊了态和靶的界限。

徐立鹏：老师，靶是治疗的目标，态是机体状态的总结。

仝小林：一个疾病，在发展的不同阶段，有不同的"态"，是连续的"态"的集合。这个"态"与前面那个"态"，是关联的、连续的。而传统中医看病，因为较少面对完整的病，所以看到的态常常是片段的。我们现代面临的任务，就是如何在"病"的框架内，重新审视连续的"态"集合。各种指标，只是区别不同"态"的依据之一，四诊是定"态"的主要依据。换句话说，中医看病，是纵向，是当下的整体，是人的整体；西医看病，是横向，是连续的整体，是病的整体。一个完整的整体观，应当是全方位的、动态的、连续的。由此看来，中医的整体观并不全面，并不完善。中医看病，是当下态的总合，包括本态（体质）、病态（可能非一种病），这种态的总合，就是证候。西医看病，只关注一种病的"态"，但它不只是看当下的"果态"，还一定要知道前面的"因态"，看的是连续的"态"，集合的"态"。这，正是中医所欠缺的"剥离"功夫。中医当下的任务，就是要按照中医固有的思维，重新审视疾病全过程中不同阶段的"态"，找出每一个阶段"态"的核心病机，确立主要证型和治法方药。借鉴现代医学对疾病的认识、分期，补充中医看病"断层"的不足，实现对疾病的全方位关照。

（二）辨病与辨证的碰撞

徐立鹏：传统中医注重的是思辨，现代医学注重的是实验，我认为二者之间有一条沟。

仝小林：我始终认为，中医在对待疾病的认识上，欠缺一个最基本的东西，对疾病全过程的完整认识。比如消渴病，消渴之前不知道，消渴之后不清楚。如此情况，比比皆是，说明时代的局限性，立鹏说的这条沟，是否就是我们在疾病完整性认识上的欠缺？

徐立鹏：是的，老师。在方法论和技术上都欠缺。

仝小林：大家在临床上有没有这种体会，感觉中医和西医所讲内容不完全是一回事？我个人的想法，现代中医面对的是疾病，而重新对疾病全方位的认识、重新分阶段抓核心病机、重新确立治则治法处方，是当务之急。否则，中西医讨论的问题不在同一层面上。

沈仕伟：中医看病没有一个从头到末的全局的概念，所以治疗都是片段化的。

仝小林：仕伟用了一个词——片段化，这个词很好！能准确表达目前中医看病的问题所在。

徐立鹏：自从我跟师以来，一直有这种想法，应该以辨病为主，辨证为辅。

逄冰：辨病为主辨证为辅的观点，我不支持，中医还是要在抓好自身优势的基础上进行现代化，进行发展。

沈仕伟：我觉得逄冰和立鹏说得都对，辨病与辨证应该是中医的左右手，不同的疾病状态，二者的主与次当根据具体情况选择。

仝小林：回过头来看看，一个甲子以来，有多少病是按照现代医学的疾病分类，重新审视、重新流调、重新确认证候、治法、处方？多数是简单地拿传统的中医证名和西医的疾病对接。结果是——不合呀。

徐立鹏：老师提出的"态靶结合"思想将会对中医发展产生重大影响。

仝小林：中医的诊态、调态思辨很好，但必须细化。怎样细化？按照现代疾病诊断，全过程重新流调、分期、定证候。

沈仕伟：辨证在于灵活，辨病在于深入。

沈仕伟：临床是很复杂多样的，我觉得辨证与辨病便是左右手。两者功夫都要好。

祝捷：先辨病再辨证，两者都需要。但是这个证外延可以扩大，包括期、态、靶。

沈仕伟：比如一个胃痛，辨病方毕竟是有限的，能放之所有胃痛类型皆准吗？

仝小林：应当这样讲，辨证是中医立足之本。传统的辨证方法没有过时，只是面对现代疾病，要在辨分期、辨阶段前提下辨证，这是辨证方法在现代的具体应用和发展。同时，辨证是识态，还需要大力发展靶方、靶药，这是传统中医最薄弱的。

朱向东：中医发展必须以中医为主，老师的"态靶融合"是以中医为主导的融合。

（三）态靶医学与中西医结合的思考

仝小林：中医为体，是立足之本；西医为用，为发展中医所用，这本身不存在争议。现代医学为中医全面认识疾病、细化深入认识疾病提供了助力。我们需要贯彻拿来主义，凡是好的拿来为我所用，在吸取精华的过程中丰富自己，改造自己。实际上，我是在尝试，在现代疾病诊断明确的疾病前提下，重新审视中医传统的辨证分型。包括分期辨治、各期的核心病机、主要辨证分型、治法、处方。比如传统消渴，只是看到有"三多一少"的那一部分患者，这不是现代糖尿病的全过程，更不是全部患者。所以出现了长期以来用消渴理论治疗糖尿病的治疗错位。怎么办呢？重新审视。我把它参照糖尿病前期、糖尿病期、并发症期，分成"郁、热、虚、损"四个阶段，在此基础上，重新确立主要证候、治法、处方，包括靶方、靶药。这就是我对现代疾病中医重新认识和分类、分证的思路和方法。

朱向东：老师的观点在《糖络杂病论》中已有体现，老师下一步将带我们把现代内科病重新厘定，分期、病机、分型、治法、处方、分阶段与西医微观对接，创新中医内科学。

仝小林：中医是"态"强"靶"弱，"证"强"病"弱。需大力加强的是辨病、辨期、靶方、靶药。而这一切弱点，需要靠现代中医去探索、实践，许多都是创新性的开拓。态靶结合的研究和实践，又将使中医的疗效大幅提高。未来中医的发展不是仅仅要在理论思维方面，更主要的是为解决现代疑难病提供"重磅炸弹"。临床治疗的贡献，会远远超过理论的贡献。中医未来对现代医学影响将会是至大至深的，因为识"态"、辨"态"和调"态"是中医所特有，而这又是认识疾病和治疗疾病的一种独特思维，有确定疗效和优势。

郑俊谦：首先，不是纯中医何以谈中西"结合"？不懂如何辨证，又如何辨病？我们中医药著作浩如烟海，试想我们读懂了几本？又如何能去其糟粕，继承发扬精华？连我们学中医、从事中医者，都不敢想中医能成为主流，中医能在我们这代人手中发展吗？

仝小林：郑老师讲得好！主流不是吵出来的，要看贡献；贡献不是吹出来的，要看疗效。中西医对接，是解剖、生理、病理、药理等"术"的层面框架的对接，而中西医融合，则是认知疾病的"道"的层面的互补。我认为，中西医无论"对接"还是"融合"，都是可以实现的。只要我们中医能够敞开胸怀，吸纳现代科技成果的八面来风，只要我们中医主动伸出手，搭建对接、融合的桥梁，则中医的大发展是笃定的。

魏苏丹：中西医对接、融合、结合，关键在中医，因为中医能接受西医而西医多数不太认同中医。

仝小林：中医在遇到西医之后，第一个碰到的是病名翻译问题。不得不把中医纵向认知的病名和西医横行认知的病名简单套用，我把它叫"拉郎配"。有的可以对上，但多数对不上或对不严，结果为中西医的对话铺垫了原错。第二个是我们自己，人家说你是这个，你就真的信了，然后去拿中医的病（本质是主症）的辨证分型，简单地去套对西医的病，结果是常常打错靶位。然后，西医说我们不行，我们又不服气。这是我们必须认识和必须反思的翻译的"原罪"。因此，参照西医的疾病框架，按照中医的思维，重新审视，重新考虑理、法、方、药、量，是我们的主要任务。

仝小林：魏主任说得很好！我们要主动伸出手，搭建沟通的桥梁。但是应当敏锐地看到现代科学包括现代医学，已经主动在向我们招手（不只是招手，是伸手）。为什么？他们的许多有识之士，已经认识到复杂性疾病治疗的严峻，甚至束手无策。他们许多人包括许多家人、友人已经体会了中医在治疗疑难病的独特思维和确切的疗效，这是对接和融合的基础。否则，任凭中医怎样

"单相思"都没有用。理清思路，厘清脉络，立足根本，我主人随，抓住关键，扎实工作，中西医融合是可以期盼的。

魏苏丹：临床上很多患者是西医推荐来看中医的，那是西医没办法了。他们只知道中医有办法治好病，但不知道因为什么。

仝小林：他们只知道治好病是经验，不太清楚还有理论。我接触了现代医学的许多大家，他们多数都有对中医治好病的了解或体会，这是他们愿意投入精力研究中医的信心所在。

郑俊谦：中医的理、法、方、药的理论是系统的，整体观念、辨证论治是其根本。临床实践证明，无论怎么变化，凡是有疗效的方剂，都是有其理论基础支撑的。理论指导临床，临床实践发展理论，所以中西医融合和中医成为主流医学一样，愿望是好的，实现可能不容易。

曾艺鹏：中医西医，一个纵，一个横，不是平行线，而是交叉线，是二维，中医一直纵向拓展，西医横向剥入，两者结合才是由象到质，出动入静，交叉线的交叉点就是一个个的患者。

仝小林：曾主任解释很到位。

姚成增：我的专业一直是中西医结合，目前只是中西药结合，如何结合？正如几位老师所言，理论突破是关键问题，也是中医下一步如何发展的需要。

仝小林：姚大夫的困惑，也是大家的困惑。不过，在态靶交汇点上，寻找靶方靶药，是中西医融合在"术"层面的

具体步骤，这样可能需要完善中医的形态学和病理学。

曾艺鹏：感觉到中西结合的点不是定点，而是动点，但针对每个个体言，肯定有规律性。

仝小林：姚医生，你个人认为怎样完善好呢？

姚成增：我觉得应当尽量使中医的理论客观化，这时需要结合形态学，甚至解剖学。如果很难统一或实现的话，就只有理化指标的客观化。就像很多人都会问，中医的肾到底是什么？中医都会说，但对方很难理解。

仝小林：姚医生，解剖学、病理学需要中医重新建立，重新完善？还是拿来主义？你认为，中医对现代解剖学还有特殊的贡献吗？

姚成增：当然有。其实最早的文献中中医是存在解剖的，但后来似乎功能超过了形态，也就忽略了解剖。简单拿来主义不能完全覆盖中医的理论。

仝小林：你认为中医的肾，除归类不同外，有超越现代解剖的实质内容吗？

姚成增：中医的肾似乎包含了传统意义的肾脏，还包括了生殖性腺、甲状腺，甚至肾上腺的功能，甚至还包括了垂体。

仝小林：落实到具体治疗，除针对溲系（泌尿系统）和衍系（生殖系统）之外，有针对各种腺体器官和所用的靶方、靶药吗？这正是我们应当着力的。不仅仅是理论、框架层面，要落实到治疗，特别是针对性强的治疗方法。

李东环：治病不论中医与西医，关键是疗效，有疗效才有话语权。老百姓治病的目的是看好病，所谓"不看广告看疗效"。寸有所长，尺有所短，中医、西医彼此都有可取之处，中医理论要坚持，理论可以突破，有疗效就有理，疗效不好的，研究其原因，找出症结，中医说不清的，可以参考西医，目的是提高疗效，疗效才是硬道理。

仝小林：东环的意见很接地气。你认为怎样可以大幅度提高中医的疗效呢？

李东环：仝老师，您的看病思路，我在临床上体验疗效很好，非常务实。把这些有把握的，治疗效果好的，心中有底的疾病，先整理出来，开始不必面面俱到，至于医学难题，可暂放一边，西医也有很多不能治的疾病。能抓到者则去抓，抓不到者则暂时放弃，我们这代做不到，可以留给后人，随着科学的发展进步，现在的问题，将来可能就不是问题了。

十一、仝小林"十字架"处方策略

【医论精华点睛】

仝小林诊病处方"十字架"方略：横——代表病的全程，横的两端，左边表示病因，右边表示预后。竖——代表当下，上边（外边）表示证态，下边（里边）表示靶标。处方时，关注当下：先定态（证候，包括主症）方，再加靶药。环顾左右：左为过去疾病形成之病因，能否消除？右为未来发展预后，能否预防？据此，酌加药物。

【医论现场再现】

仝小林： 患者，女，38岁，产后出现左侧偏头痛，反复发作12年，经行头痛甚，甚则伴恶心呕吐，经行腹痛，大便黏臭不爽，反复口腔溃疡，五心烦热，腰痛足冷，心下痞满，多梦易醒，舌红苔薄黄。治以桂枝茯苓丸、全蝎天麻川芎汤、葛根芩连汤三方化裁：桂枝、云苓、桃仁、赤芍、莪术、天麻、黄芩、黄连、生姜各15g，全蝎粉、僵蚕粉、蝉蜕粉各1.5g（分冲），三七9g，葛根30g，大枣5枚。服上方加减4个月，头痛大减，几无发作，余症亦消，继服1个月巩固。

刘新敏： 产后头痛为什么用桂枝茯苓丸加减？

仝小林： 痛经加经期头痛，血瘀而头痛。

林轶群： 产后诸痛，按傅青主言，无非虚实，虚为血虚，实为血瘀。这个患者主要为湿阻血瘀之象，而桂枝茯苓丸又正好是血水两调之方。

仝小林： 我处方，主要心里装着一个"十字架"，全方位关照，诊病处方"十字架"方略：横——代表病的全程，横的两端，左边表示病因，右边表示预后。竖——代表当下，上边（外边）表示证态，下边（里边）表示靶标。处方时，关

注当下：先定态（证候，包括主症）方，再加靶药。环顾左右：左为过去疾病形成之病因，能否消除？右为未来发展预后，能否预防？据此，酌加药物。举例：慢性肝炎10年。①态：湿热瘀毒阳虚，用薏苡附子败酱散加黄芪；②靶：肝功能异常，胆红素系列增高，加茵陈、大黄、赤芍；③预防肝硬化，加三七、水蛭粉；④病因：尚缺乏明确药物，空缺。

王　强： 因常可定，果或可防，病有病势，态亦有态势。以病为经，以态为纬，经纬相交，十字用药。病有因果，左因为本，因去病愈，右果需防。一时之态，中医所长，似证略广，居于靶上。靶症易显，利剑所指，各项指标，专药效方。态靶因果，证病相合，寻得焦点，四方可活。

黄飞剑： 有一患者，按照现代医学病名，有20余种疾病，怎么办？用老师的十字架理论分析，是可以通过症状辨病机，再由病机审病因，层层递进，抽丝剥茧，是可以理清疾病的来龙去脉的。抓主症、辨病机是老师的主旨思想，在此基础上通过审阴阳属性找病因，形成症状、病机、病因为主的临床诊断学，有很重要的理论实践意义。

十二、脏腑风湿论治枢要

【医论精华点睛】

仝小林论脏腑风湿："脏腑风湿"的提出，旨在重视由外感风寒湿邪，浸淫脏腑，缠绵难愈的一类慢病。诸脏沉疴，屡感加重，皆属于痹。风寒湿等外邪伏留胶着是形成"脏腑风湿"的关键。以外感风寒湿邪为始动病因，外邪伏留于内，过时发病，或遇外邪反复发作者，均可归属"脏腑风湿"病范畴。祛邪外出是"脏腑风湿"的首要治则：在疾病的稳定期，注重扶正祛邪；在疾病的发作期，要注意透邪，升清降浊，分消表里，借外感之病势，给伏邪以出路。不仅风湿系统疾病可从"脏腑风湿"角度论治，诸多免疫相关性疾病，例如哮喘、风湿性心脏病、肾炎、坏死性淋巴结炎、溃疡性结肠炎等，病机复杂，皆为伏邪为病，也常用祛风（湿）药从痹论治。

【医论现场再现】

（一）仝小林论脏腑风湿治疗

仝小林：我提出"脏腑风湿"，其目的就是提醒大家，重视由外感风寒湿邪，浸淫脏腑，缠绵难愈的一类慢病。它可以在四焦，可以在八系。风寒湿三气杂至，合而为痹也。痹，非仅在经络五体，更难治疗的是脏腑风湿。即脑（神系）风湿（如脑胶质瘤等）、髓风湿（如"渐冻人"等）、肺风湿（如哮喘等）、心风湿（如风湿性心脏病等）、肝胆胃肠风湿（如慢性肝炎肝硬化、溃疡性结肠炎等）、溲系风湿（如慢性肾炎等）、衍系风湿（如子宫内膜异位症等）。其病因病机多责之于寒、湿、瘀。所以，把这一大类疾病的基本病因病机、辨治要点、靶方靶药搞清楚，将是对慢病疗效提高

的重大推动。所以，我们继续讨论四焦八系脏腑风湿（寒、湿、瘀为病）。"脏腑风湿"所言之风湿，是指由外感引发之脏腑病的所有外邪的总称。

周毅德：叶天士云："至虚之处，便是留邪之地。"所以脏腑风湿及皮、脉、筋、肉、骨，形成痹证，是因其局部均有虚候！

仝小林：那怎么治疗呢？

于晓彤：老师您说过，痹之所患，湿不必参；而痹之所成，湿必存焉。经络之风湿如此，脏腑之风湿亦如此。治之之法：湿在经络，发汗为主，渗利次之；脏腑风湿，渗利为主，发汗次之。经络脏腑之湿共存者，分消走势。经络之湿，

有皮肌筋节之辨；脏腑之湿，有顶上中下（四焦）之分。但湿在经络，总由汗法，透邪外出，恢复腠理排汗之常态；湿在脏腑，总由渗利，除湿调脏，杜绝产湿之根源。湿为水之轻，水为湿之渐。但湿久黏滞，水久混浊。治久存之水湿，发汗则微微似欲汗出，黏滞之湿方随汗出；消水则缓慢渗利，混浊之水方从溲泄。

郭　允： 是否要尝试给风湿以出路？

仝小林： 是的。此种脏腑风湿，是风湿（代表外邪）为因，为客；脏腑为器，为邪伏之所。伏邪在脏，正气暗耗，托邪不利，有一分表邪，便加重一分脏累，治疗必须给伏邪以出路。

曹　洋： 脏腑风湿当以治脏腑并补其阴阳为主，但邪之所凑，其气必虚，不驱邪、透邪以缓邪之势，则正气不舒难以刚强，如慢性肾小球肾炎、风湿性心脏病、肺源性心脏病等，一遇感冒，增邪之势，病必加重，故邪不除，正气难自安。

赵林华： 慢性肾炎遇到感冒等就会加重，当蛋白尿维持稳定时，患者感冒加大透邪的力度，蛋白尿反而有明显下降，此为仝小林老师提出的震荡理论，这也与伏邪理论不谋而合。仝老师常合用升降散，也看过当地一位专治肾病的老中医的方子，在基础方上常加金银花、连翘各30g等，考虑也是透邪的意思。

仝小林： 慢性肾小球肾炎、风湿性心脏病、肺源性心脏病等，用一点风湿药，给邪出路，则常可四两拨千斤。

陈弘东： 如何透邪外出？哪些药可

以搜刮脏腑伏邪？是否必用走窜之品？

郭　允： 外邪侵袭人体，无非消化道黏膜、呼吸道黏膜、泌尿道黏膜及皮肤黏膜等几个与外界相通的途径，那么既然要给邪以出路，是否还要通过这几种黏膜途径？经皮肤、呼吸道黏膜所入之邪可以表散，经消化道黏膜所入之邪可以吐下，经泌尿道黏膜所入之邪可以通利，这样是否全面？传统祛邪之法是否可用于治疗所侵之"风湿"？

彭智平： 是不是都应该解表呀？吐下和通利会不会进一步引邪入里？

郭　允： 吐下和通利的运用只要得法，用之无妨。有道是：有是故而用是药，所谓有病则病受之。

仝小林： 汗法未必为表证，吐下焉只为里证耶？凡为外邪计，皆属治表，但分驱邪、透邪而已。

田佳星： 老师说过脏腑风湿起因：风寒湿邪，盘踞脏腑，脏腑无力排邪，功能失常，治不及时或治不得法，或蜻蜓点水，或顾首不顾尾，湿痰瘀血胶着而成顽疾。故治疗应温经散寒、祛风除湿、化痰活血、祛瘀通络、补气血、补肾气，内外并治、攻补兼施。

朱向东： 脏腑风湿的治疗应注意：一是邪气的内化和外托，内化患者反应不明显，外托患者必出现祛邪反应，甚至是剧烈的；二是湿、寒均为阴邪，多是在阳气不足时才能内伏。所以，靶方、靶药应重点集中在温阳、扶阳、补阳、通阳方药中。

（二）探索治疗脏腑风湿的靶药靶方

沈仕伟： 脏腑风湿之备选靶方、靶药分享如下，供大家讨论：

（1）顶焦（神系、髓系）：①三生饮；②大、小续命汤（痹虚加减小续命，痹实增味五痹汤。风胜行痹倍防风，寒胜痛痹倍附子，湿胜着痹倍防己），皮痹加黄芪或桂枝，脉痹加姜黄或红花，肌痹加葛根或白芷，筋痹加续断或羚羊角（可加木瓜），骨痹加狗脊，有汗减麻黄（无汗不减麻黄，便溏减防己，寒胜减黄芩加干姜，热胜减附子加石膏，加减治之）；③增味五痹汤；④黄芪益气汤（治疗皮痹属于虚证，症状：皮麻不知痒与痛。组成：补中益气汤加红花、黄柏。若皮痹属于实证，小续命汤倍加麻黄治之）；⑤大秦艽汤；⑥羌活愈风汤（为大秦艽汤加减，原书叫愈风汤）；⑦九味羌活汤；⑧葛根汤；⑨麻黄附子细辛汤；⑩当归四逆汤。

（2）上焦（心系、肺系）：①麻杏薏甘汤，麻黄加术汤；②小青龙汤；③甘草附子汤、桂枝附子汤；④白术附子汤；⑤苓桂术甘汤；⑥桂枝汤；⑦玉屏风散。

（3）中焦（肝系、胃系）：①厚朴温中汤；②藿香正气散；③平胃散；④实脾饮；⑤小建中汤；⑥补中益气汤；⑦桂枝人参汤。

（4）下焦（溲系、衍系）：①防己黄芪汤；②四逆汤；③独活寄生汤、三痹汤；④附子汤；⑤真武汤。

治疗脏腑风湿的备选靶药：雷公藤、穿山龙、麻黄、桂枝、羌活、防风等。

朱向东： 顶焦：三生饮合大小续命汤；上焦：麻杏薏甘汤合麻黄附子细辛汤；中焦：平胃散合厚朴温中汤；下焦：真武汤合五苓散。三焦通调：独活寄生汤、三痹汤、五痹汤。

黄飞剑： 顶焦寒湿用羌活、红景天、制首乌、荆芥；上焦、中焦寒湿外用独活寄生，内用二陈与化气汤；下焦寒湿用炒杜仲、川牛膝、怀牛膝、木瓜、伸筋草。

仝小林： 通窍之药，顶焦以麝香为最（勉强以白芷代替）；上焦以杏仁，中焦以大黄，下焦以竹叶为代表。

（三）仝小林脏腑风湿案例分析

刘新敏： 发一个仝小林老师的医案，从脏腑风湿治疗子宫腺肌症并子宫肌瘤（脏腑风湿，寒湿瘀）案。张某，女，34岁，2009年9月12日初诊。患者自14岁月经初潮后即痛经，逐渐加重，渐至不能忍受，伴上腹部绞痛，恶心、呕吐，不能进食水，食入即吐，每次行经均需用止痛药。曾于外院诊为子宫腺肌症、子宫肌瘤，服中药间断治疗10年，疗效不显。近1年痛经程度明显加重，曾有数次因痛经严重而有急腹症表现，以疑似"急性胰腺炎"急诊入院治疗。月经7～

10/30～50 天,量多,有血块。末次月经 8 月 20～29 日。平素肢倦乏力,手足不温,腰酸冷痛,腰腹常年寒冷如冰,即使盛夏也需用毛巾包绕腰腹,舌质淡,苔白略厚,脉沉弦涩。予桂枝茯苓丸加减,处方:川桂枝 30g,茯苓 15g,桃仁 9g,三七 9g,莪术 30,吴茱萸 3g,黄连 9g,黄芪 30g,当归 15g,淫羊藿 15g,炒杜仲 30g,黑附片 9g。服上方 14 剂,月经于 9 月 29 日来潮,量多,有血块,经行 1～2 天小腹隐痛能忍,未服止痛片,上腹部绞痛未发作,轻微恶心,无呕吐,饮食如常。此后 3 个月,每于月经后半周期即服用上方加减 14 剂,痛经及周身畏寒等症状逐渐消失,遂自行停药。2010 年 8 月停止避孕,因西医告知"自然受孕无望,建议行试管婴儿"再次来诊,继以中药治疗,当月受孕。2011 年 7 月 26 日电话告知在医院剖宫产下一健康男婴。

仝小林:这个病例是一个典型的:寒湿—瘀—癥的过程。该患者结婚十年,因子宫内膜异位症、子宫肌瘤、严重痛经,一直未能生育,辨证属于衍系寒湿瘀癥之重症。桂枝茯苓丸加减。桂枝、附子、吴茱萸、淫羊藿(阳光);茯苓(湿);桃仁、莪术、三七(瘀癥)。经过治疗顺利怀孕生子。

脏腑风湿,是由于感受风寒湿邪,从黏膜渐入脏腑,导致寒凝血瘀甚至癥积的一类疾病,可以发生在四焦八系的许多脏腑。由于瘀可化热、化毒、生痰、生浊,甚至成瘤成癌,故疾病在中重期(寒湿阶段:轻;寒湿瘀阶段:中;寒湿瘀癥阶段:重)阶段,表现复杂多样,极易障眼。脏腑风湿,可以由五体痹发展而来,但更多的是风寒湿三气杂至,通过黏膜,直入脏腑,合而为痹(痹者,闭也,瘀滞也,不通也),且多数成为疑难杂症。因此,认识这类疑难疾病,针对疾病所处阶段,态靶因果全方位关照,可以大大提高疗效。寒凝则血滞,常理也;湿黏则血滞,思之者甚少;寒湿叠加则血尤易滞,思之者更少;于血之运,滞即淤,久则瘀,甚则瘤,极则癌。

(四)脏腑风湿论治经验小结

逢 冰:诸脏沉疴,屡感加重,皆属于痹。仝小林老师在《内经》痹病的基础上,提出了"脏腑风湿"的概念,认为风寒湿等外邪伏留胶着是形成"脏腑风湿"的关键,以外感风寒湿邪为始动病因,外邪伏留于内,过时发病,或遇外邪反复发作者,均可归属"脏腑风湿"病范畴。《医宗金鉴》言:"三痹之因风寒湿,五痹筋脉肌(肉)骨皮,风胜行痹寒痹痛,湿胜着痹重难支。皮麻肌木脉色变,筋挛骨重遇邪时,复感于邪入脏腑,周同脉痹不相移。"痹证日久不愈,耗损脏腑正气,复感风寒湿邪,使痹证内合脏腑,累及心、肝、脾、肺、肾五脏,愈发愈重。邪气伏留，日久成瘀，瘀可化热、化毒、生痰、生浊，甚至成瘤成癌。故此处之"痹"所指范围更广，是由外感风寒湿邪诱发，与内生痰、湿、瘀等混杂而共同形成的致病因素。临床治疗时，许多医家只治脏腑虚弱，全然忘记"伏邪"。仝小林教授指出祛邪外出是"脏腑风湿"的首要治则：在疾病的稳定期，注重扶正祛邪；在疾病的发作期，要注意透邪，升清降浊，分消表里，借外感之病势，给伏邪以出路。不仅风湿系统疾病可从"脏腑风湿"角度论治，诸多免疫相关性疾病，例如哮喘、风湿性心脏病、肾炎、坏死性淋巴结炎、溃疡性结肠炎等，病机复杂，皆为伏邪为病，也常用祛风（湿）药从痹论治。

仝小林：你们大家的讨论，非常深入，已经有了"脏腑风湿"分系论治的雏形。有几点，我说明一下。

（1）提出"脏腑风湿"的目的。风湿，可以代表风寒湿。风为载体，载寒湿以入脏腑，八系皆有风湿。非如《内经》所言，五脏痹必由五体痹发展而来，可以直入四焦八系之脏腑。

（2）西医也有风湿病。提出"脏腑风湿"，便于中、西医从大思路上全方位考虑。如果用"寒湿"，西医就不懂了。

（3）脏腑风湿，涉及四焦八系中的一大类难治性疾病，而这一类疾病，从病因上，恰恰是被忽略了"风（寒）湿"这一外感之原始病因。而这一病因不

除，病是万万不能根治的。

（4）无论是脑瘤、肌萎缩侧索硬化、脊髓空洞症、哮喘、老年慢性支气管炎、肺气肿、肺源性心脏病、病毒性心肌炎、风湿性心脏病，还是消化性溃疡、慢性肾炎、子宫肌瘤、子宫内膜异位症，等等，其中病因中有一大类，就是感受"风（寒）湿"，黏膜起病。认识到这一病因，就会整体改变治疗的思路，甚至纠正传统认识的错误，大大提高疗效。有些病，甚至可以根治。

（5）"风湿"，只是对病因的提示。风为载体，载的是什么？寒湿！寒湿在脏腑，久而必瘀。瘀则影响脏腑功能，化热、生痰、生浊、生毒、生瘤、生癌……。所以，我们可以在分系定位之后，再分阶段：如，寒湿阶段（早期）、寒湿瘀阶段（中期）、寒湿瘀变症阶段（晚期）。以寒湿及寒湿瘀来定基本方。在此基础上，就是加减原则了。针对不同的疾病，还可能会有特效药，甚至特效方，那就是加减临时在变通了。

（6）在选方用药的手法上，需要注意几点。①重视补虚。"至虚之处，乃客邪之所"，"虚"，这一内因，要考虑进来，尤其是久病。②重视"阳光"。红日当空，阴霾自散。③重视治络。久痹久痛久病必入络。④重视攻积，攻补兼施。⑤用好风药。风药常用于升阳透邪胜湿，还有引经之功。

第二章
中医基本理论辨惑

一、阴火辨识及治疗

【医论精华点睛】

全小林对阴火认识：看似心火（症状），实为阴火。它是由于来自下焦的相火（贼火），占据了君火（心）之位。东垣之阴火学说最重要的贡献，是认识到在阴阳失调的虚火之外，还有一种源于升降失调的虚火。此火源于脾胃气虚，而非阴虚。许多疑难杂症，都是阴火所为。升阳散火，是大法，是效法，是解决脾胃气虚升降失调而产生的诸多疑难杂症的利器。纵观李东垣的全书用了许多风药，我依然认为阴火应该以温补为主，发散为辅。温补治本，发散治标。因此我说治火的大要是：实火则清泻，虚火则调平，阴火则发散。

【医论现场再现】

全小林：心火者，阴火也，起于下焦，其系系于心，心不主令，相火代之，相火，下焦包络之火，元气之贼也，火与元气不两立，一胜则一负。脾胃气虚，则下流于肾，阴火得以乘其土位。大家怎么理解心火、阴火？

朱向东：心火不等于阴火，但阴火表现容易误解为是心火。阴火的阴指下，阴火起于下焦，就是相火离位。为何离位？因脾胃之气虚不能滋养元气，

元气镇不住相火，相火代君行令。阴火重在脾胃升降。火神龙雷之火应是阴阳失调、故用潜阳封髓丹。烦劳可能伤阴、阴不制阳，心火当是阴不制阳引起、而阴火是脾胃升降失调。

逢冰：心火为君火，在上，主神明；相火，龙雷之火，在下，而为人体的生命活动提供了源源不断的动力和能量，此时相火为"少火"吧，少火生气。但是脾胃内伤，中焦气虚，则发生了改

变，此时心火无"主神明"的能力了，"心不主令，相火代之"。下焦的相火这时为"所胜"，由于心不主令，下焦的相火愈发的亢盛，这种病理的相火也可以理解为阴火，是中焦脾胃虚弱导致的相火失位，这时已经演变为病理之火，即阴火，壮火食气，所以与元气为敌也，一胜则一负，透过薄弱的中焦，将热量散发于全身。

郭　允："心火独盛"有三重意义：①"心火"的属性，即此心火属于阴火；②"心火"的来源，所说心火起于下焦，就是说起源于肾。盖肾阳又称元阳、真阳、命门之火，具有温煦周身各组织、脏腑作用，尤与心阳关系密切，故称之"其系系于心"。③"心火"亦即"阴火"的病理变化，由于"心不主令"，以致"相火代之"，因为"相火"是元气之贼，遂而"火与元气不两立，一胜则一负"。纵观李东垣著作，阴火的产生不仅仅局限于本段的机制，也有因脾气虚弱，升清降浊失司，阳气不得宣发，郁而生热所产生。综上所述，我认为，"阴火"的产生皆以脾胃气虚为根本原因，他脏亢盛之火与气机失调产生的内火皆为其标，而"标"又可加重"本"的虚弱。

仝小林：看似心火（症状），实为阴火。它是由于来自下焦的相火（贼火），占据了君火（心）之位。相火的产生，是由于机体产生的热量不能正常散发，郁积而成，反过来又会消耗命门之元气。相火与元气不两立，一胜则一负。脾胃气虚，则命火失养，热量不能通过升降发散出去，反而聚于中焦土位。由于火性向上向外，火（热量），或聚于上焦心系、肺系，或聚于顶焦神系、髓系，而表现诸多火郁之证。东垣之阴火学说最重要的贡献，是认识到在阴阳失调的虚火之外，还有一种源于升降失调的虚火。这种虚火，之所以称作阴火，一是和阳火（实火）相对而说，二是和阴虚火旺相别。此火源于脾胃气虚，而非阴虚。掌握阴火理论，于当代尤其有用。许多疑难杂症，都是阴火所为。升阳散火，是大法，是效法，是解决脾胃气虚升降失调而产生的诸多疑难杂症的利器。东垣之所以强调"心火者，阴火也"，主要是心在上焦属火，心为大主，心主神明，心主血脉。火性炎上则上热、火性向外则络热，我们现代理解，可把"心火"看作热量。我们一般说见火就用苦寒药物治疗，大家怎么看？另外阴火要不要散呢？

郭　允：阴火需要散。阴火分两种。一种是因为脾胃虚衰，心火、相火偏亢所致的阴火；一种是脾胃虚衰，升降失常，清阳之气郁而发热所产生的阴火。偏亢所致阴火需要泻火，郁而发热所致阴火需要发散。泻主要是体现在补脾胃泻阴火升阳汤，以及其他的方子如里边配伍有黄连、黄柏者。

徐立鹏：散，方法各异。比如对于血滞者，活血即是散；气郁者，行气即是散；食滞者，消积即是散。

仝小林：是的，寒凉遏制脾胃而生郁火，在散寒基础上加发散之药；过食膏粱厚味而生郁火，要在消导基础上加发散之药；脾胃气陷而至火郁者，在补中益气基础上加发散之药。

王　强：我认为阴火的核心是脾胃虚，重在甘温。兼郁不散则佐辛，兼火不降则佐苦，兼湿不化而重淡。阴火提示我们不要见火之征象就单纯地滥用寒凉，因为还有病根在虚（东垣）、在寒（火神）的。这个阴字，可以指下，可以指里，也可以理解为"夹阴证之火"，体质气虚、虚寒、阴偏盛等皆为阴证。阴火理论提供给我们一面阴证（如舌淡、苔滑等）、一面火证（如牙痛、面热）的治疗策略。

熊卫红：阴火乃脾胃气虚之火。脾喜燥恶湿，寒湿阴邪之品致脾虚不运，水湿内停，纳呆食不运化而生热化火。此热多阴盛之火，非实火，治疗宜予甘温健脾之品。

逄　冰：脾胃阳虚，谷精下流是病的根本，所以升阳散火是治疗的根本，升阳为主，散火为次，病轻者温之即可，用甘草干姜汤、四君子汤温其阳；火亢为郁则兼以散火，则以柴胡之变方治之；脾胃虚极，伤及肾气，阳气外浮，则不宜升散，宜通脉四逆等四逆辈急救回阳。

仝小林：脾胃气虚导致了阴火，因此，李东垣据此创立了补中益气汤。大家再认真思考三个问题：①补中益气汤的发热，是否属于郁火？是否需要发散？②散升阳散火汤的郁火，为什么要加参？③阴火和郁火的共同点或连带关系是什么？

赵　昱：①补中益气汤，甘温除大热，不属于郁火，不必发散。②散升阳散火汤的郁火，加参为助力升散。③阴火和郁火的共同点都因脾虚，程度不同。

仝小林：纵观李东垣的全书用了许多风药，我依然认为阴火应该以温补为主，发散为辅。温补治本，发散治标。因为阴火是虚而郁，而郁火可能偏实，以发散为主，温补为辅，所以升阳散火汤中用了人参和生炙甘草。因此，我说治火的大要是：实火则清泻，虚火则调平，阴火则发散。

二、暑邪辨识

【医论精华点睛】

仝小林对暑邪、火邪的认识：中医讲的六淫，是在六气变化基础上提出来的。那么，六气中的火是什么呢？我认为，与其他五气风寒暑湿燥一样，一定是自然本有的，那就是阳光。阳光，在自然正常状态下，就是六气中的火，一年四季都有，它不同于暑，暑有季节性。当阳光过强，非其时而有其气，则火变为邪，如秋老虎，它可以和其他五淫为伍，戕害人体。

【医论现场再现】

（一）暑邪的定义

仝小林：今天我们来探讨一下六淫中的暑邪。什么是暑邪呢？

朱向东：从来源看：暑纯为外邪，没有内生，火为热之极，可以外来，亦可内生；从季节看，暑为夏季之异常气候；热虽在夏季多见，其他季节亦有。从致病看：暑致病较为剧烈突然，热多渐生为患。此外，暑亦有阳暑、阴暑之分。

（二）暑邪与火（热）邪的关系

仝小林：我们只讲外感六淫，不涉内生五淫（邪）。那火邪又指什么？火邪和暑邪之间有什么关系呢？

朱向东：在一般情况下，绝大多数火邪是由内而生的，但在某些情况下，火邪也可以由外感而来，不过这种"火邪"，我们多称为"热邪"，这就"五气化火"。"五气"也就是"风、寒、暑、湿、燥"五种外邪。五气之中只有"暑邪"纯属外来之火邪，我们称为暑热，其余风、寒、湿、燥非火热之邪，之所以能化火，需要有人体内阳气亢盛或阴分不足的条件，也就是说外在的因素要通过内在的变化才能起作用，才能在人体内转化为"火邪"。从表象来看，"五气化火"是由外感而来，实质上仍由内生。因此，就有"气有余便是火"的说法。火热为阳盛所生，火为热之源，热为火之性，其本质皆为阳盛，所以火热也往往混称。

但火与温热，同中有异，热为温之渐、火为热之极，二者仅是程度上的不同，没有本质上的区别。但是"火"可以代表人体阳气，蕴藏于脏腑之内，具有温煦、生化等作用，是人体的正气，《内经》中称为"少火"。只有亢烈之火才成为病邪，《内经》中称为"壮火"，即所说的"火"邪。而热只是邪气，没有属于人体正气的说法，这是火与热的主要区别。如风热、暑热、湿热之类病邪；而火常由内生，如心火上炎、肝火亢盛、胆火横逆之类病变。但这一点也不是绝对的，也有内热和五气化火的说法。火能生热，是阳气的形象和化身，阳气虽不可见，但可以通过火热而察知。而阳气又不是孤立的，它不能脱离阴精而存在，就像火不能脱离燃料而存在一样，阳气亢盛了就消耗太多，来不及补充，功能亢进也不会持久，必然导致衰竭。这种有害于人体的亢盛的阳气就叫"壮火"，所以《内经》说"壮火食气"。而人体中正常的阳气,在阴精消耗的同时,能使之不断得到补充,也就是正常的功能活动,虽然也消耗了一定的物质和能量,但又能产生新的营养物质,不断补充消耗,这样维持动态平衡,而不衰竭。这种有益于人体的阳气,就叫"少火",所以《内经》中说"少火生气"。可见"少火"是正气,而"壮火"是邪气,也称"火邪"或"热邪"。六淫如从外来理解,似只有风、寒、暑、湿、燥,热和火当归为暑。

仝小林: 你对六淫的理解很深刻。但是,中医讲的六淫,是在六气变化基础上提出来的。那么,六气中的火是什么呢?我认为,与其他五气风、寒、暑、湿、燥一样,一定是自然本有的,那就是阳光。阳光,在自然正常状态下,就是六气中的火,一年四季都有,它不同于暑,暑有季节性。当阳光过强,非其时而有其气,则火变为邪,如秋老虎,它可以和其他五淫为伍,戕害人体。还有风能不能与湿为伍的问题,风可以胜湿,但条件是湿少,假如湿多,风就可以夹湿,而侵犯人体,但通常多见的是风寒湿、风湿热为伍。

沈仕伟: 暑未必均为火,因为暑是分阳暑与阴暑。阴暑是什么?夏日贪凉,致寒外暑内。而阳暑,得知与赤日长途,内外皆热,类似与火。但二者之区别为:一是暑有季节性,二是暑多夹湿,火未必。火与哪个季节近?似乎四季都近,为何?一是春:冬伤于寒春必病温。温病常有火象。二是夏:阳暑有火热。三是秋:秋燥中之温燥,似有火热伤阴之象,如方清燥救肺汤,用石膏清肺火;或桑杏汤,用山栀子清热。四是冬:冬日寒邪主令,但最容易上火,房间暖气、饮酒食辣助暖等。

郑俊谦: 我认为暑与热是有区别的。热不分季节,暑有季节性,中医季节还有长夏。著名明代大医学家张景岳所说:"春应肝而养生,夏应心而养长,长夏应脾而变化,秋应肺而养收,冬应肾而养藏。"暑之心火上扰心窍会出现汗出神昏之状。而至长夏多夹湿也。

(三)暑邪与湿邪的关系

黄飞剑: 暑是温度,高温也。在无高温的环境里,湿便是湿度偏高,或可称之为水分过重,但很难为患。暑与湿合而称之为暑湿,是孪生兄弟,是多在热天环境里使机体失衡后患病的外邪。湿是当今很多疾病的根本病因,如荨麻疹、湿疹、皮肤瘙痒、银屑病等。内有多种溃疡、湿性便秘、黏膜病等,湿邪为主因。

暑湿是受暑湿邪所致的急性外感热病,多发生于夏令季节,暑湿俱盛之时,尤以南方为多见。其以发病较急,初起见有身热、头身重痛、微汗、口渴、脘痞等暑湿郁遏肌表证候为主要特点。暑湿的发生由感受暑兼湿邪而致病。夏令气候炎热,容易形成暑兼湿邪。若人体正气不足,或因天气炎热而嗜食生冷,以致水湿内停，往往容易感受暑兼湿邪而病。本病所及部位、脏腑，主要是卫分肌表、肺、三焦、胃肠等；若暑湿化燥化火，耗气伤津，也可深入心营，引起动风、动血。暑兼湿邪从皮毛而入，郁遏卫分肌表，可见发热较高，伴有头痛、身重体倦、肢体酸痛、脘痞胸闷等。若暑兼湿邪从口鼻而入，困扰胃肠气机，则见高热、吐泻、口渴、心烦等气分胃肠症状。若邪热炽盛，可致暑湿弥漫三焦，或困阻中焦，或壅滞肺络，变化复杂。

三、论风能胜湿的机制与方药

【医论精华点睛】

仝小林论风能胜湿：风能胜湿，是自然界的一种现象。风能胜自然界的表皮之湿。防风、荆芥、羌活、麻黄、桂枝等均是风药、表药。辛味向上、向外发散，说风能燥湿，多是辛温之药，辛温药就是用来散表湿、燥湿的风药。

里湿最多见是中焦，其次为下焦，再次为上焦。外湿困于体表则身困倦怠，困于胃肠则痞满，困于上焦则胸闷。里湿，在上焦宜宣肺，肺之呼吸调畅，则湿气难存；中焦多芳香化湿，苦温燥湿，淡渗利湿；下焦多利湿、利水。而暑湿困脾，常常是外来湿热过盛，而影响机体，机体本身未必有病，故用些清热解暑之药就会立效，南方喜欢用金银花、滑石、生甘草做凉饮。

【医论现场再现】

仝小林：大家谈一谈风能胜湿的原理是什么？是风药可开启腠理、水分以汗的形式排出？

沈仕伟：我认为不一定从汗排。水湿犹如地上的一摊水，流动的风可以把它吹干，为风能燥湿；太阳可以把它晒干，为温阳化湿；地上开条水渠，把水引走，为利水渗湿。理论上风药似乎是带湿从表，但实际患者并无汗出。是否风药入肝，木能疏土，带动了脾胃的运化？

王　强：土为杂气，湿亦为杂气，故治湿之法甚多，然世之收工之法不外健脾益肾。此献一法，名曰"风能胜湿"。此风非指风药、飓风，乃温温之春风。东方生风，风生万物，调和气血，经脉条畅，正气运行无阻，即为此风。邪风显形，此风无形，无形以生万物。此风盛行，湿无遁形。某些苔厚之人，得一夜安眠，其苔自减，是为此理。

陈弘东：这也是取类比象后的理论化，自然界中长夏之季天气湿闷，之后风从西北而来,湿气消散,天气清明,是故曰风能胜湿,这也是朴素的自然现象。

仝小林:风能胜表湿还是里湿呢?常用于胜湿的方剂和药物有哪些呢?

沈仕伟:我认为多是胜表湿。外感风湿,可以选用麻黄加术汤、羌活胜湿汤;而内湿,要么运化脾胃用平胃散,要么利湿用五苓散,要么温阳用真武汤、苓桂术甘汤,要么风药燥湿,用升阳益胃汤。

陈弘东:我以为风药大都是走窜之品,能使气血流动,气血流动湿气自然化解。外湿多以缓缓解表而愈,有九味羌活汤、防己黄芪汤等;内湿多以健脾利湿收功,有实脾散、参苓白术散等。

熊卫红:平胃散、藿香正气散、藿朴夏苓汤、二陈汤、五苓散、羌活胜湿汤。麻黄加术汤、麻杏薏甘汤、三仁汤、完带汤。脾虚是生湿的关键,风药应当有健脾醒脾之功。

仝小林:风能胜湿,是自然界的一种现象。风能胜自然界的表皮之湿。防风、荆芥、羌活、麻黄、桂枝等均是风药、表药。辛味向上、向外发散,说风能燥湿,多是辛温之药,辛温药就是用来散表湿、燥湿的风药。

里湿最多见是中焦,其次为下焦,再次为上焦。外湿困于体表则身困倦怠;困于胃肠则痞满,困于上焦则胸闷。里湿,在上焦多宣肺,肺之呼吸调畅,则湿气难存;中焦多芳香化湿,苦温燥湿,淡渗利湿;下焦多利湿、利水。而暑湿

困脾,常常是外来湿热过盛,而影响机体,机体本身未必有病,故用些清热解暑之药就会立效,南方喜欢用银花、滑石、生甘草做凉饮。

仝小林:我们今天主要讨论风为什么能胜湿?哪类药能担当胜湿之风药。我的体会是:风是指"风"药,湿是指病邪。

王 强:人就是个中空的圆柱体,自成系统,与自然交流的界面即是"表"。皮肤属肺,交天气;肠道属土,交地气;皮肤、呼吸道黏膜、胃肠道黏膜,都属人体之表,故均可用辛温或苦温之风药以胜湿。

仝小林:我这有一个案例:1988年8月18日,时值长夏,阴雨连绵。一患者苔白厚腻,食欲不振,但腹无胀痛,二便自调。此为暑湿困脾。以新鲜绿茶一两,浓浓三杯,小溲渐多。翌日,湿祛苔净食增。此以茶当药治病之例也,但用量需足。大家想想为什么苔白还用绿茶?

李 艳:脾湿多为劳神,或者劳力大汗,或体质弱,除治疗外,最主要的是休息、少语。

徐立鹏:空腹喝茶会肚子咕咕叫,这是茶能促进胃肠蠕动的作用,当是治暑湿的原理。仝老师治糖尿病胃轻瘫,黄连只用3~5g,就是让胃动起来,绿茶不是也有稍稍苦味吗?我想这与绿茶的效用是相通的。

四、火郁证辨治新识

【医论精华点睛】

仝小林论火郁：火郁的火是生理之火。火郁发之的火郁证，与实火证、虚火证之因机证治不同，以发散药为主。这里的火郁主要是指形郁，至于神郁之火，治同实火。虽也用散郁，但非发散之药，而是理气之药。

（1）火郁证因：①脾胃虚弱，阳气无力散发（阳气绝对不足），火郁于体表或上焦；②脾胃壅滞，阳气被遏（阳气相对不足），火郁于体表或上焦。故可将火郁证分为两大类：阳气虚火郁证和阳气遏火郁证。

（2）辨证要点：①烫（自觉）而不热（他觉）；②炎而不（舌色）红；③百治不效；④反复长期。

（3）治疗方剂：①代表方：阳气遏火郁证：升阳散火汤；阳气虚火郁证：补中益气汤；介于两者之间：升阳益胃汤；②视脾胃壅滞相关病理因素，如湿困、食积、气滞、痰阻、血瘀之轻重，圆机活法。

【医论现场再现】

仝小林：今天我们讨论一下火郁证，谁把历代有关火郁证的主要论述，给大家说一下。

周 源：郁火有三辨。有平素内热，外感风寒，腠理闭塞而为郁热者。有嗔怒不发，谋虑不遂，肝风屈曲而为郁火者。有胃虚食冷，抑遏阳气于脾土之中，四肢发热，扪之烙手而为郁火者（见于《一见能医》），临床以肝郁化火讨论最多，除此之外还有三焦郁火。

沈仕伟：《金匮翼》材料：火郁者，阳气为外寒所遏，不得宣行，郁而成火，或因胃中过食冷物，郁遏阳气于脾土之中，令人心烦，手足心热，骨髓中热如火燎，此为郁热，经云：火郁则发之。《证治汇补》一书中郁证中的火郁治法：咳嗽痰喘，风疹潮热，此火郁也，治宜发之。发者，汗之也，升举之也。如腠理外闭，邪热内郁，则解表取汗以散之。又如生冷抑遏，火郁于内，非苦寒降沉之剂可治，择用升浮之品，佐以甘温，顺其性而从治之，势穷则止，此皆发之之义也。

周 源：我发一个郁火案例：新安吴文邃，眩晕者三载战栗恶寒居帐中，当五月而向火。姜桂剂屡投，病势日巨。千里延余，为诊其脉，浮之细小，沉之搏坚，是郁火内伏，不得宣越也。以

山栀、黄连、黄柏、柴胡、甘草各五分，生姜五片，乘热饮之。移时而恶寒少减，人参汤送服，两月而安。——《脉诊汇辨》

（一）火郁非实又非虚

仝小林：火郁的火，是指生理之火，还是病理之火？

沈仕伟：生理之火。

仝小林：是的，是指应该发散出去的火，相当于西医的热量，需要散发出去。我们所说的火（热量），最主要的发散途径是靠皮肤和头部，其次是呼吸、小便、大便。那么什么原因会使火郁呢？换句话说散热靠的是中焦脾胃的气机升降。那么什么原因可以使阳气发散不出去呢？

陈锐：元气与阴火不两立，元气不足，火不外泄，郁闭于内。

仝小林：火为什么会郁？①虚，能量散不出去，郁于体表或上焦、顶焦。②不通，火散之通道被堵了。升阳散火汤偏于不通，补中益气汤偏于虚，升阳益胃汤介于两者之间。陈锐说的是元气与阴火不两立，这就需要鉴别郁火与虚火了。怎样鉴别呢？

陈锐：以元气不足为主的郁火为虚火，以阴火上冲为主的郁火为不通之火。

仝小林：所以严格地讲，不应叫作郁火证，而应叫作火郁证。真的郁火，仍属实火，如肝郁化火，清肝泻火就了，要用发散之药么？虚火，主要是龙雷之火。火性上炎，该怎样治呢？

仝小林：水少者？火少者？壮水之主？益火之源？需要散火么？壮水之主，以制阳光；益火之源，以消阴翳。所以火郁发之，在东垣这补齐了治法和方药。总结一下：火郁发之的火郁证，与实火证、虚火证之因机证治不同，以发散药为主。这里的火郁主要是指形郁，至于神郁之火，治同实火。虽也用散郁，但非发散之药，而是理气之药。火郁，本有不足（气）和不通之分。外感之病，若腠理不开，阳气不能外散，即可使火郁于体表，散之即愈。我临床上观察，咽喉炎、鼻炎，有很多就是火郁证。所以，有的用各种清火药无效，一散火就好了，因此用升阳散火汤等治疗很有效。

火郁既不同于实火，又不同于虚火，怎样理解呢？

陈锐：实火和郁火从八纲上讲都是实火，实火是指以火性炎上为主要特征的病证。郁火是指有气郁的过程而化火的病证。

仝小林：是否可以从郁和火两个字讨论，什么可郁？郁又怎么化火？气、火、痰、实、湿都可为郁，郁是不是一定化火？

周毅德：气有余便是火，六郁之首当为气郁，所以郁久一定会化火。

沈仕伟：实火，就是感受火邪，是

实实在在的火。它多伴有口干、便干、溺赤、胸腹灼热、舌红、脉数。郁火是郁而化火，它也有热的表现。如肌肤筋骨肢体灼热，扪之烙手等表现，但这个火与传统理解的可用黄芩、黄连等清热泻火来治疗的实火不同。血虚胃弱过食凉，阳郁于脾都可导致郁火。

仝小林：实火是怎样产生的呢？怎样和郁火相鉴别呢？

沈仕伟：实火是要清热泻火的，如黄芩、黄连、石膏，而郁火是要散火的。

周毅德：中满郁滞，郁久化热应是实火。我认为是这样的。

仝小林：我们治疗了百余例糖尿病并周围神经病变患者，几乎都是自觉发烫，严重的几年没有盖过被子，但绝少"扪之烙手"，真是扪之烙手，就是实火了。按实火治不效，按虚火治也不效，百治不效，是火郁的重要辨治要点；长期不愈，反复发作，也是辨治的重点之一。所以，我说其特点是"三个一百"：扪之烙手百无一见，百治不效，百天不愈。非实火、非虚火，按实火、虚火治而无效者，可考虑火郁证。

给大家分享一个升阳散火汤治疗糖尿病感觉神经异常案：患者，女，55岁。双下肢烧灼8年，大腿根部刺痛，静坐时明显，惧怕穿衣，夜间不能覆被，坐立难安，常以冰袋敷于下肢，空腹血糖：8.8mmol/L，舌淡，苔白，脉沉细略弦数。处方：柴胡9g，升麻6g，防风9g，羌活15g，独活30g，葛根30g，生、炙甘草各9g，白芍30g，党参15g。1个月后灼热减轻50%，刺痛减轻60%。继加减调理痊愈。

（二）升阳散火为通治

仝小林：升阳散火汤是治疗火郁证的常用方。谁把李东垣的论述发一下。

郭允：《脾胃论》：治男子妇人四肢发热，肌热，筋痹热，骨髓中热，发困，热如燎，扪之烙手，此病多因血虚而得之。或胃虚过食冷物，抑遏阳气于脾土，火郁则发之。生甘草（二钱），防风（二钱五分），炙甘草（三钱），升麻、葛根、独活、白芍、羌活、人参（以上各五钱），柴胡（八钱）。上咀，每服秤半两，水三大盏，煎至一盏，去渣，稍热服。忌寒凉之物。

张颜：升阳散火汤因其具有生脾胃阳气、散中焦郁火的作用而得名。

赵林华：张景岳常用镇阴煎治疗咽喉肿痛、口腔溃疡，取引火归原之意，傅山引火汤也常用治疗此病。我记得老师常用升阳散火汤治疗咽炎、咽喉痛，甘草泻心汤加减治疗反复发作口腔溃疡，临证时如何准确识证辨证呢？

周源：咽痛的患者要问诊渴与不渴，散火汤一般为阳郁，渴而喜饮不明显。

沈仕伟：既然本质不是热，那无论口干与否都是不喜冷饮或饮水不多的，患者有标热但又无其他症状支持，则可考虑阳郁。

仝小林：升阳散火汤用于咽炎的辨证要点。我的体会：①咽炎为慢性；②非咳、非痛，"振咽声"不断；③长期压抑，时常叹气。为什么郁在咽喉呢？因为咽喉为肺之门户。郁气是郁在肺，即胸中之大气。为什么现在肺癌占肿瘤发病之最？肺气郁也！为什么郁闷的患者两胁胀痛？双下肺郁气也！为什么唱歌最能治疗郁气？开肺气也！中医传统把郁气统责之于肝，不够全面，还应责之于肺。升阳散火汤之阳郁，主在肺气，若真是脾胃阳气郁闭而化火，则宜大柴胡开郁清胃。"振咽声"即发自咽喉之"咯声"。多唱歌，远离肺癌！振咽声不断，提示肺气欲宣欲达也。

周　源：我记得老师说过脏腑寒，经络热，这类患者一般脾胃不好，如果用清火药，病情反而更重。两年前有一个反复复发性口腔溃疡患者，经久不愈，严重时连续几天不能吃饭，溃疡面红肿不深，舌苔白，齿痕，大便不硬，饮食稍不慎易出现腹泻，后来用老师的升阳散火汤很快好转。

仝小林：热淤于营血为淤热、热郁于经络为络热、热郁于脏腑为郁热。淤热宜凉营散血；络热宜升阳散火；郁热宜开郁清热。辨证要点：掌、唇、舌红赤或暗红为淤热，四肢胸腹灼热、或咽喉、口腔、鼻腔烧灼为络热；口干苦、大便秘结为郁热。再看个病例，升阳散火汤治疗慢性咽炎案：患者，女，40岁，5年前就诊。西医诊断：慢性咽炎。现症见：咽干、咽痒、咽灼痛、异物感，欲咳不出，干咳频频，影响工作睡眠，劳累或闻异味后加重，伴鼻塞、口干、口渴、口苦。舌暗红，苔薄黄，脉弦细。处方：葛根30g，升麻6g，柴胡9g，羌活12g，独活15g，防风9g，西洋参6g，白芍15g，生、炙甘草各6g，桔梗15g。服用14剂后，咽症明显减轻，夜间安睡。继续服用1月痊愈。

周毅德：分享一个我用升阳散火汤治疗口腔溃疡的案例。3天前治疗一男性患者，40岁，长期抑郁，严重口腔溃疡，舌体及口腔满布溃疡灶，来诊时已3天没正常进食了，张嘴或是喝口水都会痛得哭泣，口涎多，四肢湿冷，勉强看舌，质暗红，苔黄白相兼厚腻，脉濡细涩，给予升阳散火汤合泻黄散加减治疗3剂，症状改善80%。

沈仕伟：我觉得您合了泻黄散就不能算是郁火的病例。石膏教材归属于清热药，清热泻火，除烦止渴。

周　源：石膏也有散的作用，不等同于清火。

仝小林：为什么说石膏散呢？

周　源：肺火郁也是郁，可用石膏。

郭　允：石膏味辛，麻杏石甘汤即是散内有郁热。

周毅德：石膏本身散的作用不大，但是有，如果配合藿香就很到位了。

仝小林：我早年在治疗流行性脑脊

髓膜炎、流行性乙型脑炎、流行性出血热时，常用麻杏石甘汤。麻黄先把汗发出来，后面就是石膏了，汗出溱溱。假如只用麻黄，汗出时间较短，一配石膏，汗出很透。后来，再体会张锡纯的阿司匹林加石膏，懂得了石膏的发汗作用。那为什么说石膏凉呢？是因为发透汗后，脉静身凉。所以，在治疗瘟疫时，大剂量石膏并没有寒凉伤胃的明显副作用。

沈仕伟：那大家觉得石膏是治疗实火还是郁火呢？

仝小林：问得好！郁火要不要用石膏？

宋　坪：我觉得实火、郁火都可以用。

周　源：升阳散火汤若是夹有口渴重，就可以加石膏了。

（三）火郁证辨治体系

仝小林：今天我们主要讨论了火郁证的发病及治疗。为什么会出现火郁呢？第一，是气虚。气虚无力将热量散发出去，所以郁于体表或顶焦、上焦。用补中益气汤，甘温除大热就是基于此。第二，是各种病理因素，导致中焦脾胃气机升降受阻，阳气不能外达（也相当于相对性阳气虚）。所以说：火郁之火，阳气也，机体代谢产生之热能也。阳气，随脾胃气机升降，向外发散，主要靠皮肤、头部、呼吸、大小便，将体内之热散发和排泄出去，但最主要的器官是皮肤和头部。当散发或排泄阳气的脾胃之气机壅塞，或阳气不足无力散发阳气时，就会出现火郁证。郁在外，则四肢、背、胸、腹等发热；郁在上，或为咽炎、唇炎、舌炎、口腔炎，或为喉炎、鼻炎、耳炎、结膜炎，或为甲状腺炎、淋巴结炎，等等。最常用的是升阳散火汤，把被抑遏之阳气发散出来。火郁证的因机证治如下：

证因：①脾胃虚弱，阳气无力散发（阳气绝对不足），火郁于体表或上焦；②脾胃壅滞，阳气被遏（阳气相对不足），火郁于体表或上焦。故可将火郁证分为两大类：阳气虚火郁证和阳气遏火郁证。

辨证要点：①烫（自觉）而不热（他觉）；②炎而不（舌色）红；③百治不效；④反复长期。

治疗方剂：①代表方：阳气遏火郁证：升阳散火汤；阳气虚火郁证：补中益气汤；介于两者之间：升阳益胃汤。②视脾胃壅滞相关病理因素，如湿困、食积、气滞、痰阻、血瘀之轻重，圆机活法。

最后我把火郁辨识简单归纳为几句话：

火郁非实又非虚，体热散发出问题。
舌不真红肤不热，皮似火燎痒疮起。
炎上咽喉甲[5]七窍，反复出现久不愈。
气遏外周开鬼门，枢纽因除自备蹄。
升阳散火为通治，气虚火郁补中气。
识得治火个中昧，别赏一番新天地。

---

[5] 指甲状腺。

五、津液的分类及津液病治法

【医论精华点睛】

仝小林论津液：津血同源，皆为阴。血液为津液之渐，阴液为血液之极。补津未必补气，补血必须补气，补阴常需顾阳。急性伤津，但补液可也，慢病津耗，多有气损。病及阴伤，多有阳损。补津代表方：沙参麦冬汤。补血代表方：四物汤。补阴代表方：三甲复脉汤、六味地黄丸。急性伤津代表方：五汁饮。

【医论现场再现】

（一）津血阴液的分类

仝小林：大家晚上好！我想问一下你们是怎么看待津液、血液、阴液的？

周毅德：血液为津液之渐，阴液为血液之极。解释为从津液转为血液再转为阴液，其中转变之过程。

周　源：津血同源，皆为阴。

郭　允：阴液应包含津液和血液。

王　松：是否跟老师之前提到的细胞内液和细胞外液相关？

仝小林：王松提到细胞内液、细胞外液。郭允，查查关于孙络和血液交换的那段内经原文。

郭　允：《素问·四时刺逆从论》指出"经满气溢，入孙络受血，皮肤充实"，《灵枢·邪客》曰："营气者，泌其津液，注之于脉，化以为血。"《灵枢·痈疽》曰："中焦出气如露，上注溪谷，而渗孙脉，津液和调，变化而赤为血，血和则孙脉先满溢，乃注于络脉，皆盈，乃注于经脉。"

仝小林：大家分析一下郭允发上来的两段文字。这里面提到了津液和血液。津液可以注之于脉，化以为血。津液是什么呢？细胞内液又是什么呢？

王　强：津液是组织液，细胞内液是阴液。微循环是微动脉与微静脉之间毛细血管中的血液循环，是循环系统中最基层的结构和功能单位。它包括微动脉、微静脉、毛细淋巴管和组织管道内的体液循环。人体每个器官、每个组织细胞均要由微循环提供氧气、养料，传递能量，交流信息，排除二氧化碳及代谢废物。

岳仁宋："经满气溢，入孙络受血，皮肤充实"与"孙脉先满溢，乃注于络脉，皆盈，乃注于经脉"，这种气血"双向"流注的描述，与微循环毛细血管内外液体"双向"流动极其相似。同时，络脉还具有"渗灌气血"和"互渗津血"的作用，实际上起着类似微循环的"血液 循环通道"和"物质交换场所"的功能。

（二）伤液的治法

仝小林：急性胃肠炎、霍乱的早期，伤的是什么？怎么治？最重要的是什么，抗菌、抗炎、补液？

王 强：津液，其方法是补液。

仝小林：是补液。否则，可因脱水而死。但到了病危阶段，已经伤了什么，血液、细胞内液？

王 强：细胞内液。血液此时已经危急了，有效循环血量不足，会导致休克。

仝小林：这时候，大量补液，可能反而会引起水中毒。为什么？补阴，非一蹴而就。

王 强：血液进到细胞内液需要时间。

郭 允：急性胃肠炎、霍乱、呕吐所造成的脱水，可分为等渗性脱水、高渗性脱水、低渗性脱水。那么能导致组织液丢失的常见于等渗性脱水、低渗性脱水，即中医的伤津，短期内补液即可恢复。而造成细胞内液丢失的，只能是高渗性脱水，即中医说的伤阴，只可缓补，不可短期内输入大量液体，否则会造成水中毒。

仝小林：因为细胞内液和组织液的交换需要时间。所以，我们通常把阴虚（伤），分成肺胃津虚（伤）、心脾血虚和肝肾阴虚。伤和虚有何区别呢？一般说来，伤，偏急；虚，偏缓。

王 强：吴鞠通：伤津用的是五汁饮、沙参麦冬汤之类；伤阴用的是：一二三甲复脉汤。

马艳红：五汁饮可治疗津伤。原文是：若斑出热不解者，胃津亡也，主以甘寒，重则如玉女煎，轻则如梨皮、蔗浆之类。

仝小林：叶天士讲的甘寒养胃阴、咸寒滋肾阴，是非常重要的治法。搞清楚病理生理，治疗的针对性就强，可重复性就高。再问大家一个问题，在补津、血、阴时，应注意什么呢？

沈仕伟：津液可以快速补，阴只能缓缓补。补津补血要配补气药。

王 强：注意阳气。血中载气，阴中含阳，而津液可纯为水液？《内经》有云："热淫于内，平以咸寒，佐以苦甘。"

仝小林：补津未必补气，补血必须补气，补阴常需顾阳。急性伤津，但补液可也，慢病津耗，多有气损。病及阴伤，多有阳损。

岳仁宋：舌绛而光亮，胃阴亡也，急用干凉濡润之品。其有虽绛而不鲜，干枯而萎者，肾阴涸也，急以阿胶、鸡子黄、地黄、天冬等救之，缓则恐涸极而无救也。

仝小林：没有病血而气不病者，也没有血虚而气不虚者。失血性休克晚期，有阳虚或阳脱。

（三）津、血、阴之代表方

仝小林：下面谁来说一下治疗津、血、阴的三个代表方子？以及急性伤津的代表方？

王　强：津：沙参麦冬汤。血：四物汤。阴：三甲复脉汤、六味地黄丸。急性伤津：五汁饮、口服补液盐、静脉糖盐。其次须针对病因治疗：汗（热）、泄、呕。

仝小林：急性失血、血虚证、急性伤阴、阴虚证呢？

王　强：分别用当归补血汤、四物汤、三甲复脉汤、六味地黄丸。

仝小林：这就是细分。

（四）仝小林津、血、阴歌诀

仝小林：流动交换阴血津，血脉津外（细胞外液）内（细胞内液）为阴。

咸寒滋肾三甲复，甘寒养胃沙麦冬。

六味地黄肾阴虚，血虚四物心脾生。

急性失血当急固，归少芪多力最雄。

急性伤津速补液，伤阴骤补水漫停（内旱外涝）。

阴虚阳竭需固脱，阴虚阳越水潜龙。

六、"精气神"内涵探析

【医论精华点睛】

仝小林论精气神：精：就是能够产生能量的物质。气：人体的能量和能量被利用后所产生的功能。神：是大脑对信息的处理能力（精神、思维、意识等——生成神）及其运控能力（支配形）。

【医论现场再现】

仝小林：大家好，今天我们来讨论一下气。气的基本概念是什么？

郭　允：气的概念包括两点，一为人体组成部分，一为人体功能所在。气由精所化，是构成人体的基本物质。

仝小林：小孩应该用脚掌走路，老人用脚跟走路。为什么年龄大，重心越向脚跟移？幼为纯阳，气满于踵，故以掌走路。及至老耄，阳气式微，踵以代掌，行变迟缓矣。阳气从下渐衰于上，老从足起；阴精从上渐亏于下，精从脑衰。从走路上就可以看出人的年龄，也可以看出气的盛衰。儿童和老年的皮肤又差别在哪里呢？

沈仕伟：幼儿、年轻人皮肤嫩，弹性好；老年人皮肤弹性差，皱纹多。

仝小林：是什么不足了呢？

沈仕伟：津液与阴血均不足。

仝小林：《内经》讲"年过四十，而阴气自半矣"，也就是说阴和气都少了一半。还有一个现象：老年人总会有颤抖的表现，为什么？

郭　允：手抖、头颤、舌颤、腿颤，也会房颤。《素问·脉要精微论》有"骨者，髓之府，不能久立，行则振掉，骨将惫矣"。

仝小林：气的控摄能力不行了，哪儿都颤。你们应该看过硬气功的表演，跳板放在腹部，汽车压过去；还有扎枪扎不进去喉咙。

徐立鹏：硬气功，我觉得是一种特殊的筋肉训练方法，跟气没有直接关系。比如金枪刺喉，刺的地方很关键，否则就真的扎透了。老师，惭愧地说，我练过二指禅，个人体会基本是力量练习。

仝小林：如果不是气运于此，光靠肌肉训练，行吗？虽然西医或科学界不承认中医讲的气，那我们就告诉西医一个最简单的气的存在和运行例子——血气分析，血气分析里不是也有气吗？呼出二氧化碳，吸进新鲜氧气。还能说人体内没有气的运行吗？至于中医讲的很多气的概念，是可以从功能等方面来理解的。先说说元气，是否包括了元阴、元阳？

郭　允：元气是由元精（父母之精）所化生，由后天水谷精气和自然清气结合而成阴气（精、血、津、液）与阳气（卫气、宗气、营气、脏腑之气、经脉之气）。

仝小林：道家怎么解释精气神三者的关系？西医怎样解释心脏的窦房结启动的原动力？

徐立鹏：精气神称为道家三宝，修炼的层次依次为：炼精化气，炼气化神，炼神还虚。精—气—神，是从物质转化为功能，再转化为精神，最后的目的是升仙。

仝小林：可不可以这样理解：精，物质；气，能量；神，精神。所以，大脑是最消耗能量的。我们将丹田分为上中下，那么丹田和精气神有没有关系呢？可不可以宽泛地理解为精就是能够产生能量的物质？那么，中医讲的神呢？信息和神是什么关系？

沈仕伟：老师的解释已经把气的内涵都涵盖了。人体的活动都是以细胞为基础，而细胞的正常功能维持要靠腺苷三磷酸（ATP），这是基础。而中医的基础便是气，中西医这就匹配起来了。细胞首先靠能量活了，其次发挥了功能，于是有了生命活动、各大生命系统的维持。窦房结会自动启动，是因为窦房结细胞是有自律性的。那么它是如何自律性兴奋的？因为细胞内外的钠钾钙等离子流动导致电位差，在动作电位的 4 期自动去极化是它自动启动的基础。那么再问下去离子为何可以流动不息？因为 ATP，没有能量，离子泵衰竭，而能量是什么？就是中医的气，就是原动力。

神是以精气为物质基础的一种机能，是五脏所生之外荣。望神可以了解五脏精气的盛衰和病情轻重与预后。望神应重点观察患者的精神、意识、面目表情、形体动作、反应能力等，尤应重视眼神的变化。神就是人体对信息的外在反应。

徐立鹏：两精相搏谓之神，这个神指的是生命胚胎。信息，如果转换成"刺激"的话，那神就是人体对刺激的反应和处理。

仝小林：可不可以这样宽泛地理解神：是大脑对信息的处理能力（精神、思维、意识等——生成神）及其运控能力（支配形）。如果这样理解精气神，不知是否可以和现代医学对话？

黄 漫：脑的功能在没有定论前是没有对话的，潜意识这部分，其功能是意识的2万倍。人睡着出阴神，对潜意识也有影响。

仝小林：精、气、神，都应该分成先天和后天。黄漫说的潜意识，就有先天遗传带来的"祖上智慧"。同理，人的寿命、聪明的程度等不同均和先天的精气神相关。所以我说，物质匮乏、能量不足、信息失控是老年病的三大特征。在现代医学来看，是垂体、肾上腺、性腺等功能的不足。在中医来看，是营养不良，命门火衰，气机不利。那物质匮乏、能量不足、信息失控该怎样调补呢？

郭 允：温补脾肾、扶正培元、调畅气机。

仝小林：《素问·生气通天论》云："阳气者，若天与日，失其所则折寿而不彰，故天运当以日光明。"明代张介宾对人体真阳之重要性做了进一步阐发，"天之大宝只此一丸红日，人之大宝只此一息真阳"。这对后世温补学派的创立和发展产生了极其深刻的影响。郑钦安之扶阳学说，即滥觞于此。阴从上亏，真补阴者，必填精髓，精髓充则神灵；阳从下虚，真补阳者，必壮命火，命火旺则足健。

治肾精要：补肾之元，紫河人参；旺肾之火，仙茅仙灵。温肾之阳，附子肉桂；枸杞熟地，填肾之精。强肾之脊，牛髓鹿茸；鳖甲龟板，养肾之阴。壮肾之骨，骨碎补骨；活肾之巧，牛膝杜仲。降肾之火，知母黄柏；伏肾之水，泽泻茯苓。排肾之毒，麻黄（发汗）大黄（导泻）；金樱芡实，摄肾之精。衰老渐至，虚象鲜有骤现；调补脾肾，还当四十着手（年过四十，而阴气自半矣）。

沈仕伟：简要总结一下老师今天讲的主题：精、气、神的本质，和讨论三者的意义及治疗。简单说，三者的本质分别是：精，是能够产生能量的物质；气，人体的能量和能量被利用后所产生的功能；神，是大脑对信息的处理能力（精神、思维、意识等——生成神）及其运控能力（支配形）。那么讨论精、气、神有何意义？意义在于：对老年病发病特点有一个更清晰的认识，因为物质匮乏（精）、能量不足（气）、信息失控（神），是老年病三大特征。这是治疗老年病的三大理论基石。第三个主题是如何调补精气神，或者说如何治疗精、气的不足和神的失控？老师强调温补脾肾，扶正培元，调畅气机，是治疗的通则。老师给我们提供了许多的方剂供选择，我肤浅的理解是：补气从脾肾，补精从填髓，调神从阳气（《内经》云：阳气者，精则养神）。

七、仝氏补肾心法

【医论精华点睛】

仝小林论补肾：补肾须分通补专，通补肾气八味丸。附子熟地为纲药，专补当分精髓干。补精枸杞仙灵脾，补髓鹿茸配龟板。胞虚阿胶紫河车，骨碎补骨填充干。这就是我所说的补肾须分通补和专补。补肾心法：肾为先天后天补，脾胃资生（丸）肾自强。年老肾气虚损渐，阴阳通补选地黄（饮子）。阴虚阳亢知柏地，阳虚阴盛参附汤。阴中求阳附子桂，阳中求阴左归良。主骨生髓通颅脑，通补之外专补方。补骨骨碎疗骨松，鹿茸牛髓充脊梁。五子衍宗盈根脉，命门火衰二仙汤。补气养血通肾络，性长命长老而康。

【医论现场再现】

仝小林：大家好！今天我们聊聊补肾。毅德先谈谈中医的肾包括西医的哪些系统。

周毅德：包括整个泌尿系统和生殖系统。肾为作强之官，伎巧出焉，应包括部分神经系统！

仝小林：中医通常把内分泌和免疫系统的功能归于哪个脏器呢？

沈仕伟：传统认为是脾，但其实与肾也很有关系。

仝小林：似乎内分泌偏重于（阴阳）平衡，免疫偏重于正气。

沈仕伟：包括部分内分泌及免疫系统。除了毅德师兄说的，还包括部分神经系统、呼吸系统。

仝小林：呼吸怎讲？

沈仕伟：慢性阻塞性肺疾病、哮喘等后期的治疗也包含补肾的内容。肺肾母子关系，呼出心与肺，吸进肝与肾。血液系统也与肾有交叉，如再生障碍性贫血与补肾。

周毅德：肺为水之上源，金生水。《素问·经脉别论》云"饮入于胃，游溢精气，上输于脾，脾气散精，上归于肺，通调水道，下输膀胱，水精四布，五经并行"。

仝小林：肾关乎全身各个系统，但主要是溲系和衍系。五脏之伤，穷必及肾。补肾心法：肾为先天后天补，脾胃资生（丸）肾自强。我们补肾心法的第一句是什么？脾胃资生肾气强。这种治法，仲景以降，莫不如此。仲景时代，见的多是虚劳，而我们这个时代，常见的是真正的老年，骨髓脑髓空虚，骨质疏松。所以我们今天说的，是在通补基础上的专补。我们临床上经过多年的实践，在通补基础上的专补，疗效明显提高。

仝小林：仕伟讲的神经系统，阿尔茨海默病等，就是通过补肾生髓，髓充则脑健。老年退化性疾病，我比较喜欢地黄饮子。你们呢？

沈仕伟：我常用右归丸。因为老年人是生理性阳虚。

王　强：肉桂配山茱萸，阳虚加鹿茸，阴虚加龟甲，便干加肉苁蓉。

周毅德：地黄引子合五子衍宗丸加减。

仝小林：推荐两个脑髓病效方：一个是地黄饮子。地黄饮子是重要的填补脑髓专方。我用其治疗脑萎缩，很有疗效。先汤后丸，宜治半年到一年以上，可配合龟鹿二仙胶，效力更好。第二个是清燥汤（《脾胃论》），从清热燥湿立论，治湿热成痿（腰以下痿软，行走不正，或瘫软不能动，两足欹侧）。河南的

李发枝教授，用其治疗空泡性脊髓病有效，很值得重视。

仝小林：一般补肾，你们喜欢用什么方子？

沈仕伟：左归丸、右归丸、金匮肾气丸、七宝美髯丹等。

仝小林：这就提出了两个药对。附子肉桂、仙茅仙灵脾。你们怎么理解命火？哪个方子是补命火的？

金　川：二仙汤，命火就是肾上腺激素。

仝小林：命门在哪个位置？

周毅德：有两种说法：①左肾为肾，右肾为命门；②两肾中间为命门。

仝小林：我问过一个道长，他说命门在脐下两寸，但不是立位，而是仰卧位。命门说法不一，但不管怎样，它是人体动力之源，能量之根。我们中医讲的肾，通常是两个概念，生殖系统的肾和泌尿系统的肾。古代中医，有讲内肾和外肾。

王　强：外肾是睾丸么？

仝小林：《五十二病方》里讲的就是外肾，即睾丸。所以，中医补肾药，也是有所区别的。我举个例子，如果补生殖的肾，你们选附子、肉桂还是二仙汤？

沈仕伟：选温润的补肾药。附子太刚燥，所以选择温润的二仙汤。

仝小林：广安门医院吴志奎教授，上世纪八十年代末期做实验，把公鸡阉割后分成两组，一组给二仙汤类，一组做对照。几个月后，对照组公鸡的鸡冠

子萎缩成类似母鸡，而治疗组鸡冠子还有一半。羽毛也不同，对照组完全像母鸡，治疗组半公半母。从此我知道了，

二仙类激素！

周毅德：二仙汤也是治疗男女更年期综合征的基本方，临床我用过，有效！

八、湿热辨治心法

【医论精华点睛】

仝小林论湿热：湿邪为病，亦有外湿、内湿之分。治外湿，但加强排湿而已，重在清利，六一散加金银花。治内湿，当分在肾在脾。在肾，渗湿（如云苓）、利湿（如泽泻）；在脾，化湿（如佩兰）、燥湿（如苍术）。水，若无热，既不化气亦不成湿。故治湿热，要旨不在利湿，而在清热。若水本多余，清热必加利湿；若水本不足，清热必兼护阴。在清热基础上，顶焦多用风药，风能胜湿，如羌活胜湿汤；上焦多用渗湿，如五苓散类；中焦多用芳香化湿醒脾之药，如藿香正气散；下焦多用利湿泄浊之药，如八正散。

【医论现场再现】

仝小林：今天我们来讨论一下湿热。我认为在湿热证的治疗上，无论是湿热持续，还是湿热伤阴，首要任务只有一个：清热。无热则水自为水矣。所谓湿热化燥伤阴，实际上伤的是细胞内液。老年人患流行性出血热，下肢水肿，而舌卷萎缩，少苔或无苔，就是细胞外水钠潴留，而细胞内水分不足。清热为什么可以燥湿？热消则蒸腾之湿气自除矣。

（一）湿热总括

仝小林：舌红黄腻湿热共，四焦定位在辨症。顶焦首沉重如裹，上焦胸闷桑拿蒸，中焦脘痞无食欲，下焦溲黄黏浊成。燥渗化利除湿法，要在全力把热清。水分无多热仍旧，湿热化燥必伤阴。倘若舌淡苔黄腻，益气健脾可收功。

注：①四焦定位在辨症：通过辨症状来定位。②上焦胸闷桑拿蒸：上焦湿热，犹如桑拿蒸般。蒸桑拿时，把石头烧红，然后往石头上泼水，整个桑拿房湿热弥漫。③要在全力把热清：治湿热，要旨不在利湿，而在清热也。④水分无多热仍旧，湿热化燥必伤阴：体内水本不足，兼有湿热，则易化燥伤阴。⑤倘若舌淡苔黄腻，益气健脾可收功：舌苔黄腻，必参舌色。若舌红或赤，真

湿热也，大力清热除湿可也；若舌淡红或淡，脾虚或气虚，水湿不运，蕴而化热，假湿热也，此时，清化湿热为治标，益气健脾为治本也。

（二）从舌苔辨治湿、痰、浊心法

仝小林：细腻为湿腐为浊，腐腻之间辨为痰。湿用化燥淡渗利，腐用消食保和丸，阴盛为饮苔白腻，阳盛为痰从热辨。兰苍曲蚕化浊饮，脂浊大黄生山楂。细腻化湿腐化浊，腐腻为痰二陈夸。

注：①细腻为湿腐为浊：舌苔细腻辨为湿，舌苔腐腻辨为浊。②兰苍曲蚕：佩兰、苍术、神曲、僵蚕。

沈仕伟：不过也有例外，湿热转归有两种，一种湿从热化，当清热；另一种热从湿化，即湿胜阳微，清热便不是主要。这就解释了老师的问题，苔黄腻，清热利湿总治不好，而改用升阳益胃汤，苔黄腻就退了。

我举一个自己的医案说明。董某，女，25岁，口黏不适一年余，口苦口臭，无口干，胃纳可，大便2～3日一解，无明显乏力，舌淡苔薄黄腻，脉滑，患者诉舌苔黄腻已经多年。考虑湿热，予温胆汤加滑石、薏苡仁、制厚朴、藿香、佩兰、黄芩、大黄，5剂。复诊时仍诉口苦，大便好转，舌苔同前，口臭依旧，上方继服6剂。又复诊，口苦口臭依旧，舌苔仍黄腻，改为升阳益胃汤，此方才是湿热的首选方：党参20g，白术30g，茯苓20g，炙甘草10g，陈皮10g，法半夏15g，白芍10g，黄连6g，泽泻30g，羌活5g，独活5g，黄芪15g，柴胡5g，防风

5g。6剂后复诊，口苦、口臭消失，大便一日一解，舌苔黄腻已退，脉滑。

朱向东：考虑前方只顾湿热之标，而未顾湿热形成之因，不是脾胃气虚，阳气不升即前方没考虑湿热之因，后方重在审因论治，即脾胃气虚，阳气不升。

仝小林：舌苔黄腻，必参舌色。舌红或赤，真湿热也，大力清热除湿可也。舌淡红或淡，脾虚气虚，水湿不运，蕴而化热，假湿热也。此时，清化湿热为治标，益气健脾为治本也。能否把升阳益胃的祛湿方药分析一下？

沈仕伟：湿热始终不除，用药当着力在：①太阳不足：当给一个阳光，晒干，六君黄芪之属；②水分过多：泽泻淡渗利湿，黄连清热化湿；③风力不够：羌活等风药化湿。

周源：仝老师讲的有热才能生湿。人感受湿热之邪无非两条，从外而受或从内而伤，对于外受湿热，于春夏最多，表现为发热，全身困重，胸闷不欲食，多洞泄，这种情况在南方比北方多，正如老师所说，热气蒸腾水湿则湿热之气弥漫，湿热袭人而得病，这种湿热，苔虽黄腻，但应不沉不滞，因是外受，可见肢体困沉，脉见浮濡。若是内伤，则要找湿之来源，热之来源，按老师的说法，湿热并存是湿热病的必要因素，那湿因

是脾、肺、肾失调而至湿不得化，因热蒸腾而为湿热，若是湿气不在，内热只会伤阴不会化实热。前一种情况为表证，清热是否合适？内伤者，当调理脏腑，湿非温而不能化也，若用清热之药，是否妥当？

仝小林：周源说的湿非温不能化也，是寒湿治法，不适用湿热。

周毅德：湿为阴邪，多伤人体阳气。至于治疗，必须审定邪在哪一经或哪一脏，并仔细分析兼寒兼热，在气分或在血分，从而定出辛凉、辛温、甘温、苦温及淡渗、苦泄等治法。如果临证把脾湿、胃湿、寒湿、热湿混杂不清，那么治疗也就不能对头，会发生肿胀、黄疸、洞泄、衄血、便血等证。故临证须详辨，不可草率或笼统论治。

仝小林：理解寒湿，请大家先回忆一下水边的苔藓。凡苔藓长得好的地方，一定是不见或少见太阳的地方。换句话说，就是阴暗潮湿寒冷没有阳光的地方。舌苔白厚如积粉，是典型的寒湿，"但见一症便是"，怎样治呢？给足阳光，苔藓自除。当然还要利湿。

徐海蓉：老师，是否可以这样理解：湿热是热与水互结，重在清热；寒湿是寒与水互结，重在温阳散寒？

仝小林：湿邪为病，亦有外湿、内湿之分。治外湿，但加强排湿而已，重在清利，六一散加金银花。治内湿，当分在肾在脾。在肾，渗湿（如云苓）、利湿（如泽泻）；在脾，化湿（如佩兰）、燥湿（如苍术）。水，若无热，既不化气亦不成湿。故治湿热，要旨不在利湿，而在清热。若水本多余，清热必加利湿；若水本不足，清热必兼护阴。在清热基础上，顶焦多用风药，风能胜湿，如羌活胜湿汤；上焦多用渗湿，如五苓散类；中焦多用芳香化湿醒脾之药，如藿香正气散；下焦多用利湿泄浊之药，如八正散。

注：故治湿热，要旨不在利湿，而在清热。有患者服清利湿热药多年余，但仍舌苔黄厚腻依旧者，何也？在于清热不足。热清，则水自为水，不蒸发水而成湿热矣。另外，如细菌感染是否表现为湿热，与细菌属性如革兰氏阳性、革兰氏阴性相关。

九、现代药理与传统药学对接的策略

【医论精华点睛】

现代药理与传统药学的对接的必要性：传统中药与现代研究技术的碰撞，使得多数药物的功效被现代研究证实，并且许多新的功效也被现代研究所发现。基于此，现代药理学发现的新功效，亟待与传统药物的认识方式取得对接，即中药在传统功效的平台上，根据药理研究的成果，有侧重地选择合适的药物和剂量，能提高临床疗效。

基于"态靶结合"的现代药理与传统药学对接策略：针对具有相同药理功效的一类中药，在临床应用时，根据中医辨证论治的原则，首选与疾病辨证相同且具有明确药理作用的中药。例如现代药理研究具有降糖作用的药，要和辨证结合选择，当舌质红、舌苔黄腻的时候，就选清利湿热的黄连与清热凉血之赤芍。病为经，证为纬。我们寻找靶方靶药的目的，就是在病和证的经纬线交汇点上引起"共振"，病证同调。

【医论现场再现】

（一）现代药理与传统药学的差异与融合

仝小林：今天晚上，我们讨论一下"关于现代药理与传统药学的对接"。这个讨论是为了实现传统药学和现代药理研究成果的对接。我们现代的中医院校，是怎样传授中药的药学知识的？为什么现代药理研究的最新成果不能纳入传统药学中呢？

何莉莎：传统的药学是基于中医理论对中药的认识，主要是从四气五味、升降浮沉、药物的归经、功效、主治来应用中药，其应用的基础是中医的辨证论治理论。而现代药学是基于药效学、药动学、药代学等经典药理研究方法得出的药物功效。具有机制明确、靶点清晰、功效确切的优点。

仝小林：那有无可能对接呢？谁能举个例子，传统药学和现代药理不一致的地方？

何莉莎：我觉得可以综合应用，共同起效。"对接"应该有不同层面的理解。现代药理的研究还是集中在单药，甚至单体的研究。药物的客观功效上是可以对接的。但是在临床思辨的时候，似乎用的仍然是两套思维方式，可以利用现代药理的成果，更加精准地提高临床疗效。

仝小林：莉莎的意思是单体不能代表整体吗？

何莉莎：单体和整体还是有所差距。但是单体如果研究得很清楚也可以为我所用。

沈仕伟：我举个例子。比如附子，中药药理学认为它具有抗炎、镇痛的作用，附子煎剂对急性炎症模型有明显抑制作用。但我们用之临床，急性炎症有时表现为热证，用附子恐有些不妥。

徐立鹏：我觉得现代中药药理学与传统中药功效存在重合，但如果这个重合正好是二者均未研究到的，那就很难对接。

周毅德：黄柏、黄芩、黄连三药，都是苦寒的药品，均能清热燥湿、泻火解毒。但黄柏泻肾火而退虚热，且能除下焦湿热；黄芩则以清肺火为专长，又能安胎；黄连泻心火而除烦，善止呕逆。这是三药的不同点。但是现在临床上作为清热解毒药应用时，芩、连、柏是通用的，没有上述这样严格的区分。对接层面不一样的。

赵林华：黄芩、黄连、黄柏都含有小檗碱。

仝小林：用传统的研究方法，认识了某些功效，用现代药学方法，认识了药物的另外一些功效。都是同一个药物，没有对接、整合的方法吗？

仝小林：谁能举出现代药理新发现，传统中药没有认识的例子？

赵林华：三颗针，以前医籍没有单用治消渴的记载。但因含小檗碱现代也被用来治疗糖尿病。

周毅德：秦皮，清热燥湿，清肝明目。现代药理成分是秦皮素和秦皮苷。体外实验主要是对痢疾杆菌有抑制作用，临床会降低尿酸。

仝小林：这里有个问题，当现代药理的新发现的作用，古代没有记载，怎么用？

周　源：中药大多是古人对药物先用了，发现作用了再总结，但是各种作用的发挥总是有药理基础的。

沈仕伟：若药理有新发现，古代没记载，当有几种情况。第一种，药物药性差异大，如有文章中提到黄芪和黄连都降糖，那使用时肯定要根据患者的具体情况辨证论治；第二种，药物白矾和郁金治疗癔症性晕厥，则可当辨病方，即有是病用是方。

何莉莎：单味药现代药理研究的成果往往很多，但是如果一本中药药理学摆在面前，我们在选择应用时也会很困难。朱良春老先生在利用现代药理知识上的经验可以借鉴。朱老先生往往先从古本草入手，根据本草功效筛选出可能的靶药，结合现代药理去求证；而临证时还非常重视量效关系，寻求最佳剂量。

赵林华：三颗针味苦，性寒。有清热、利湿、散瘀的功效。三颗针跟小檗碱是不能完全等同的，就像芩、连、柏一样。但因为四者毕竟含有相同的成分，也可以帮助解释他们某些作用的相似点。

周　源：我觉得古人发现了药物的双重作用，一部分归纳到药物作用，另外一部分被归纳到副作用了，其实这两方面用药理是完全可以解释清楚的。我现在更能体会老师的药理作用与中医理论的结合。要发汗用麻黄，止汗用五味子，不处处是药理吗？

穆兰澄：以动物实验为先导，解释药物的作用机制。传统药理的与现代的，其大方向是一致的。比如附子传统的回阳，与现代研究的强心作用是一致的。现代药理在研究过程，常发现一些原来传统药中没有的作用,于是就有了新用。

于 淼:中药在传统功效的平台上,再有侧重地选择药理吻合药效似乎更容易被接受,毕竟一味药的药理目前并不是完全清晰的。应用中药功效似乎是根,药理是叶。

林轶群:我觉得如果单纯应用现代药理应该多注意现代医学中的理论指导,不能单看抗炎、降糖、降压、利尿这些,应该搞清楚是怎么导致的炎症,药物是在哪个节点起的抗炎作用,这个作用会对机体整个系统造成什么样的后续影响,还有血药浓度的问题,水煎剂多大剂量才达到起效剂量,半衰期是多长时间,中药煎煮能达到多少浓度,等等,如果应用中药是想以他的现代药理为主治疗疾病,这些都需要清楚。

何莉莎:我觉得多看现代药理学非常有助于对中药功效的直观认识。有时候,对药物的认识和感觉这种"神"性层面的东西,对临床医生在立方选药时有很重要的影响。所以,我觉得读药理能使我们对中药的认识更直观生动,好处很大。但是光拿着一本药理书去选药,往往是莫衷一是。

沈仕伟:药理的结论,都是动物实验的结论,在人身上,一个药物,如有文章报道白芍治疗骨质疏松,治愈率96.7%。都没有说清楚,是否不同体质、不同性别、年龄均可用,均有效呢?

文 谨:根据某一药味现代药理研究发现的结果,在传统核心基础方中增加此药或重用此药,临床的疗效可能更好。

姚成增:中药的归经不能对等药物的作用部位,这也是不能结合的地方。现代药理的作用靶点明确,而中药经常讲多靶点、多途径。这种说法不应当是优势。

仝小林:这里面可能就是"态"和"靶"的问题。中医的"态"和西医的"靶"。

姚成增:解决中药的靶点是与现代药理结合或融合的关键,比如中医的脏腑与西医解剖学的关系或联系。

周毅德:现代药理的靶点解决的是症,中药传统的功效是解决的证,两者结合就是解决病的基础。

仝小林:现代药理研究具有降糖作用的药,和辨证结合是最好的。比如,我在选择降糖中药时,"黄连苔"就选黄连,"赤芍舌"就选赤芍。

何莉莎:可能苦寒一类的药物能降糖是有其共性的,这种共性机制的研究才是中药本质的揭示,也是中医的原创思维。

于 淼:降糖中药有很多种,但黄连目前被医家所广泛熟知应用,很大一部分原因是因为糖尿病的理论得到了很大进步,而黄连切合了这样的糖尿病理论病机,所以中药药理的应用不仅仅需要药理学的发展,也需要中医理论的深入,药理药效在病机的联系下才能更好地携手。

仝小林：于淼说得很本质。最好是"态""靶"结合，"态""靶"兼顾最好。

王 蕾：之前听过周平安老师的讲课，他是中医出身，同时又从事过药理研究，他的用药有很多独到的特色，如肺热咳喘中的石韦、虎杖、车前子等，都是药理研究筛选出此作用，本草中也有相关记载（但不是主要作用），但应用时绝对是根据辨证选用。另外，有不少专家是西学中，疗效也很好，他们不少人的选药根据药理研究结果，不太了解他们的思路和取舍标准。临床上，我也常用虎杖、车前子，感觉效果很好。

仝小林：莉莎要举例，旋覆花有降糖作用，古人不知道。我们常用旋覆花代赭石汤治疗糖尿病胃轻瘫，就可以降糖和降逆，一箭双雕。中药药性和现代药理合拍是最理想的结果。不合拍怎么办？王蕾讲了周平安老师的用药，似乎和传统治疗肺热咳嗽的用药差别甚大。这就要求我们临床中医师，要熟谙传统中药学，又要熟悉现代药理学。只有游刃有余，才能有机融合。周平安老师治疗肺热咳嗽疗效为什么好？是基于现代药理？为什么用车前子、虎杖？与中医理论的结合点是什么？

周 源：车前子也是祛痰的药。中药的作用本身就很多没有被完全认识，逐渐被药理认识再回归临床也是一种途径。

王 蕾：虎杖：清热利胆散瘀止痛，是在周老师讲过之后，才注意到也有止咳化痰功能的，我是常在肝火犯肺和肺胃不降、腑气不通的患者中使用。另外，周老师常用虎杖易大黄，组成呼吸系统的升降散。

仝小林：肺热，为什么用石韦呢？

黄飞剑：石韦利湿，车前子利水，虎杖清热。痰是病理产物，不是因，车前子治因而治痰本。呼吸道疾病多有病毒感染，用虎杖合适。

沈仕伟：石韦、车前子、虎杖，在中药学教材中对其功效的描述中便对应有清肺止咳、清肺化痰、祛痰止咳。现代药理的研究结论可以以中药功效的方式写进中药教材。很多鼻源性咳嗽、鼻后滴流综合征的患者，我临床也是常用车前子，利湿，减少分泌物，减少倒流症状，咳嗽就减轻了。石韦、虎杖应该也可以起到类似的作用。

仝小林：仕伟的观点，很有见地。中药的归经是不是一成不变？

穆兰澄：一味中药有很多种成分，可能就会有很多种作用，就像三七的活血和止血等作用，现代药理找出了其作用的物质基础和作用机制，并回归临床应用，形成靶药。传统中药学也是有其物质基础的。比如：涩——鞣质——止泻，咸——泻——芒硝。

仝小林：可能有几个问题需要思考：①现代药理与传统药学的功效对不上怎么办？②作用相反怎么办？③作用相佐怎么办？

于 淼：中药药性和现代药理如果

不合拍，那是否要看不合拍的程度，如果需要很大剂量或很大的副作用才能达到理想效果，我觉得是否暂时需要有舍弃的勇气。中医治病是否只有中医理论的非此不可，似乎还没有非此不可的药物，如果那样就是老师们一直讨论的靶药；如果是其他的不合拍程度，可以通过佐药等其他药物搭配来纠正，或者需要理论的跟进。

（二）传统药学的特征——象思维

朱向东：中药学教学中有药象的问题，往往学生知道了功效，就是不知功效怎么来的？我始终认为中药的有些功效不一定是物质基础决定的，因此，现代药理成果只能和中药功效部分对接。

仝小林：为什么？个体差异、疾病差异？向东讲的是象思维？

朱向东：药象是象思维在中药中的应用，是古人认识中药的重要方法。如木耳补肾，地龙通络，大枣补血，合欢花、夜交藤安眠，皂角刺排脓等，都是象思维的结果。代赭石降胃气应不靠成分，靠向下趋势，是药象。另外，传统药学的靶和现代药理成果的靶不同。

黄飞剑：传统讲的是性味，药理讲的元素及功用，两者结合，往往事半功倍。

周　源：朱师兄，同是向下的趋势，为何不选厚朴、枳实之类？

沈仕伟：我同意飞剑师兄说的现代药理和功效并不矛盾。但我们如何结合呢？我认为我们可以把现代药理研究较为明确且临床使用下来确有效果的药物，如黄连，大家使用的体会包括药理研究都是明确可以降糖的，那么就要与传统结合，才能被广泛接受。要改变一定是循序渐进的。怎么做？从中医教材开始，因为它是理论传播的起点，把黄连的"清热降糖"写进黄连的传统功效中去。其他药物，如五味子，以保肝降酶写进传统功效中，其他药物同理。如同汉文化，不断吸收外族的营养而变得更为丰富。中医也一样，本身它包容性强，但要变为中医的语言才能被吸收进来。

仝小林：仕伟指出了对接的思路。传统中药，应当是"敞开胸怀"，吸纳最新药学研究的成果，与时俱进，才能应对现代疾病的挑战。很多舶来的药，中医都赋予它了药性理论。

王　强：参考现代药理研究，以传统理论指导进行临床筛查，应该将临床个别"靠谱"的药物新用法写入中药学。不过最好不要打乱传统药学的原貌，比如采用附注形式，并标明来源、道理等。否则新学者将无法窥见传统，更别谈继承。

仝小林：有些植物药研究的成果，是必须要回归到临床中验证，并探索剂量。当传统中医遭遇到系统生物学，它们离孕育出一个深度融合的"态靶医学"，也就指日可待了。

王　强： 关于药理有针对性地研究与关于药理成果的临床回归摸索都很重要。

朱向东： 老师，我一直有个问题：枝类药如桑枝治上肢病用药象能解释，可用药理研究其成分，一旦发现功效成分，怎样解释这成分独达上肢或主要作用点在上肢呢？川芎上行头目、下行血海，用成分如何阐释？

仝小林： 向东的疑问不仅仅是药象，而是涉及所有的象思维指导下的中医理论。这些理论有待于证实，是难点。在"调态"的基调处方中，加上调指标的"靶药"，是未来中医的发展方向，可以大大提高疗效。

朱向东： 象和势结合是中药道的境界，需意会把握、神而用之。而现代药理成果是中药术的层面，一旦证实容易普及。二者融合应是中药使用的两个层面，如判断茶的好坏，神的层面是品，术的层面是检测。

周　源： 向东师兄说的桑枝的象，我想说点自己的看法，中药的作用归纳是以临床现象来的，我们只看了桑枝作用于上肢，然后就说他有这个功用吗？那我们没有看到的呢？事实上我们一直在研究我们看到的东西，没有去研究看不到的东西，桑枝是否对内脏也有作用？我们只是看不到而已，不代表没有，所以不能用象简单概括。如果仅仅是象，没有物质基础，那岂不是隔山打牛？

仝小林： 我们不仅要善于从自然中观察（形象），还要通过类比开启智慧（比象），通过反复实践，最终抽提出规律（抽象）。自然界的许多规律，同样也适合于人体。这就是中医取类比象的道理。数中有象，象中寓理，辨理当据数象。倘若以数喻病，病为查，而有查病；以象喻候（证），候为诊，而有象诊；查病诊象，理在其中，而有思辨。据辨而治，理当病证两解。若只诊象，而不查病，则恐辨有偏颇，治则有效与不效。病证结合，在诊断上可纠单纯辨证之偏，而在治疗上，辨病，正为当今中医之短板。唯象见形于物，成象于心，唯物唯心，象居其中。象中有数，数中有象，理藏其内。不易为形，变易为态，简易为道。形象为基，比象为智，抽象为律。象定性势，数定量形。病态，是疾病在人体的综合外象。调态（如热态、寒态、壅态、亏态、郁态、躁态、湿态、燥态等）是中医最大的优势。任何一种疾病，当它达到某一种"态"时，就已经破坏了整体环境，而环境是机体各种能力和作用发挥的重要前提，调态恰恰是为体内大药的发挥提供良好的环境。这也正是中医治疗有效的基本原理。

仝小林： 病为经，证为纬。我们寻找靶方靶药的目的，就是在病和证的经纬线交汇点上引起"共振"，病证同调。态与象：客观为态，主观归象。态寓象中，象游态外。态象之间，形字相连。阳光强弱，寒热分焉；水分多少，旱涝分焉；空气厚薄，盈亏分焉；营养溢缺，壅瘭分焉。此态之大略也。

朱向东：老师对象思维、象和态的认识使人豁然开朗，思维得到启迪。人体自有大药的论断，说明人有自我调节能力，中药复方、针刺、艾灸，其治病的根本方向是顺应人体本能、协调正邪关系，治疗是推手，自身修复才是关键。象的种类也很多，如病象、证象、症象、因象、药象，我推测古人对中药功效的认识，多是通过取象比类先确定某种药具有某种效用，如人参像人而补气、核桃像脑而补脑、腰果像腰而补肾。然后通过临床，即人体试验进行实证，最后确定某药的功效。这种方法具有宏观、模糊性的特征，与现代科技手段有机结合深入探讨其功效机制，甚至发现新功效，必然使药象学更接地气。

十、从火治糖看《千金》

【医论精华点睛】

仝小林论《千金方》的价值：孙思邈认为燥热原本饮食生，过食肥甘厚味，导致中满内热，是导致 2 型糖尿病的重要病因，其治疗消渴病多用泻火养阴类药物。但真正令我心动的是"三消当从火断"，受此启发我从经方中去找治疗不同部位火的方剂，如治疗肝胃郁热的大柴胡汤，治疗肺胃热盛的白虎汤，治疗痰热的小陷胸汤，治疗肠胃热的大黄黄连泻心汤，治疗肠道湿热的葛根芩连汤，等等。理清源头对认识一个疾病很重要，同时可以从古方中寻找有效的方药。

【医论现场再现】

（一）《千金方》从火断消渴

沈仕伟：老师，您提到"子河私塾于刘完素，在寒凉药的使用上颇有体会。这些医家，提倡釜底抽薪治疗消渴，善用三黄丸等。是从火论治糖尿病的先驱"。但我觉得真正的先驱应该是孙思邈（或以孙思邈为代表的唐代医家），虽然孙思邈在《千金方》中没有明确阐述消渴为火，从火论治的观点，但是：

①《千金方·消渴》篇中引用的方子已经强烈提示后世治疗消渴的方向，即从泻火养阴论治，其中用药频率较高的几味药为天花粉、黄连、麦冬、生地、知母等；②张子和在《儒门事亲·刘河间先生三消论》篇中引用的方子一大半为《千金方》中的方子，如猪肚丸（猪肚、黄连、知母、瓜蒌、麦冬，《千金》的原方：猪

肚、黄连、知母、瓜蒌根、麦冬、茯神、粱米），葛根丸（葛根、瓜蒌、铅丹、附子，《千金》原方：无方名，方中组成非瓜蒌，而是瓜蒌根），三黄丸（引用《千金》之三黄丸）。老师，您的黄赤方（赤芍 30g，生地黄 30g，黄连 15g，知母 30g，天花粉 30g，山萸肉 15g，西洋参 6g，干姜 6g），有一半的药物为《千金方·消渴》篇中的常用药物（天花粉、黄连、生地、知母）。

仝小林：我最早用大剂量黄连治消渴也是受《千金方》的启发。仕伟研究《千金方》治疗消渴时有新的发现。请他和大家交流、介绍一下心得。

沈仕伟：糖尿病虽然现在高发，但不是今病，在古代亦多见。古人缺乏健康教育，常大口吃肉、大口喝酒、服五石粉等，行为随心所欲，肆无忌惮，想来糖尿病人群也不在少数。面对这样的病，想必古代医家也是绞尽脑汁思考如何克服它。古代医家有数千年治疗消渴的经验，从治疗消渴的古方中挖掘出降血糖的方药亦有巨大的现实意义。《千金方》对消渴的认识，我认为其核心思想是"燥热为本，阴虚为标"，恰好与后世的教材相反。刘完素之《三消论》云："所谓标本者，先病而为本，后病而为标，此为病之本末也。"

仝小林：为什么教科书把消渴的病机看作是阴虚燥热？这种提法，从何时开始的呢？究竟谁是本？谁是标呢？换句话说，是热为本，还是阴虚为本？

周　源：有人统计过《千金方》中治疗消渴的药物用药频率最多的是黄连、天花粉，所以热应当是本。

沈仕伟：我们仔细回想糖尿病患者，是先看到阴虚的症状，还是先看到燥热的症状？换句话说，是先看到舌剥、五心潮热、盗汗、腰膝酸软，还是先看到口干喜饮、怕热、舌红？大家都接诊过糖尿病患者，观察过早期的糖尿病患者，我想答案是后者，患者先有燥热，继而伤津、伤阴、伤阳、留瘀。如此说来应是"燥热当为本"。那么孙思邈呢，也是这样观察到的。孙思邈所著的《千金方》为唐代医学的代表，他载录的方剂都是自己用过有效的，但还未上升到理论，所以他不会直接告诉我们，我是按燥热治疗的。《备急千金要方·少小婴孺》中云"今博采诸家及自经用有效者，以为此篇"，可知他将效验放在了首位。可以说，孙思邈记录的东西虽然略显粗糙，但都是干货。关于燥热的病机，千金方也有证据可寻，如《备急千金要方·消渴》篇有云："凡积久饮酒，未有不成消渴……脯炙盐咸，此味酒客耽嗜，不离其口……积年长夜，酣兴不解，遂使三焦猛热，五脏干燥。木石犹且焦枯，在人何能不渴。"此论已指明燥热致消渴的机制。孙思邈消渴篇中的方子，可不能小看，仔细分析蕴含大智慧。我统计了一下孙思邈《备急千金要方》和《千金翼方》中治疗消渴病的选药规律，发现用药频率由高到低依次为：天花粉（28 次）、麦冬（18 次）、黄连（15 次）、地黄（13 次）、石膏（8 次）、知母（7 次）。上述六味药物的性味，除石膏为辛甘大寒外，其余均为苦寒，只是程度不同而已。其中天花粉、麦冬微苦微寒，黄连、生地、知母均为苦寒。另外，这些药物的功效除黄连清热燥湿泻火，余药均可清热泻火或兼以生津养阴。由此可见，孙思邈治疗消渴以清火为第一要务。刘完素在《三消论》中明确了燥热致消渴的病机，而他的学生张从正更为明确提出"三消从火断"。所以，以孙思邈为代表的医家（他的书是集唐代及以前经验之大成）实乃"从火论治糖尿病"之真正先驱。《内经》提出了"中满内热"，而孙思邈的大贡献是，把方与药拿出来了。

黄飞剑：孙思邈是在治症状。

沈仕伟：师兄，他的这些药物，现代研究发现单药除石膏外，都可降糖。所以，不仅是治疗症状，更降糖。另外，糖尿病与其他病不同，若患者的"三多一少"控制住了，想必血糖也控制稳定了。

逄　冰：金元时期，刘完素《三消论》指出："凡见消渴，便用热药，误人多矣。"指出消渴之治，不在温补。张子河《儒门事亲·三消之说当从火断》更明确说"五行之中，惟火能焚物。六气之中，惟火能消物……消之证不同，归之火则一也"，并提出著名论断"三消之说当从火断"，对后世治疗消渴影响至深。另外，"以八味丸治渴，水未能生而火反助也……肾本恶燥，又益之以火可乎？"子河私塾于刘完素，在寒凉药使用上颇有体会。这些医家，提倡 2 型糖尿病的早中期釜底抽薪是治本之法，善用三黄丸等，是从火论治糖尿病的先驱。（摘自仝小林微博）

（二）拿捏"标本"好治糖

许运明：仕伟对《千金方》《外台秘要》关于消渴治疗的研究、发掘难能可贵，强调糖尿病"燥热为本"在当今临床具有极其重要的现实意义。

"标"与"本"的确是一个相对的概念。一般说，病因相对于病理因素，病因为本，病理因素为标；病机相对于症状，病机为本，症状为标；病理机转相对于病理产物，病理机转为本，病理产物为标；正虚相对于邪实，正虚为本，邪实为标；疾病的始发因素相对于继发因素，始发为本，继发为标。因为有这许多相对性，这就有了飞剑反复诘问仕伟"燥热"是本吗？向东反复提醒仕伟"气化"较之"燥热"才是真正的本。其实，仕伟逻辑上是比较严谨的。他首先声明，他这里讲的标本，是就相对的"前因"与"后果"而言。我们中医学在具体时代、具体时期，提出或强调某一学术观点，都与这一时代、时期的临床密切相关。纵观当今糖尿病的总体发病特点与治疗，强调"燥热为本"是必要、正确的。特别是这方面已有了一套较为详细的理法方药，且行之有效、可以为临床所重复。当然，完整的关于糖尿病理论体系与全面的治疗，仝老师的《糖络杂病论》可谓集当今中医之大成，应以之为整体指导。那是整体的各个面，这是突出的"点"。

仝小林：许老师做了非常全面的总结和深入的分析。我之所以推出仕伟主谈他对《千金方》《外台秘要》的研究成果，是因为他发现了唐代医家对消渴的认识，已经非常突出"燥火"致病的理论。这就把我所深受启发的"三消当从火断"的根找到了。我早年在读《千金方》时，就注意到了大剂量黄连治疗消渴的案例（这个最大剂量的方子中黄连的用量希望仕伟考据后给大家一个准确的答案），但真正令我心动的是"三消当从火断"，于是从经方中去找治疗不同部位火的方剂，如治疗肝胃郁热的大柴胡，治疗肺胃热盛的白虎汤，治疗痰热的小陷胸，治疗肠胃热的大黄黄连泻心汤，治疗肠道湿热的葛根芩连汤，等等。理清源头对认识一个疾病很重要，同时可以从古方中寻找有效的方药。今年的糖尿病大会，期待仕伟的报告："孙思邈与刘完素"。

飞剑的治本主张，有三点希望大家讨论一下。一是，"本"是不是一成不变？二是，内科医生在看门诊时如何治本？是不是都能治本？三是，怎样看待检验指标？指标是不是就是"标"？

朱向东：关于治本的问题，内科医生是有欠缺的，如性格问题引起的郁病、焦虑、讳疾忌医，及佛言之贪、嗔、痴，靠检查、化验或中医辨证用药是解决不了的。因为这些问题的解决不能单靠疾病学，不能把关注的焦点定位在病上，而应定位在人上，换句话说，人是本，病是标。如何解决人的问题才是治本。

（三）燥热原本饮食生

林轶群：看了师兄的研究，有些疑问和想法望师兄指点。燥热为本，燥热从哪来？按《内经》言肥者令人内热，还是从饮食而来。那么如果控制了饮食是否就能控制热的来源？若能，是否药物上就可以减少清热的比例？若患者不控制饮食，热是否源源不断？用药是否就需一直清热，即清热需清到什么程度？《千金方》中是否有用药时间和用药量的尺度把握？《千金方》中是否有长期清热需要注意的问题或特殊配伍？（如老师的黄连佐干姜）还有就是生长壮老已，女子五七、男子五八之前，尚有余火可清，而阳脉衰后，患者又不控制饮食，内热一直在生，虽然热也许还是"本"，但此时清热在治疗中所占比例是否有变化？

沈仕伟：第一个问题：燥热从哪来？《千金方》的"凡积久饮酒，未有不成消渴……脯炙盐咸，此味酒客耽嗜，不离其口……积年长夜，醑兴不解，遂使三焦猛热，五脏干燥。木石犹且焦枯，在人何能不渴"，这段可以回答你。轶群的第二、三个问题，我想一个在药物剂量上增减，一个在药物配伍上增减。轶群的第四、五、六个问题（若患者不控制饮食，热是否源源不断？用药是否就需一直清热，即清热需清到什么程度？《千金方》中是否有用药时间和用药量的尺度把握？），或者若饮食等生活习惯不控制，继续饮酒吃肉等，当然内热会持续存在。血糖高后表现出的燥热，用药时要清热、降糖。古人当然没有测血糖的仪器，大概服药到多饮、多尿等症状消失便认为痊愈了吧。轶群第七个问题很好，《千金方》中是否有长期清热需要注意的问题或特殊配伍？答：消渴方中常配伍一些固护脾胃的药物或食物，如生姜、大枣、小麦、粟米、白蜜、猪肚、鸡肫腔中黄皮（即鸡内金）、羊乳汁等。这也不难理解，因为消渴方中的药物多偏苦寒，容易伤脾胃。虽然孙思邈没有明确阐述佐药为固护脾胃之用，但客观上已起了这样的作用。轶群最后之问，"还有就是生长壮老已，女子五七、男五八之前，尚有余火可清，而阳脉衰后，患者又不控制饮食，内热一直在生，虽然热也许还是"本"，但此时清热在治疗中所占比例是否有变化？"答：是的，孙思邈的方子也很灵活，在您提到的虚实夹杂，甚至以虚为主，孙思邈会用麦冬、黄连、生地、天花粉、知母等控制内热，同时加人参、黄芪、茯神、甘草、菟丝子、肉苁蓉等补肾益气，如茯神丸。

林轶群：我也有些疑问，除了肥甘而来，其他阴虚湿瘀等又是从何而来？体质？若瘀是关键，是否化瘀需要贯穿始终？不同阶段的瘀是否不同？

黄飞剑：从体质者有之、从湿瘀者有之，你说得对，化瘀应该贯彻始终，不同阶段应有不同。肥胖者，用降脂药红曲、生焦山楂及桃花疗效好；湿瘀者，用升降汤、化气汤佐薏苡仁、茯苓疗效好；气虚燥者，用黄连阿胶汤合黄芪建中汤疗效好；降糖用葛根芩连汤等。

仝小林：飞剑强调瘀，但没有说得很清楚。其实我们早年就提出过，应该把消渴病叫作"糖络病"。因为糖尿病无论1型还是2型，最终都会损伤络脉（包括大血管的脉络和微小血管的络脉）。从这个意义上讲瘀是贯穿始终的。所以我们早年就提出早期治络全程治络的思想。

朱向东：仕伟，如果燥热的来源主要是饮食，那就是说糖尿病是吃出来的。我在想，就富人易得糖尿病来说，富人一是吃得好，但富人还有另一个特征，饱暖思淫欲和五志过极，纵欲过度可伤精损阳及阴，《经》言"暴怒伤阴，暴喜伤阳"，就是说五志过极亦可伤阴。由此分析，富人消渴有两种情况：其一，初病仅嗜肥甘，无纵欲及情志伤阴，其病当以燥热为主。其二，初病不仅嗜肥甘且纵欲，情志内伤，其病当以阴虚为主。且嗜肥甘之燥热为何蓄积不散，我以为与阳损及阴，根本受伐，气化无力相关。有的人很肥，也无糖尿病，可见其饮食产生的热没有蓄积，这说明其散热能力强，其原因是气化能力强，而气化的根在肾，所以对燥热产生之因，要考虑肥人肾先虚，肾先虚源于纵欲。仕伟认为如何，观《千金方》用药，天花粉、麦冬使用最多，是不是先治阴呢？

仝小林：过去炼丹服食后燥热者甚多，现在喜欢油炸者也易生燥热。

沈仕伟：向东师兄，糖尿病当然不是仅仅是吃出来这么简单。他的病因复杂，但不可苛求古人，孙思邈当时观察到，喜欢喝酒吃肉的人易产生燥热发为消渴。天花粉苦寒，麦冬微苦、微寒。天花粉的频率远远高于后者，天花粉功效为清热泻火，生津。您说是不是先治燥热，其次再养阴呢？刚提到了肾根本的问题，赵献可常以肾入手，用六味地黄汤等，现代焦树德老先生也常用六味地黄丸加肉桂，大剂量治疗消渴。

沈仕伟：我认为糖尿病当"燥热为本，阴虚为标"，这个本和标，可以理解为前病为本，后病为标。燥热了当然伤津伤阴，故清热泻火与养阴生津合用。所以选择天花粉、麦冬、黄连、知母等。

朱向东：苦亦能坚阴，天花粉多用于养阴。

仝小林：苦为什么能坚阴？

朱向东：《内经》言："肾欲坚，急食苦以坚之。"苦药可泻热坚阴，平相火坚阴，泻下存阴。

林轶群：老师，关于苦能坚阴我有个体会。尝黄连、苦参这类特别苦的药时，唾液会分泌得特别多，不知道是否就是坚阴生津的表现？如果唾液分泌是为了稀释，但好像只有苦和酸会有这种现象，辣咸反而口干欲饮，甜则是反酸。也正合酸苦涌泄为阴。

仝小林：《内经》有论少方，仲景在消渴病上研究不多，而孙思邈有论有方，从燥热论治，开拓新法。

（四）《千金方》治消重黄连

沈仕伟：黄连最大剂量的方在《千金翼方》中，为黄连一升。一升为 200ml，《备急千金要方》中黄连最大量为三两，唐代度量衡随东汉，一两 13.8g，故三两为 41.4g。

许运明：《千金方》用黄连的方子大多一煎还是二煎？分几次服？

沈仕伟：一般一煎，但常分 3～5 次服，甚至不限次数，渴即饮之。

（五）《千金方》治消基本原则

周　源：仕伟，你研究的结论是什么？

沈仕伟：我的结论如下：①《千金方》为后世治疗消渴病奠定了基础，指明了用药方向；②提示后世从"燥热阴虚"的角度去论治消渴；③大剂量用药以"重剂起沉疴"，为后世药物用量之范本；

④佐药配伍固护脾胃，启发后人。

仝小林：大家思考一下，肥胖的 2 型糖尿病的发病率为什么近二十年大幅攀升，年轻人尤多？责之肥甘厚味也。是全民脾虚在前？非也！先有大吃大喝，中满脾滞，然后方有脾虚。脾滞者为何？譬如机器运转，本无障碍，添加大量黄油，机器运转不动也。中满而生内热，热耗气，热伤阴，此又为气阴不足之所由来也。

沈仕伟：也就是老师所言之郁（中满脾滞）—热（燥热）—虚（气阴两虚）—损（伤阳络瘀）。

逢　冰：这是由脾瘅发展到糖尿病的过程。肥胖高脂之代谢综合征型糖尿病，多因以酒为浆，过食肥甘，而酿成酸腐，其治也简。饮食上：限酒，减脂；药物上：通腑化浊以治酸腐，苦酸治甜以降糖毒。若能如是，治亦不难。（摘自仝小林微博）

十一、补脾肾之争

【医论精华点睛】

仝小林论老年病治疗特点：物质匮乏、能量不足、信息失控，是老年病三大特征。在内分泌，是垂体、肾上腺、性腺等的功能不足。在中医，属于营养不良，命门火衰，气机不利。故温补脾肾、扶正培元、调畅气机，是治疗老年病的通则。脾虚、肾虚，是失衡的病理状态。脾虚则补脾，肾虚则补肾。肾为先天后天补，脾胃资生（丸）肾自强。年老肾气虚损渐，阴阳通补选地黄（饮子）。阴虚阳亢知柏地，阳虚阴盛参附汤。阴中求阳附子桂，阳中求阴左归良。主骨生髓通颅脑，通补之外专补方。补骨骨碎疗骨松，鹿茸牛髓充脊梁。五子衍宗盈根脉，命门火衰二仙汤。补气养血通肾络，性长命长老而康。

【医论现场再现】

（一）脾与肾的方药

逢　冰：资生丸（缪希雍《先醒斋医学广笔记》卷二）方，益气健脾固胎。组成：人参 90g，白术 90g，茯苓 45g，陈皮 60g，山楂肉 60g，甘草 15g，怀山药 45g，川连 9g，薏苡仁 45g，白扁豆 45g，白蔻仁 10.5g，藿香叶 15g，莲肉 45g，泽泻 10.5g，桔梗 15g，芡实 45g，麦芽 30g。上药共为细末，炼蜜丸如弹子大，每丸重 6g。方歌：资生脾胃俱虚病，不寒不热平补方。食少难消倒饱胀，面黄肌瘦倦难当。参苓白术蔻藿连,麦楂神曲芡实研。(参苓白术散加蔻仁藿香黄连、麦芽山楂神曲芡实)。

仝小林: 我的老父亲今年88岁,每天走路5千米左右,今年春节,我陪他去泰国,走路爬山比我还快。这得益于我配的资生丸加减方。资生丸,缪希雍一生得意之作。

马艳红: 缪氏治病,十分重视脾胃,认为脾胃之气是人身之本,应当注意保养,反对任意损伤。缪氏对脾胃的认识,强调了肾对脾胃的生养作用,并自制脾肾双补丸以健脾益胃。他对脾胃认识的另一特点,则在于其处方用药具有特色。比如,其调理胃气,常用人参、白扁豆、山药、莲肉、橘红、炙甘草、大枣以补益脾胃,药性平和而不温燥,同时还多配伍石斛、沙参、麦冬、白芍、砂仁、麦芽等甘润清灵之品,使其补益脾胃不温不燥不滞,形成了自己的风格。其创立的方剂如肥儿丸,就体现了甘而流通、补而不燥的用药风格。

逄 冰: 缪希雍首倡导"脾阴论",提倡甘寒滋润养阴。《先醒斋医学广笔记》中记载:世人徒知香燥温补为脾虚之法,不知甘寒滋润益阴。具体用药常以石斛、木瓜、牛膝、芍药等酸甘柔润的药物。

仝小林: 肾为先天后天补,脾胃资生(丸)肾自强。年老肾气虚损渐,阴阳通补选地黄(饮子)。阴虚阳亢知柏地,阳虚阴盛参附汤。阴中求阳附子桂,阳中求阴左归良。主骨生髓通颅脑,通补之外

专补方。补骨骨碎疗骨松,鹿茸牛髓充脊梁。五子衍宗盈根脉,命门火衰二仙汤。补气养血通肾络,性长命长老而康。

老年未有脊髓不空虚者,对于老年髓海亏虚、脾肾不足者,我常用鹿茸牛髓等补肾补髓,具体方药如下:紫河车180g,生晒参360g,仙茅180g,淫羊藿180g,制附子90g,肉桂90g,枸杞子180g,熟地黄180g,牛脊髓180g,鹿茸45g,醋鳖甲45g,败龟板45g,骨碎补180g,补骨脂180g,怀牛膝180g,炒杜仲180g,知母90g,盐黄柏90g,生麻黄30g,生大黄60g,金樱子60g,芡实60g,三七180g,水蛭90g。一剂,制成水丸,每次9g,每日2次。

大家看看这张方子为什么用知母、黄柏、地黄?

逄 冰: 滋肾阴,降虚火。

穆兰澄: 地黄有鲜地黄:性寒,清热、凉血、止血、生津;生地黄:性寒,为清热凉血之品,具有养阴清热、凉血生津的功能;熟地黄:熟地经过蒸后,药性由寒转温,功能由清转补,具有滋阴补血、益精填髓的功能;酒制其性温,主补阴血,可借酒力行散,起到行药势通血脉的作用;生地黄炭:生地炭凉血止血;熟地炭:以补血止血为主。炮制:①生地黄,酒炖。每100kg生地黄,用黄酒30～50kg。②生地黄,蒸至黑润。

仝小林: 穆老师讲了熟地、生地、干地黄。肝肾之阴就怕虚火暗耗。留的一分真阴,便有一分精力。为什么用

龟板、鳖甲？

郭　允：养肾之阴。

仝小林：四十以上均可服用，适当加减。"年过四十，而阴气自半矣"。

朱向东：阴气自半的阴气当为肾精？

仝小林：错也。是阴和气各自损一半，而非阴精。你们认为阴从哪儿开始损，阳从哪儿开始损？

王　强：阴从头，阳从脚。阳气之充，从头至足，故小儿先啼哭后行走，至其衰则先足衰。

王　蕾：阴从少眠损，阳从多思损。出生之时气最满，学走路的时候能用脚尖走路，老年人用脚跟。

仝小林：幼为纯阳，气满于踵，故以掌走路。及至老耄，阳气式微，踵以代掌，行变迟缓矣。阳气从下渐衰于上，老从足起；阴精从上渐亏于下，精从脑衰。故善补阳者必补于肾，命火旺则足健；善补阴者必填于髓，脑髓充则神明。

注：①幼为纯阳，气满于踵，故以掌走路：幼儿为纯阳之体，气满于踵。踵，足后跟也。阳气足，故以足掌行走。②及至老耄，阳气式微，踵以代掌，行变迟缓矣：到了年老之时，阳气衰弱，踵以代掌，行动变得迟缓。

（二）虚与弱、脾与肾之争

沈仕伟：老师的方子考虑周全，用药偏补肾。资生丸以参苓白术散为底方，偏补脾。古人自古有补脾补肾重要性之争论，如宋代严用和、明代赵献可，均认为补脾不如补肾。但孙兆在《传信适用方》中说补肾不如补脾。明《理虚元鉴》亦说：专补命火者，不如补脾以建其中。古人有二者争论，说明古人各自在补脾与补肾领域体会到了好处，中医的脾与肾有其各自内在的科学内涵，也就决定了它有其最佳的适应证。自己感觉肾可能类似于下丘脑-垂体-多靶腺，涵盖的病证更加丰富一些。假如可以把脾与肾的科学内涵做得更细致一些，对辨病论治是很有帮助的。即不局限于传统的辨证论治，不可等见到传统的肾虚症状才从肾论治。

仝小林：仕伟提到补肾与补脾的历史之争。这是一个很有临床实用价值的问题，值得讨论一下。我想听听大家的见解。①补肾与补脾的适应证是什么？什么情况需要补脾？②辨治要点是什么？③虚与弱的区别在哪里？④作为补脾补肾的临床指征，西医的参考指标有哪些？

于　淼：虚有少之意，弱有小之意，故虚待补，弱待强。脾多谈弱，故强脾，肾多谈虚，故补肾，不知这么理解是否片面。

周毅德：①宜补肾的适应证：溲系和衍系机体功能减弱性疾病。补脾的适应证：胃系或部分肝系疾病。②辨治要点：补肾主要补能量和动力（阳气）；补脾主要是恢复受损的大气循环通路。

③肾虚是虚在阳和气，是能量；脾虚是虚在动力；弱是在动力和能量方面的不同层次的衰减。虚是机体的阳气虚，弱是机体的运化不足。请老师指正。

洪　皎：肾弱是否可以理解为先天禀赋不足？

逄　冰：我认为肾弱应该主要指的是肾的先天之精不充足，有强调先天禀赋不足之意。肾虚，主要是说年老导致肾精耗损较多，肾阴阳精气虚损吧。

马艳红：个人觉得肾弱偏先天禀赋不足，肾虚偏后天损耗。

仝小林：弱，是平衡状态下的"虚"。大家认同否？虚，是失衡状态下的"弱"。弱者，使之强也，需阴阳双补，代表方子是什么？先天禀赋不足的儿童，属于肾弱。那老年人有没有肾弱呢？这种老年无病的自然衰老弱，能吃能喝也一定要补脾么？这就要回答仕伟的问题：补肾不如补脾？

郭　允："弱"与"虚"皆可用于描述事物的某种衰弱、空虚、不足状态，因此运用时很难将二者区分。①"弱"属人之体质，"弱"与"强"相对，是对体质的描述，体质弱之人可表现为身体瘦弱，肌肉柔软、松弛，脏腑柔弱，抗病力差，易于染疾。儿童时期这种"弱"的体质特点决定了儿科病治疗上处方轻巧灵活，注意顾护脾胃，重视先证而治，不可乱投补益。②"虚"属病理状态，"虚"与"实"是一对相对的概念，常用于描述身体衰弱或不足的病理状态，"虚"作

为八纲辨证中证候类型的一种，即"虚证"。③"弱"属人之体质，"虚"属病理状态。"弱"与"虚"的联系从阴阳平衡角度论，"弱"体现的是一种阴阳状态的弱平衡，即阴阳虽处较低水平，但却是平衡的。"虚"则更多体现在阴阳偏盛关系中弱的一方，其前提是阴阳状态的不平衡。④治之弱，既须阴阳兼顾，又要根据患者阴阳皆弱的特点用药，即所谓"因人施量"，如体质弱的老人及儿童用药则量不宜大，药不宜峻，轻盈灵活为妥。治之虚，则需补，纠阴阳之偏以达阴阳之平衡。

逄　冰：肾弱，应该主要指的是肾的先天之精不充足，有强调先天禀赋不足之意。但是还没有到虚的程度。此时患者会有足跟痛的表现。这种情况下，补脾不如补肾。

仝小林：就是说肾弱不一定非要补脾。那有没有脾弱与脾虚之分？随着年龄的增长，脾胃自然减弱，饮食的量减少，该怎样处理呢？此时补脾不如补肾！因为是整体的衰老！所以，要理解补肾、补脾的区别使用，首先要分清的是虚与弱。脾虚的表征有哪些？脾虚的宏观表征、微观表征有哪些呢？若有痰湿浊等病理产物则属虚属弱？

沈仕伟：脾弱是脾胃功能较弱，比如有些人饮食不慎便出现腹泻、纳差等，但若饮食正常也无不适症状，此当为脾弱。而脾虚，则为病理状态。所以虚是病理状态，而弱是低水平的正常状态。

朱向东：脾虚的表征有脸黄、纳差、腹胀、便溏、齿痕。弱是功能稍差但还能运化。

逄　冰：脾虚的微观表征应该是一些免疫相关指标的下降。

周毅德：虚是病理性的，弱是生理性的，痰湿困脾、湿浊困脾是病理性的。

周丽波：脾虚的微观表征是代谢功能降低、减弱。

逄　冰：痰湿困脾，湿浊困脾，把脾困住了让其不能行使运化转输功能，不能有效地散精应该属于"弱"，功能不及。

仝小林：虚是病理状态，弱是低水平的正常状态。补脾还是补肾，是否清楚了呢？肾弱、脾弱，或是先天的不足，或是老年的老化，是低水平的平衡状态。阴阳双补为其正治，而重在补肾。脾虚、肾虚，是失衡的病理状态。脾虚则补脾，肾虚则补肾。

于　淼：也就是对于肾弱、脾弱可能更要在意维持低水平下的平衡状态，对于肾虚、脾虚可能需要通过补和提高来达到一种平衡。小孩子的弱是由小渐大，老年人的弱由大渐小，里面蕴含的生机不同。

仝小林：于淼说得很对。治弱在于使整体提高变强；治虚在于调整阴阳气血的失衡。老年肾弱的微观表征，大家认为主要关注哪几个症状，或哪几个方面？

王　强：老师，学生愚钝，虚与弱同指正气，痰浊指邪气。正虚则邪犯，

无论虚与弱好像都能有痰浊，比如素体脾弱本不为病，而饮水过多，亦能生痰湿。可否以正气之生理病理对应邪气之病理？

仝小林：当然，弱和虚，有时是夹杂在一起的，难以截然分开。但是头脑里要装着这个区别。

老年肾弱的微观表现是什么？最直接的宏观表征，就是夜尿多。内分泌虽也和脾相关，但从丘脑、垂体及肾上腺等腺体的轴来说，更多的应当关注补肾。我们上次讨论了淫羊藿、附子和人参。对补肾阴，熟地、山萸肉、枸杞子，大家有何见解？山萸肉，对夜尿有很好的效果，需要配伍黄芪。老年夜尿多，可加水蛭粉。附子，如同阳光，驱散阴霾；人参，如同能量，大补元气；淫羊藿，如同太阳，壮命门之火。

于　淼：肾主生殖，蕴含着大自然的密码。淫羊藿和熟地是偏于对肾的生殖方面阴阳之补。

沈仕伟：于淼师姐说得是，我的理解是假如小儿生长发育正常，若体质差易感冒可能偏向补脾，而若小儿生长发育迟缓等，可能要补肾。也就是说补脾与补肾自有其各自的科学内涵，我觉得肾是包括下丘脑 - 垂体 - 性腺、甲状腺、肾上腺，而脾是消化与免疫。当然现在神经内分泌免疫是一个大网络，也就是中医的脾肾互相影响，先后天不可分割。因为肾的内涵，决定了如肾上腺、性腺、甲状腺的疾病则需要从肾的角度论治，

而患者可以没有或者说尚未出现典型的肾虚表现，这实际上便超越了传统的辨证论治，因为患者有时可能无证可辨。

洪　皎：老师，水蛭粉、三七粉等中药与阿司匹林等药同时服用时需要注意什么？

仝小林：我们一般用三七、水蛭粉时则去阿司匹林。山萸肉敛气、敛阴、敛汗、敛尿、敛神。山萸肉若超过60g，酸收作用极强。敛气可以固脱，敛神可以回志，敛汗可救气阴，敛尿可治失禁。故山萸肉为救脱第一要药，配参附为绝佳组合。老年之肾络，必有瘀滞。此处用小量大黄和水蛭的目的是通肾络。欲较快见效宜先用汤剂，见效后为巩固疗效，可以以此方十剂做成水丸或研细粉，一次6g，一日三次。缩泉丸的力量较弱。

老年夜尿多的治疗：人到老年各器官功能减退，肾小管功能也必然减退，表现为夜尿多和夜尿频。高血压、糖尿病等都可加速肾小管功能减退。核心病机是肾气不足，开合失司。方用黄芪30g，肉桂6g，山萸肉15g，芡实30g，金樱子30g，生大黄0.5g，水蛭粉1.5g（分冲）。一般在2周左右见效。连服4～8周。

（三）临床经验

仝小林：补脾补肾，各有适应证。弱与虚，机制是不一样的。记住：弱有的时候体现的是一种弱平衡，即阴阳虽处较低水平，但却是平衡的。虚更多体现偏盛关系中弱的一方，其前提是不平衡。弱是平衡中的虚，虚是不平衡中的弱。治之弱，常需阴阳兼顾；治之虚，则当纠偏以达阴阳之平衡。

下面和大家分享一下几个方子和医案：

①仝氏通天一气丸

组成：鹿茸30g，人参90g，熟地黄300g，淫羊藿90g，制附子90g，丹参120g。

制法及服法：制成水丸。每次6g，每日2次。

主治：记忆力减退、行动迟缓、腰脊无力、喜卧懒言等精气神亏虚之衰老。

方解：鹿茸通脊入脑强神，人参大补元气，熟地滋养肾精，淫羊藿专补命火，附子驱散阴翳通行十二经脉，丹参养血活络。

②仝氏花甲绵寿方：天麻、地龙、人参各90g，黄精、黄芪、茯神各180g，陈皮、川芎、泽泻各60g，鹿茸、龟板胶各30g，淫羊藿、山萸肉各90g。一剂，制成水丸或打成细粉。每次6g，每日2次。有诗曰：性长命长天地人，花甲当补精气神，陈川泽调气血水，督任龟鹿淫萸性。简单方歌：天地人，精气神，气血水，道督任。注：道，在此指阴阳。

③仝师医案，抢救河南癌症晚期患者：曾治84岁男性，肺癌晚期，广泛转移，休克，血压几乎测不到，冷汗淋漓，意识模糊。因对儿女有交代，要回河南老家，

不能死在北京，故开车送回老家。急煎山萸肉120g，红参30g，附子60g。沿途一小口一小口喂，车到石家庄，血压升到90/60mmHg，汗收，意识转清。回老家后1周方去世。山萸肉救脱之力如此。

④大剂量山萸肉配伍红参抢救元气欲脱症：患者，女，61岁。主因"2型糖尿病、低钠血症（重度）、巨幼红细胞性贫血（重度）、肺部感染"，在当地医院治疗未效，病情逐渐加重，遂入院。入院时检查：患者极度痛苦病容，严重贫血貌，意识欠清，时有谵语，烦躁不安，四肢湿冷，呼吸短促，喘憋尚能平卧，舌红、少苔、脉细。心率114次/min，血压85/60mmHg，呼吸24次/min，两肺底可闻及湿啰音，心尖部可闻及舒张期奔马律。实验室检查：空腹血糖22.12mmol/L，血清钠105.90mmol/L，血清钾4.10mmol/L，血清氯93.10mmol/L；肾功能：血尿素氮13.03mmol/L，血肌酐70.72μmol/L，血尿酸363μmol/L；外周血白细胞6.4×

10^9/L，红细胞$0.92×10^{12}$/L，血红蛋白38g/L，血小板$53×10^9$/L。心电图示ST-T改变，低电压。入院后即给予对症处理，积极抢救，经降糖、纠正水及电解质失衡、少量输血及强心利尿、抗感染等治疗，血糖降至正常范围，低钠血症得以纠正，但心力衰竭症状未见明显好转，且出现二便失禁（大便夜10余次）。

诊断：脱证。

辨证：心肾阳衰，元气欲脱。

治法：益气固脱。

方药：山萸肉60g，红参30g，急煎1剂，取汁150ml。患者下午服药半剂，3小时后，精神明显好转，对答流利切题。嘱其将所余的半剂中药服完，当晚大小便失禁消失，次日全天无大便，遂给予山萸肉、红参量减半再进2剂。患者心率86次/min，呼吸20次/min，血压105/65mmHg，肺底湿啰音减少，心衰得以纠正出院。出院后随访半年血糖平稳，身体状况良好。

十二、从脾瘅探索治脾胃心法

【医论精华点睛】

仝小林脾瘅辨治：脾瘅中满内热生，肥而糖尿兼代综，开郁清热是大法，启脾复枢治达成；调肝启枢大柴胡，脾滞生痰小陷胸，湿蕴肠道葛芩连，大黄黄连腑浊清；脾虚胃滞泻心类，脾寒胃瘫唤理中，脾瘅之前责肥胖，脾瘅不愈消渴迎。

仝小林调脾（启脾、醒脾、泻脾、运脾、健脾、补脾、温脾）总括：肾为先天脾后天，消化吸收代谢管。脾实因滞生瘅热，脾虚气弱功能减。启脾（醒脾）兰苍除陈气，清热泻脾（散）疗脾瘅；运脾陈皮与白术，脾滞健脾保和丸。补脾四君温附理，参苓白术诸法参。

仝小林调胃总括：胃为阳土阴易伤，肝脾相关下连肠，虚位以待实后空，喜润恶燥保健康。玉女虚热实清胃（散），虚寒建中实寒良（附）；气（四）磨瘀（失）笑苓（桂术甘）痰饮，呕（小半）夏痛金（铃子）枳（术）消胀；虚秘芪术血归首，麻仁肠燥寒苁阳；食积保和热承气，辛苦痞满泻心汤；胃肠感冒藿（香正气散）葛（根芩连汤）求，火郁（升阳）益胃或升阳（散火）；壳实陈青胃排空，榔厚丑小（肠）硝大（大黄、大肠）肠。

【医论现场再现】

仝小林：脾瘅治法：脾瘅中满内热生，肥而糖尿兼代综，开郁清热是大法，启脾复枢治达成；调肝启枢大柴胡，脾滞生痰小陷胸，湿蕴肠道葛芩连，大黄黄连腑浊清；脾虚胃滞泻心类，脾寒胃瘫唤理中，脾瘅之前责肥胖，脾瘅不愈消渴迎。

（一）脾瘅探源

周毅德：肥胖 2 型糖尿病发展为消渴，大体要经历三个阶段，即：肥胖，脾瘅，消渴。

仝小林：瘅者，热也。脾热是怎么来的？过食—肥胖（中满）—脾瘅（内热）—消渴。脾开始是怎样的状态呢？

周毅德：脾滞。

仝小林：准确！为什么滞呢？

周毅德：中满。

仝小林：是的，像一台机器，黄油太多就滞住了。开始时机器本身并没有毛病。所以对于滞应用什么治法呢？

周毅德：开郁通腑，导滞运脾，给滞一个出路排出去。

（二）调脾总括

仝小林：调脾需启脾。

吴义春：老师，如何启脾？

仝小林：导滞运脾。

祝 捷：运脾启脾与健脾化积理气的区别？

仝小林：导滞，除油也，泻浊也，通腑也。导滞，山楂、莱菔子之属。运脾，枳术汤也。通腑，承气类。加味保和丸，属哪类？

沈仕伟：保和丸属于导滞。

仝小林：补脾的代表方是什么？健脾和补脾、运脾、启脾怎样区分？脾虚则补，代表方是四君子汤。代表药是人参、黄芪。陈皮、砂仁是哪类药？

周毅德：运脾类药。

仝小林：佩兰、石菖蒲呢？

周毅德：启脾类药。

仝小林：佩兰、苍术呢？

祝 捷：启脾类药。

仝小林：醒脾即是启脾。山楂、莱

蒌子呢？

祝　捷：导滞类药。

仝小林：导滞即是健脾、运脾。调脾包括哪些治法？对应哪些方子？代表药是什么？

还有一个针对脾瘅较为合适的方子：《医宗金鉴》之清热泻脾散：山栀（炒）、石膏（煅）、黄连（姜炒）、生地、黄芩、赤苓。灯心为引，水煎服。清脾泄热。主治：小儿心中蕴热，致患鹅口，白屑生满口舌，如鹅之口者。

周毅德：调脾治法：补脾，代表方为四君子汤，代表药为参、芪；健脾，代

表方为加味保和丸，代表药为山楂、莱菔子；启脾，代表方为启脾丸，代表药为苍术、佩兰；运脾，代表方为香砂六君子汤，代表药为砂仁、陈皮。是否正确，请老师指正。

仝小林：很好！调脾（启脾、醒脾、泻脾、运脾、健脾、补脾、温脾）总括：肾为先天脾后天，消化吸收代谢管；脾实因滞生瘅热，脾虚气弱功能减；启脾（醒脾）兰苍除陈气，清热泻脾（散）疗脾瘅；运脾陈皮与白术，脾滞健脾保和丸；补脾四君温附理，参苓白术诸法参。

（三）脾之结构与功能

仝小林：再讨论一下，中医脾的现代解剖、生理、病理？

周毅德：脾的解剖和结构如下：

（1）脾的解剖位置：位于腹腔上部，膈膜下面，在左季胁的深部，附于胃的背侧左上方，"脾与胃以膜相连"（《素问·太阴阳明论》）。

（2）脾的形态结构：脾是一个形如刀镰，扁平椭圆弯曲状器官，其色紫赤。在中医文献中，脾的形象是"扁似马蹄"（《医学入门·脏腑》），"其色如马肝紫赤，其形如刀镰"（《医贯》），"形如犬舌，状如鸡冠，生于胃下，横贴胃底，与第一腰

骨相齐，头大向右至小肠，尾尖向左连脾肉，中有一管斜入肠，名曰珑管"（《医纲总枢》）。"扁似马蹄"是指脾而言，"形如刀镰""犬舌""鸡冠"是指胰而言。

总之，从脾的位置、形态看，可知脏象学说中的"脾"作为解剖学单位就是现代解剖学中的脾和胰。但其生理功能又远非脾和胰所能囊括。脾为中医五脏之一。脾与胃同受水谷，输布精微，为生命动力之源，故称为后天之本、气血生化之源。中医学的脾除包括现代医学中消化系统的主要功能外，还涉及神经、代谢、免疫、内分泌等系统的功能。

（四）调脾诸法当细分

仝小林：穆老师，能给大家复习一下佩兰吗？泻黄散与清胃散有何不同？

穆兰澄：佩兰为菊科植物兰草的茎叶，夏季当茎叶茂盛而花尚未开放时，

割取地上部分，除净泥沙，晒干或阴干。佩兰全草含挥发油 1.5%～2%，油中含有对 - 聚伞花素乙酸橙花醇酯和 5- 甲基麝香草醚，前两者对流感病毒有直接抑制作用，叶含香豆精、邻 - 香豆酸及麝香草氢醌。

沈仕伟：泻黄散治疗的脾胃热在气分，清胃散在血分。传统认为，泻黄散治疗脾胃伏火，清胃散治疗胃火。

仝小林：郭允，对于脾瘅《内经》是怎么治疗的？

郭　允：治之以兰，除陈气也。

仝小林：所以《内经》对脾瘅的治法是醒脾、启脾。血分怎样理解？

周毅德：泻黄散治的是太阴、阳明经伏火；清胃散治的是阳明经实火。

仝小林：出血就是血分？

周毅德：不是，出血是症，血分是病位。

仝小林：是的，别混淆了。清胃散出自《脾胃论》，主治胃火上攻。齿龈肿痛，或牵引头脑，或面发热，或牙宣出血，口气臭热，口干舌燥，舌红苔黄，脉滑大而数。现用于治疗胃热循足阳明经脉上攻所致之牙痛、牙龈溃烂、牙宣出血。此方可加减治疗便秘、胆囊炎、尿血等病证。

郭　允：泻黄散清泻与升发并用，兼顾脾胃；清胃散清胃凉血为主，兼以升散解毒。

仝小林：这里涉及一个理论问题，气分热有没有可能见出血症。一般说来，血分证，表示热病深重。

仝小林：叶天士那段原文怎么说的？

沈仕伟："卫之后方言气，营之后方言血，在卫汗之可也，到气才可清气，入营犹可透热转气……入血就恐耗血动血直须凉血散血"。

（五）中医脾胃有新诠

仝小林：胃肠道，是人体重要的内分泌器官。老年人胃肠道也会老化，所以老年人治病时的用量，一定要考虑到胃肠老化和吸收问题。

我举个例子。王某某，79 岁。4 年前因食管癌做手术。骨瘦如柴，身高 173cm，体重 40kg。近半个月，进食极少，终日卧床不起。处方：西洋参 6g，淫羊藿 15g，枸杞子 15g，黄连 3g，麦冬 30g，天花粉 15g，生地黄 15g，山萸肉 15g，黄芪 15g，生姜 3 片。6 剂。患者一剂药吃了 3 天，食欲大开。所以，老年虚羸之人，一定要充分考虑其吸收能力。此时，大剂反伤胃气。

仝小林：刚才谁提到了调脾和调胃的区别？你的疑问在哪？

王　强：老师，是我提的。比如脾滞与胃滞、脾热与胃热的区别。

仝小林：胃壅在先，而脾滞在后；胃壅在下通，脾滞在横运；通取承气类，运取枳术汤。脾与胃，一脏一腑，是完成营养摄入、消化、吸收、代谢的共同体。不可截然分开，既有关联，又有区别。中医的胃，应该包括从口腔到肛门。而中医的脾，则是胃摄入以后，负责消化、吸收、代谢的所有器官，甚至包括神经、内分泌、免疫的网络。

仝小林：脾包括的器官有哪些呢？主要是胰腺、肝、胆、脾。胃看出入，脾看升降。能不能正常饮食是入，能不能正常排泄是出。所谓升降，就是转运、转化、转输之功能。

（六）脾升胃降是枢机

仝小林：我们临床上最重视和关注的是哪几个方面？吃、喝、拉、撒、睡！仕伟，请把《内经》的那段原文发上来。"饮入于胃……"我们看一下。

沈仕伟："饮入于胃，游溢精气，上输于脾。脾气散精，上归于肺，通调水道，下输膀胱，水精四布，五经并行，合于四时五脏阴阳，揆度以为常也。"

仝小林：脾之升降是肺、脾、肾三脏共同完成的，非独脾也。脾为中央，肺肾为两端，共启升降之机。所以，疾病的表现上可出现"起于中焦，及于上下"。治疗上可提壶揭盖，也可启闭开合。中医的整体观正体现于此，吃、喝、拉、撒、睡，样样都好就是健康！

周丽波：中医基础理论中肺、脾、肾关系经老师点睛后认识才更深入。故有仕伟用补中益气加风药、李发枝老师用御寒汤治鼻炎获佳效。炎症有实火、虚火、火郁之分，不可仅知其一也。

仝小林：仕伟把《内经》原文"食气入胃……"发上来。

沈仕伟："食气入胃，散精于肝，淫气于筋。食气入胃，浊气归心，淫精于脉。脉气流经，经气归于肺，肺朝百脉，输精于皮毛。毛脉合精，行气于府。府精神明，流于四脏，气归于权衡。权衡以平，气口成寸，以决死生。"

仝小林：说一下你的理解。

沈仕伟：说明了水谷精微输布于五脏及五体。

仝小林：那饮和食的代谢输布的途径有何不同呢？

沈仕伟：二者涉及的脏腑及途径各不同，水饮在体内的代谢通过肺的气化及脾的运化作用，主要涉及胃—脾—肺—三焦—膀胱。而食物则主要通过脾胃的运化，将精微物质通过肺朝百脉而抵达全身。

（七）调胃方药须精准

仝小林：我们知道胃肠若动力不足时，排空就会缓慢。那么哪些药是胃肠动力药呢？

周毅德：枳实、厚朴、槟榔、牵牛子。

仝小林：那具体的分，哪个药促进胃动力？哪个药促进小肠动力？哪个药促进大肠动力？谁有不同意见？

仝小林：胃：枳实、厚朴；小肠：槟榔、青皮；大肠：大黄、芒硝。当归生姜羊肉汤和哪个方子作用类似？

郭　允：黄芪建中汤。

仝小林：我曾治疗过胃痉挛、剧痛，服盐酸哌替啶、吗丁啉不缓解者，黄芪建中汤一剂痛止。当归生姜羊肉汤善后。

仝小林黄芪建中汤治疗剧烈胃痛案：患者，女，21岁，2008年3月10日初诊，1型糖尿病13年。自2003年4月无明显诱因频繁出现胃脘剧烈疼痛，痛如刀绞，因无法忍受剧痛，每次胃痛发作均以刀划刺前臂，家人无法阻拦，待胃痛缓解方能停止自残，疼痛常持续1~2天。曾四方求医，几无疗效。就诊时，正值胃痛发作，表情痛苦难言，几欲撞墙，被旁人拦下。面色惨白，双手冰冷，断续诉出胃脘怕冷，畏食冷饮。舌瘦小淡白，苔少而薄，脉虚沉细。形体偏瘦，身高155cm，体重40kg，BMI = 16kg/m^2。方用黄芪建中汤加减：黄芪60g，川桂枝45g，白芍30g，炙甘草15g，鸡血藤30g，当归15g，生姜5片。

2008年3月17日二诊。初诊毕，家人即煎1剂，患者仅服半剂，疼痛缓解近大半，待整剂服完，疼痛若失。连续服药7剂，自觉胃脘已有微微暖意，原每周至少发作2次胃痛，现已连续1周未作。其面色较前红润，言语流利自如，双手冰冷改善。脉象较前稍有力。自诉曾多次于胃痛发作时检测血糖，血糖偏低，多为2.3~3.2mmol/L，胃痛发作前常有心悸、汗出甚之先兆。于上方中加炒白术30g，枳实15g。

2008年4月30日三诊。患者服药1月余，其间始终未发生剧烈胃痛，仅轻微两次胃脘隐痛，尚可忍受。胃脘部冰冷感减轻50%，手冰冷减轻50%~60%。可以上方继服。

以上方加减治疗2月后，患者胃痛症状基本消失。后随访，患者诉胃痛未再发作。

我已多次体验黄芪建中汤的神奇威力，对胃痉挛剧痛效如桴鼓。

郭　允：从组成看这个方子偏寒凝气滞实性疼痛。

王　强：我科一护士，胃痛，其他医师反复医治无效。后找我予中药黄芪建中汤7剂痛消，4个月未复。前几天饮食不当略复发，予3剂愈。看来得叫她吃几天羊肉汤了。

（八）胃病用姜有法门

仝小林：在治疗胃病上，干姜和生姜、炮姜如何区别应用？

郭　允：干姜偏散寒，生姜偏止呕，炮姜偏温胃止血。

仝小林：单纯温胃时用干姜；若尚需要发散、开胃口用生姜。

仝小林：谁说说高良姜和良附丸？

王　强：高良姜辛热，功效主要是温中止痛。良附丸：高良姜、香附。主要针对寒邪客胃，胃有气滞。高良姜理论上说可能偏散，干姜偏守。

穆兰澄：高良姜是姜科植物高良姜的干燥根茎。整个呈圆柱形，多弯曲，有分枝，一般比姜细长。表面棕红色至暗褐色，比姜颜色深。灰棕色的波状环节明显，姜不明显。断面灰棕色或红棕色，姜为黄色。断面可见中柱，姜没有。

（九）辨治壅与滞

王　强：老师，我有个疑问。干姜黄连，辛开苦降，开气结用的是味。枳实厚朴等行气滞，用的是性。二者临床应用主要区别在哪？气滞了何时理气行气？何时辛开苦降？

仝小林：辛开苦降针对壅，理气针对滞。壅源于食，滞源于气。因食者，多苔厚；因气者，未必，有因可查。胀亦分虚实、病位。

王　强：原来如此。那与保和丸、焦三仙化食之品，区别又在哪？

仝小林：寒热交结错杂。同样是胃壅，保和丸之胃壅，未必食欲不好，而辛开苦降，多有食欲不振。保和丸是吃撑了还想吃。

（十）叶氏独创"养胃阴"

沈仕伟：叶天士认为李东垣创脾胃论，为后世治疗脾胃病指明了方向。但他治脾有余，治胃不足，特别是针对胃有燥火的患者，东垣的方子相对偏温燥，便不合适，世人脾与胃不分，用治脾之药用来治胃，胃阳不足或有寒湿，尚能取效，若胃有燥火，便无效。叶天士认识到了这一点，且创立养胃阴之法，针对脾不虚，胃有火，用甘平或甘润的药如麦冬、沙参、玉竹、石斛、生地、白芍等。

仝小林：甘寒养胃阴，咸寒滋肾阴是叶天士一大发明。

叶天士养胃汤方歌：叶氏养胃沙寸冬，扁豆石斛玉草粳。《临证指南医案》养胃名句欣赏："纳食主胃，运化主脾""脾宜升则健，胃宜降则和""太阴湿土，得阳始运；阳明阳土，得阴自安""脾喜刚燥，胃喜柔润"。大黄心法要诀：古今善治富贵病，多以"将军"而成名。但知参芪为补药，哪晓通腑最提神。人畏大黄肠黑变，从来未见致癌病。厚朴三物消胃胀，大黄黄连肠毒清。生峻熟缓酒军弱，大黄附子温下成。"升降"表里散邪气，欲升先降后收功。（注："升降"：升降散。）

（十一）调脾胃心法要诀

仝小林：毅德把今天脾胃讨论的总结发一下。

周毅德：调胃心法要诀：调胃亦需遵六经，阳明太阴主里证，升降运化腐熟健，虚实寒热痰饮明；痰饮呕哕小半夏，瘀食胃痛枳笑从（枳术丸、失笑散）；气滞五磨寒理中，胃肠湿热葛连芩；胃热临证辨虚实，虚热玉女实清胃（散）；心法要诀仝师授，理法方药量鉴明。请老师指正。

仝小林：毅德功底扎实。我在毅德基础上，略加修改。

调胃总括：胃为阳土阴易伤，肝脾相关下连肠，虚位以待实后空，喜润恶燥保健康。玉女虚热实清胃（散），虚寒建中实寒良（附）；气（四）磨瘀（失）笑芩（桂术甘）痰饮，呕（小半）夏痛金（铃子）枳（术）消胀；虚秘芪术血归首，麻仁肠燥寒苁阳；食积保和热承气，辛苦痞满泻心汤；胃肠感冒藿（香正气散）葛（根芩连汤）求，火郁（升阳）益胃或升阳（散火）；壳实陈青胃排空，槟厚丑小（肠）硝大（大黄、大肠）肠。

调脾（启脾、醒脾、泻脾、运脾、健脾、补脾、温脾）总括：肾为先天脾后天，消化吸收代谢管。脾实因滞生瘴热，脾虚气弱功能减。启脾（醒脾）兰苍除陈气，清热泻脾（散）疗脾瘴；运脾陈皮与白术，脾滞健脾保和丸。补脾四君温附理，参苓白术诸法参。

胃有两大特点：润和空。你们分析一下。脏和腑各有什么特点？

周毅德：五脏生理功能的共同特点是化生和贮藏精气。脏，古作"藏"，有贮藏之义。六腑生理功能的共同特点是受盛和传化水谷。腑，古作"府"，有库府之义。

仝小林：为什么说脏满而不能实？真的需要满态吗？脏什么样的状态是最好的？

周毅德：这里的"满"是不是可以理解为脏的气血精神满足而循环。

仝小林：满，是充满。是一时之充满还是一直之充满？哪种状态好呢？

周毅德：交替工作是正常的。应是一时满好！

仝小林：这个很重要。一直满就是超负荷，脏就会很累。那怎样能交替工作，一时之满呢？一时之满，是在饮食之后的一段时间。必须饮食有节！那脏腑的腑呢？实而不能满的实，是一时的实，还是一直的实呢？一直实，胃也不排空，肠也不排空，人就胀死了？人的腑，在进食的时候，是交替的实，是一时的实。那么，它的良好状态，就是一时的实和一直的空。腑的空，甚至是全空，对健康特别重要。所以，我提出要"脏储腑空"。

储是什么意思呢？是储备的意思。脏，不能满负荷工作，而是需要交替工作。到应急、应激的需要时，又能"腾空而起"。

空是什么意思呢？是虚位以待。工作之余，要让胃肠等腑，充分休息。这是长寿、无病之关键。明白此理，治脏腑不难矣。

所以我说，胃的特点有二：润和空。胃是人体负责消化吸收代谢的器官，好比一台机器，吃得太多了，它就要不停地工作，加速老化。所以，少吃是对健康最好的保护。自己怎样把握该吃多少？每个人的食量和吸收代谢能力会有所差异，故不宜千篇一律过于严格规定每个人具体每餐的量。但食量总可以规定一个大致参照的标准。我提出的标准是：每餐吃的膳食结构可分三等：素、半荤半素、荤；吃的程度可分三等：

可、饱、撑。若始终能把握在中等偏下，即可获健康长寿。饮食习惯常常是某些疾病的直接原因，如代谢综合征。故治本，应从饮食的不良生活习惯调整做起。食疗和药疗，合之则相得益彰，尤其是老年病、慢病、代谢性疾病，常以药疗纠其偏，而以食疗佐其治、补其弱。然当今之中医教育，懂食疗者少矣。肠肥脑满，脑满则灵顿；肠清脑空，脑空则灵机。故食宜素不宜荤，脂宜燃不宜蓄。肥胖高脂之代谢综合征型糖尿病，多因以酒为浆，过食肥甘，而酿成酸腐，其治也简。饮食：限酒，减脂；药物：通腑化浊以治酸腐，苦酸治甜以降糖毒。若能如是，治亦不难。气道畅，血道通，水道流，谷道空。如是则灵静肉泰。

中央健则四旁通，经络畅则气血活。

十三、辨证论治与分型小议

【医论精华点睛】

仝小林论辨证论治：中医之原始治病，抓主症应当是主流。随着实践的积累，对产生同一症状的疾病开始甄别，于是有了症状鉴别诊断学。而现代中医教科书，已经受到西医学疾病诊断的深刻影响，出现了与传统不符，与真实的疾病分阶段、分型不符的尴尬局面。我个人认为，在现实中医诊疗中，抓主症、症状分病（鉴别诊断）、疾病分证、分型、辨证论治、疾病分阶段（态）分型论治（态靶因果结合论治）等，可以在更多实践基础上，逐步趋向统一。在定病基础上分阶段（态），态下分型，态（型）靶结合，因果关照，这可能是对中医诊疗的发展。有道是"病定态动，型窄态宽；靶寓型中，型掌舵帆；靶方靶药，助力攻坚；型在当下，因果同参；态靶因果，思虑周全"。

仝小林论诊病模式：我认为，仲景给了我们两个诊病模式。一是伤寒模式（我认为伤寒与流行性出血热极其类似），把疾病发展过程分成六个阶段（我称之为态），每一阶段再精细化分型（汤证）。二是金匮模式，对一个主症（如水肿、黄疸、呕吐哕等）精细化辨病，虽然局限于当时的条件，准确诊断疾病不易，但仲景在尽力分辨，如黄疸、黑疸、谷疸、女劳疸等。在诊疗上，中医未来的发展，是定病、识态、分型、寻靶。

【医论现场再现】

仝小林：大家谈一谈辨证论治与分型的关系？

韩先军：辨证论治，先分寒热虚实，要排除假象，再分型。很多病都有假象，不要让一两个假象误导了整个治疗方向，找好病因去治疗有许多兼症就自愈了。

邬宏嘉：辨证论治只能看到疾病发展过程中的某一个阶段的临床表现，分型论治按教材来说一般是把各型并列看待，但临床上其实各型却有可能是疾病发展过程中不同阶段的表现。所以，过分强调辨证分型反而抓不住病的整体。

朱向东：病机、分型、辨证常常联系在一起，如痰湿中阻，既可为病机，亦可是一种证，也可是某种病的分型之一。其区别在于：分型涉及的病机单一，辨证涉及的病机复杂。分型是先确定病，再分型，应用局限，辨证既可先定病，再辨证，亦可不辨病，定态后直接辨证。分型已包含病机，而辨证则重在察机。分型较为死板，难以动态应用，而辨证较为灵活，可随机而变。证常和候联系在一起，候反映着时空概念，所以证具有时空特征，是运动的、变化的、复杂的，常常出现因和机的叠加，如风寒湿犯、瘀血内阻证。

郑俊谦：关于辨证、辨病、辨型，我以为辨证是主线，通过四诊合参（包括理化指标），去伪存真，方可确定为何病（中西医病名），再细分为何型（分期），方可遣方用药。如果取其一点而用之，遣方用药多无效，偶尔有效也是不知其所以然。至于教科书中，有些分型，是为所谓理论而为之。吾教之，必分析告之，以达到纲举目张，学而为用，用之有效，是教之目的。

仝小林：中医内科为什么要分型？难道仲景不分型么？

张舒翼：其实仲景也分型。治肺中冷的甘草干姜汤和麻杏石甘汤、小陷胸汤明显就是不同的分型。比起中医内科书的分型，总觉得仲景的分型更像闲云野鹤，更潇洒一些，看似不分，其实又分，又不受约束，但其中却自有法度。如果说仲景的分型像灵活的实战技击，中医内科书的分型更像武术套路的单式分解。

邬宏嘉：仲景也有分型，但是仲景很多情况下是在病的大法下分型，比如说胸痹不离辛通，太阳病不离宣达，阳明病不离降泄等。

仝小林：中医之原始治病，抓主症应当是主流，如腹泻、呕吐、发热、关节痛，等等，而且治疗的主题应当是单味药——靶药。随着实践的积累，对产生同一症状的疾病开始甄别，于是有了类似《金匮要略》中关于水肿、黄疸等的症状鉴别诊断学。这其中，也包括了对不同体质的鉴别。而现代中医教科书，已经受到西医学疾病诊断的深刻影响。所以，有一个重要的思路，是先规定中医之某症，归属于西医之某病范畴。这样一来，就极容易把对西医疾病的分型分类，套用到中医的症状鉴别诊断上来。于是乎，就出现了与传统不符，与真实的疾病分阶段、分型不符的尴尬局面。我个人认为，在现实中医诊疗中，抓主症、症状分病（鉴别诊断）、疾病分证、分型、辨证论治、疾病分阶段（态）分型论治（态靶因果结合论治）等，可以在更多实践基础上，逐步趋向统一。在定病基础上分阶段（态），态下分型，态（型）靶结合，因果关照，这可能是对中医诊疗的发展。有道是"病定态动，型窄态宽；靶寓型中，型掌舵帆；靶方靶药，助力攻坚；型在当下，因果同参；态靶因果，思虑周全"。我认为，仲景给了我们两个诊病模式。一是伤寒模式（我认为伤寒与流行性出血热极其类似），把疾病发展过程分成六个阶段（我称之为态），每一阶段再精细化分型（汤证）。二是金匮模式，对一个主症（如水肿、黄疸、呕吐哕等）精细化辨病。虽然局限于当时的条件，准确诊断疾病不易，但仲景在尽力分辨，如黄疸、黑疸、谷疸、女劳疸等。所以，《金匮要略》里有好多辨病方。在诊疗上，中医未来的发展，是定病、识态、分型、寻靶。

沈剑刚：个人认为您所说的"证态"与仲景所言"脉证"在本质上是一致的。《伤寒论》有云："观其脉证，知犯何逆，随证治之。"当融入了"靶药理论"之时，其脉证的涵盖范围就大大提高了，且增强了导向性。这个"靶向治疗理论"就是与当代医学认知对接之接口。中医药学体系就有了从理论上与西方科学沟通找到疾病本质的通道，也是针对性治疗的基础。通过"靶向学说"就可以加强中西医结合的基础。这个靶向策略，既可以是中药药理证明有效的中药（即使脉证未必相符也可加入方中），也可以是提取的中药，甚至是单独使用的西药。这就是"病"与"态"的两个模式，仲景分列为外感与内伤两个治疗方向，当代中西医结合实践就形成了"辨病"与"辨证"的中医疾病治疗模式，要提高疗效，就必须在中医辨证的证型分类上向脉证也就是您的"态"的方向上下功夫，这是中医学的传统思想回归。而"靶向理论"则是以病为基础，可以融入当代科学最新认识，提高治疗精准性。

第三章
中药方剂运用心悟

一、擅治疑难枯白矾

【医论精华点睛】

仝小林论白金丸：白矾酸苦涌风痰，擅治痫病与癫狂。武火煅制成枯矾，收湿敛疮效用强。白矾酸苦涌泄，"吐利风热之痰涎"，合郁金豁痰散结。白金丸乃《普济方》治癫狂痫病之良方，真正痰多者用之，阴虚者忌用。

【医论现场再现】

仝小林：今天我们讨论枯矾和白矾的临床运用，请穆老师先说一下二者的区别？

穆兰澄：白矾始载于《神农本草经》，气微，味酸、微甘而极涩，以块大、无色、透明、无杂质者为佳，内服 0.6～1.5g（白矾内服过量能刺激胃黏膜而引起反射性呕吐，至肠不吸收，适量抑制肠黏膜分泌而起止泻作用）。外用稀溶液能起消炎收敛防腐作用，溶液侵蚀肌肉引起溃烂。枯矾为白矾的炮制品，是白矾经武火加热焖煅而成。枯矾以体轻质松、手黏易碎为佳，其味酸涩，性寒，煅枯矾最主要的是增强燥湿收敛止血作

用。内服后可与黏膜蛋白结合，形成保护膜，覆盖于溃疡面上，保护黏膜不再受腐蚀，并有利于黏膜再生，还可抑制黏膜分泌和吸附肠异物。因此，枯矾消除了引吐作用，增强止血止泻作用。

何莉莎：分享一个仝老师用枯矾治突眼的病例：患者，女，1978 年 9 月出生。2014 年 1 月 28 日初诊，主诉左眼突伴胀痛 5 月余。患者于同仁医院行眼底检查未见异常，甲状腺功能无异常。刻下症：颈部发胀不适，经常性头晕头胀，偶心悸，气短，怕冷，纳可，眠差易醒，醒后不易入睡，大便一日 2 次，成形，小便黄，夜尿 1 次。经量偏少，色暗红，

有血块。舌红苔腻，舌底络脉瘀滞，脉细沉数。处方：夏枯草 60g，王不留行 30g（包煎），枯矾 6g，广郁金 9g，川桂枝 15g，当归 15g，三七粉 3g（冲服），生姜 5 片，大枣 3 枚。其中夏枯草：枯矾为 10∶1。在上方基础上随证加减，夏枯草与枯矾服用至今，患者眼突明显缓解。

仝小林：我常用白矾治疗精神疾病。分享一个案例：患者，男，65 岁，精神分裂症 2 年，情绪低落消极，厌倦轻生，背胀紧痛十余年，黄黏痰量多。舌红苔黄腻，脉滑略数。处方：白矾 30g，

郁金 30g，清半夏 30g，黄连 6g，瓜蒌仁 15g，茯苓 120g，川桂枝 30g，生白术 120g，炙甘草 15g，西洋参 6g。服用 13 剂后，诸症大减，改水丸继续服用。

李　艳：仝老师为何不加大黄？为何用西洋参？

仝小林：西洋参，不燥，偏狂者，加承气汤。此方为白金丸、小陷胸汤、苓桂术甘汤合方。白矾酸苦涌泄，"吐利风热之痰涎"，合郁金豁痰散结。白金丸乃《普济方》治癫狂痫病之良方，真正痰多者用之，阴虚者忌用。

二、水蛭运用经验集要

【医论精华点睛】

仝小林应用水蛭经验：3～6g 水蛭粉疗效大致相当于 9～15g 煎煮的水蛭。不耐腥味者可装胶囊服用。治疗肾衰，水蛭配丹参、黄芪、大黄，长期应用 3～6g，未见明显不良反应。

【医论现场再现】

（一）水蛭的炮制方法

仝小林：今天我们来讨论一下水蛭。首先我们探讨一下水蛭的炮制方法。

穆兰澄：鲜水蛭用沸水烫死，晒干或低温干燥。北京炮制水蛭：先将药材浸泡 1 小时，闷润 2～4 小时，切断干燥；水蛭段加黄酒拌匀，闷润 1～2 小时，酒被吸尽，在热锅内用文火炒干，取出，晾凉。《药典》是用滑石粉烫，先将

滑石粉在炒锅炒到滑石粉灵活，放入水蛭段，烫至水蛭鼓起，断面松泡，表面粘少量滑石粉。还有清炒、砂烫的，均不加辅料。我们用的是酒炒，可以去腥，最早的也用过滑石粉烫。

水蛭炮制所加辅料作用各异。使用酒不仅有利于有效成分的煎出，还可缓和水蛭的寒性，免伤脾胃阳气，在引

药畅行、入血、增强其活血化瘀作用的同时减弱水蛭的腥臭味。使用生姜不仅可解水蛭的毒性，还抑制水蛭的寒性，有和胃止呕之作用，同时减弱水蛭的腥臭味。使用麦麸有显著的矫味赋色作用，且加热时间短，有利于保存原药的成分和药效，麸色还可作为简便易行的火候指标。而滑石粉作为辅料，仅仅在炮制中作为传热的中间体，而非因去毒而用。

（二）水蛭服用剂量及方法

仝小林：大家临床上水蛭用量一般为多少？

宋　坪：我用 1g 冲服，患者呕吐的多。

郭永红：老师一般用 1.5～3g，冲服。很腥的味道。

仝小林：我曾在临床上最多试过一天 60g 水蛭，并未见不良反应。

宋　坪：一天 60g，会不会很刺激胃？

仝小林：《伤寒论》抵当汤里水蛭 30 枚，药学部称了一下金边小水蛭 30 枚，重量为 108g。那为什么用这么大的剂量能保证安全呢？关键是煎服。超过 70℃，水蛭素就被破坏掉了。正因为有效成分经过煎服都被破坏掉了，所以大剂量水蛭才不出问题。这就是为什么我们改用冲服的原因。

穆兰澄：水蛭的药效活性受炮制影响较大，炮制的温度越高，处理时间越长，其药效损失越大；水蛭经过炮制，其水溶性蛋白的含量大幅度降低，蛋白质发生降解。这是由于高温炮制会导致水蛭活性蛋白质的空间构象破裂，氢键断裂，蛋白质变性失活；而蛋白质变性后无法全部溶出，导致水蛭水溶性蛋白含量的迅速降低。另一方面，水蛭鲜品中的水溶性蛋白质是其主要的抗凝血药效物质，这些蛋白的变性和降解直接导致水蛭炮制品的抗凝活性的下降。因此，我觉得水蛭煎服和水蛭粉冲服疗效不同。

许运明：水蛭，最好是冷冻超微粉碎，要用特殊的气流粉碎，可使粒径细至 30μm。普通粉碎，粒径一般都大于 150μm，效果会大打折扣。烫水蛭，为什么要用滑石拌炒？水蛭素在 70℃ 以上就几乎全被破坏。如用砂烫，远超 70℃，而滑石拌炒可控制在 70℃ 以下。但要注意由于破壁，得研究副作用问题。

仝小林：我们用水蛭打粉的疗效很好。没有做过随机试验，但是指标告诉我们，粉剂 1～6g，疗效确切。用 3～6g 水蛭粉，其疗效大致相当于 9～15g 煎煮的水蛭。有对腥的味道敏感的患者，可以自装胶囊。那水蛭在临床上运用有没有毒副作用呢？

吴　洁：我们曾做过动物实验发现水蛭对肝损害还是挺明显的，因为是观察对肿瘤的作用，所以没再继续分析水蛭。

徐立鹏：我没查到水蛭的肝毒性报道。这个肝毒性，应该是一个含有水蛭的复方，并不是水蛭的单味药。

沈仕伟：有报道称水蛭对心血管系统有损害作用。它分泌的组胺样物质，能扩张毛细血管而增加出血，大量服用水蛭可使毛细血管过度扩张、出血，最后导致肺肾心淤血，呼吸衰竭、心力衰竭而死亡。

仝小林：水蛭是肾病的特效药。我用水蛭粉给肾衰患者长期服用3～6g，作用明显，且未见过明显副作用。

（三）水蛭的临床运用

赵林华：分享仝师治疗难治性肾病综合征病例1例：患者，女，17岁。2010年10月出现下肢水肿，于兖州矿务医院诊断为"肾病综合征"，2012年8月5日于山东大学医学院肾穿诊断为"微小病变性肾小球肾炎（IgM亚型）"。2013年2月18日初诊时：肾病综合征2年3个月余，反复发作4次，一直服用激素，激素减量至2片时复发，环孢素给药1年半。检查TP：37.9g/L，ALB：14.7g/L，ALP：39U/L，CHO：13.08mmol/L，TG：2.22mmol/L，LDL：7.45mmol/L，ApoB：2.21g/L，24h尿蛋白：8.9g/24h，IgM：2.6mg/L，IgG：1.7g/L。刻下症：双下肢水肿，小便泡沫多，晨起眼睑水肿，大便调，纳眠可。现已用药：醋酸泼尼松20mg，日1次；环孢素100mg，日2次，双嘧达莫片30mg，日3次，胸腺肽肠溶片10mg，日1次，百令胶囊4粒，日3次。处方：生黄芪60g，丹参30g，生大黄6g，水蛭粉3g（冲），补骨脂15g，骨碎补15g，红曲15g，荷叶30g，泽兰、泽泻各15g。服用28剂后面肿减轻，下肢水肿消失，小便泡沫无，24h尿蛋白：0.06g/24h，TP：60.6g/L，ALB：38.4g/L，ALP：23U/L，CHO：8.3mmol/L，LDL：4.76mmol/L，IgM：2.18mg/L，IgG：5.19g/L。醋酸泼尼松减量为10mg，加减治疗6个月后血脂、血清蛋白均达标，激素和环孢素逐渐减量，目前无明显不适，24h尿蛋白一直未反复，前日发热40℃，24h尿蛋白：0.05g/24h，现用西药泼尼松1.25mg，环孢素早100mg、晚50mg。

仝小林：我一般用丹参配水蛭。丹参一方面因为肾性贫血，一方面改善局部微循环，一味丹参，功同四物。但肾病没有不耗气的，所以必加黄芪，而且剂量要大，30～60g。另外肾衰竭，大黄很重要。不但排毒，而且改善肾血供。在急性肾衰竭时，大黄尤为重要。因为大便若不通，则严重影响肾脏血供。

黄飞剑：心绞痛用水蛭10g水煎服立效！酸枣仁15g，柏子仁10g，徐长卿10g，水蛭10g，名曰小开心汤，治心绞痛、冠心病效果肯定，且无副作用，预防心梗、心衰、脑梗有疗效肯定。

徐立鹏：老师也用水蛭治疗阳痿，也是跟扩张毛细血管有关。

穆兰澄：水蛭的主要成分是水蛭素。国外对水蛭素研究比较多，认为它是世界上最强的凝血酶特效抑制剂，对各种血栓病都有效，尤其是对静脉血栓和弥散性血管内凝血。并且水蛭对脑血管病、高脂血症等均有效。

徐立鹏：水蛭对人体的药理作用可能未必是水蛭素。《伤寒论》用的水蛭是焙干的，温度肯定超过 70℃。水蛭素是一种多肽，经过胃蛋白酶的分解以及小肠的消化，入血的水蛭素可能就没多少了吧。

水蛭素和水蛭应该是完全不同的东西。水蛭素是从活水蛭唾液里提取的成分，而饮片用的水蛭是死的，水蛭素的活性肯定没有了。中成药脑血康口服液是单味水蛭的水解液制成的，其研发人曾讲，该药没法进行特定的含量测定，只能测里面的氮含量，也就是其中蛋白质的含量。水蛭不经煎煮而吞服，经过胃蛋白酶和肠液的消化以后，即使有水蛭素残留，被降解得很可能已经没有溶栓活性了。所以，水蛭的真正作用机制是很值得探讨的。

三、大黄临床运用心悟

【医论精华点睛】

仝小林应用大黄经验：古今善治富贵病，多以"将军"而成名；但知参芪为补药，哪晓通腑最提神；人畏大黄肠黑变，从来未见致癌病；厚朴三物消胃胀，大黄黄连肠毒清；生峻熟缓酒军弱，大黄附子温下成；"升降"表里散邪气，欲升先降后收功。生就西北成霸道，从来独守将军门；欲登寿域千千岁，血常活来腑常清。

【医论现场再现】

仝小林：今天我们讨论大黄的临床应用。请晓彤把我对大黄的认识发上来。

于晓彤：仝小林论大黄：古今善治富贵病，多以"将军"而成名；但知参芪为补药，哪晓通腑最提神；人畏大黄肠黑变，从来未见致癌病；厚朴三物消胃胀，大黄黄连肠毒清；生峻熟缓酒军弱，大黄附子温下成；"升降"表里散邪气，欲升先降后收功。

真懂大黄，断不会以其为峻泻而畏之，越实越泻越补，实为泄浊不二选择。生就西北成霸道，从来独守将军门；欲登寿域千千岁，血常活来腑常清。

注：生大黄泻峻，熟大黄次之，酒大黄又次之。生大黄（后下）通便大约在服后 4 小时，熟大黄在 6 小时，酒大黄在 8 小时以上。脾胃弱者，宜饭后服，或配伍山药，可减少大黄对胃的刺激。

穆兰澄：大黄，始载于《神农本草经》，列为下品，后下泻下作用明显。

仝小林：大黄后下的作用与目的是什么？

穆兰澄：主要是因为大黄的成分。大黄中的蒽醌衍生物主要以两种形式存在，部分为游离羟基蒽醌，大部分与葡萄糖结合形成蒽醌苷即结合性蒽醌。结合蒽醌衍生物是游离蒽醌类的葡萄糖苷或双蒽酮苷，是大黄的主要泻下成分，其中以双蒽酮苷作用最强。大黄中还含有鞣质类物质对大肠呈现抑制作用。鞣质能够耐高热，在较长时间的煎煮下不被大肆破坏，而蒽醌衍生物随煎煮时间的延长易被破坏，因此，煎煮时间越长鞣质相对含量越多。有实验表明，大黄结合蒽醌含量在煎煮15分钟时达到最大值，其后逐渐变小，大黄总蒽醌含量持续增加，在15分钟处接近最大值后增速趋缓。所以，大黄泻下，不宜煎煮时间过长。

仝小林：经方中用大黄剂量最大的方子是哪一个？

马艳红：大陷胸汤中大黄六两，约等于90g，治疗结胸。

徐立鹏：从393篇文献中提取有大黄具体用量的数据共215条，通过数据处理得出，大黄每日用量的范围非常广，最小剂量为1g，最大剂量则为500g，平均用量为19.48g。这是弘东之前做的现代文献中大黄用量的总结。

仝小林：我用大黄治疗急性肠梗阻（一定是不全性肠梗阻），一般剂量在30～60g，4～8次分服（多次分服是保证峻药大剂量有效又安全的方法），以大便通为度，中病即止。我们做的"973"项目，天津南开医院负责的大承气汤治疗急性肠梗阻中，大剂量组大黄也是60g。

四、半夏的毒性与临床用量

【医论精华点睛】

半夏古今用量与炮制：仲景方中半夏用量最大为2升，其所用半夏据推测当为生半夏经热水洗尽黏液者。汉代半夏2升折合今制约400ml，约为190g，但因半夏鲜药与干品重量相差巨大，故古今用药剂量不可照搬。清半夏用8%白矾水溶液浸泡至少1周，至内无干心，口尝微有麻舌感，切厚片，半夏每100kg，用白矾20kg。姜半夏用净半夏清水浸漂至内无干心，用生姜汤加白矾共煮透心，半夏每100kg，用生姜25kg、白矾12.5kg。法半夏用净半夏清水浸漂至内无干心，用甘草、石灰液浸泡，保持pH 12以上，至口尝微有麻舌感，切断面黄色均匀，半夏每100kg，用甘草15kg、生石灰10kg。三种制法中只有姜半夏加热煮过。

【医论现场再现】

仝小林：艳红总结一下，经方用半夏的规律，生、制如何用及剂量大小。

马艳红：仲景方中半夏共出现 38 次，其中以衡量单位如斤、两、铢计量者出现 4 次；以非衡量单位，如升、合、枚计量者出现 34 次。其中出现频次最高的量值是半升，共出现 24 次。在应用半夏半升的方剂中，仲景应用半夏主要是用其燥湿化饮、和胃降逆、化痰开结、通阳辟阴等功效。燥湿化饮，如小青龙汤；和胃降逆，如厚朴生姜半夏甘草人参汤、葛根加半夏汤、黄芩加半夏生姜汤、小柴胡汤等。在这些方剂中，半夏主辛开，生姜偏温散，生姜与半夏同用，既制半夏之毒，又加强半夏化饮燥湿之功，并助半夏降逆止呕。半夏的用量多为半升，功擅化痰开结，如黄连汤、大柴胡汤，半夏的用量均为半升。如阴邪窃居阳位，多以半夏通阳辟阴，如半夏泻心汤、生姜泻心汤、甘草泻心汤、旋覆代赭汤、小陷胸汤等。

仲景方中半夏用量最大的方剂为《金匮要略·呕吐哕下利病脉证治》中的大半夏汤，其中半夏用至 2 升。如此超大量使用半夏，必须症—证—方—量对应，其主治病症为"趺阳脉浮而涩，浮则为虚，涩则伤脾，脾伤则不磨。朝食暮吐，暮食朝吐，宿谷不化，名曰胃反""胃反呕吐者，大半夏汤主之"。该方的煎服法也有独特之处：半夏 2 升，人参 3 两，白蜜 1 升，以水 1 斗 2 升（2 400ml），和蜜扬之二百四十遍，煮药取 2 升半（500ml），温服 1 升（200ml），余分再服。这是因为六腑以通为用，腑实者宜通下，腑虚者宜通补。对于胃虚寒饮之呕吐，以半夏与人参合用，补中有散，降中有补，可使气机调畅，虚痞消除。胃反呕吐当属急症，故半夏用量超大，并且大半夏汤煎煮出药液 2 升半，折合今之 500ml，初服 200ml，二服和三服各 150ml。首服药量大，其目的只为直折病势。

仝小林：这里仲景用的半夏是不是生半夏？

徐立鹏：我觉得仲景用生半夏的可能性较大，否则制过的还洗它干吗？而且还有可能是鲜的。

马艳红：仲景用半夏方中注"完用"及"破如枣核"者各 1 方，有 20 方注明"洗"。由此可知当时用的是生半夏，制半夏没有洗之必要。

仝小林：2 升等于多少克呢？

马艳红：傅延龄老师认为 1 升是 256g。

穆兰澄：生半夏 1 升 95g（燕京饮片厂提供），制半夏相对较轻。

马艳红：现代研究表明，生半夏的毒性主要集中在刺激性毒性、生殖毒性和致突变毒性三方面。半夏的全株有毒，其中块茎毒性较大，生食 0.1～1.8g 即可引起中毒，表现为口舌咽喉痒痛麻木，声音嘶哑，言语不清，流涎，味觉消失，恶心呕吐，胸闷，腹痛腹泻。严重者可出现喉头痉挛，呼吸困难，四肢麻痹，血压下降，肝肾功能损害等，最后可因呼吸中枢麻痹而死亡。

徐立鹏：鲜半夏切开后会有一些滑滑的黏液，这些黏液的刺激性非常大，辛辣刺喉，可以引起咽喉部的水肿疼痛，严重的会导致窒息。所以，古人在用生半夏时，都要切开，用开水烫洗很多遍，洗去黏滑直到洗得水清了才能用。

仝小林：我去年去中药毒药加工炮制车间看了乌头和半夏，严格炮制后，毒性大减。请穆老师把半夏的炮制方法和大家说说。

穆兰澄：清半夏用 8% 白矾水溶液浸泡至少 1 周，至内无干心，口尝微有麻舌感，切厚片，半夏每 100kg，用白矾 20kg。姜半夏用净半夏清水浸漂至内无干心，用生姜汤加白矾共煮透心，半夏每 100kg，用生姜 25kg、白矾 12.5kg。

仝小林：法半夏呢？

穆兰澄：法半夏用净半夏清水浸漂至内无干心，用甘草、石灰液浸泡，保持 pH 12 以上，至口尝微有麻舌感，切断面黄色均匀，半夏每 100kg，用甘草

15kg、生石灰 10kg。三种制法中只有姜半夏加热煮过。

仝小林：穆老师解释一下仲景的生半夏的水洗，是什么水？

穆兰澄：我理解是流水。

马艳红：《伤寒论》和《金匮要略》中提道："汤洗十数度，令水清滑尽。""汤"不是冷水，而是热水。

穆兰澄：汉代时是汤洗、姜洗，宋代才有记载矾制（炮制学），还有水煮。汉代张仲景在《金匮玉函经》中记载炮制半夏"令水清滑尽，洗不熟有毒也"。实践表明，半夏经炮制后毒性降低，但对其毒性的物质基础和炮制减毒机制的研究一直未见有突破性进展。

仝小林：有可能是矾水吗？清半夏使用热水洗十余次，有没有类似煮的作用？

马艳红：应该有，热水洗去半夏本身的"隙涎"，还有久煎去毒性的作用。

徐立鹏：半夏水煎剂的毒性明显小于生半夏浸膏及混悬液的毒性。然古今用药有所不同，正如徐大椿言："古之医者，皆自采鲜药，如生地、半夏之类，其重比干者数倍。"

五、仝小林临床使用附子、乌头、细辛的用量经验

【医论精华点睛】

仝小林应用乌头、细辛经验：制川乌最多用至 120g。为保证安全，要久煎 2 小

时以上，超过 30g 要煎 8 小时，以防止炮制不到位，再配生姜甘草，或与蜜共煎，从小量开始渐加。细辛煎服最多用至 30g，未见明显毒副作用。细辛不过钱，是指粉剂。但心脏病，特别是心律不齐，大剂量宜慎重。用大剂量附子、细辛之类药物，一般是非用不可、无可替代时用。可用可不用时，不用；可少用可多用时，少用。慢性病，小量递增，以确保安全。

【医论现场再现】

吴　洁：仝老师，可否讲讲附子、细辛的用法用量？

仝小林：仲景以善用猛药治重病大病见长，这其中就包括附子和乌头。《药典》规定附片用量为 3～15g，制川乌的用量为 1.5～3g。我用制川乌，最多用至 120g。为保证安全，要久煎 2 小时以上，超过 30g 要煎 8 小时，以防止炮制不到位。再配生姜甘草，或与蜜共煎。从小量开始渐加。恽铁樵说附子是"最有用亦最难用之药"。

对于附子与半夏是否为反药的问题。乌头、附子与半夏同用，见于《金匮要略》赤丸方、附子粳米汤，宋以前此类配伍颇多。据陈馥馨：《普济方》和《全国中药成药处方集》含十八反 411 方，半夏配附子达 163 方。李文林统计 811 首含乌头、附子与半夏配伍之方，主治病症 145 种，可见用途之广。故虽是反药，该用则用，胆大心细。

川乌，温经力最雄，通阳第一药。畏我如虎狼，懂我成霸道。久煎毒力减，白蜜配姜草。汤成口不麻，病除安全保。

我治疗痛痹，无论其寒热，喜欢在原有辨证方基础上，加九分散，把它作为止痛药。九分散，一般用生麻黄 6～9g，制乳没各 6g，制马钱子粉 0.6g（分冲）。因制乳没对胃有刺激，汤药宜饭后服。若痛剧，加川乌 15～60g（先煎 2 小时）及芍药甘草汤。

分享一则医案：患者，女，57 岁。痉挛性斜颈 2 年。颈部左斜几近贴肩上仰，不能右转，疼痛较剧，肩背僵硬，肢麻无力。苔厚，舌底络脉瘀，尺弱。葛根 60g，生麻黄 15g，川桂枝 30g，白芍 45g，炙甘草 15g，鸡血藤 30g，首乌藤 30g，松节 30g，炒杜仲 30g，桑寄生 30g，独活 30g，羌活 15g，姜黄 15g，黄芪 45g，川乌 30g（先煎 2 小时），生姜 5 大片。药后啜热粥覆被令微微汗出。14 剂诸症大减，改川乌为 60g，1 月愈。

刘文科：仝老师运用附子经验：①以附子理中汤（附子与白术）治疗糖尿病重症胃瘫（脾肾阳虚证），其中附子用量 30～60g，用于胃瘫日久、胃怕凉、呕吐清水痰涎等症。虽然超出常规剂量，但经长时间煎煮（4～8 小时），患者并未出现任何中毒反应及不适症状。②以参附汤（附子与人参）配合山萸肉治疗心肾阳衰、元气虚脱之难治性心衰，附子用量达30g，以重剂达回阳救逆、温散寒浊的目的。③附子配伍半夏，临证中二者配伍并没有安全性的问题，且具有良好的温阳降逆止呕作用，还可以治疗阳气不行，阴凝于下的顽固性便秘、胃胀等疾病。在治疗肺癌术后化疗引起的呕吐中，以附子与半夏（30g）治疗。④以麻黄附子细辛汤（附子与细辛）治疗鼻炎之流清涕者，淡附片用以温经通阳，多用30g。⑤以大黄附子汤（附子与大黄）治慢性肾功能衰竭之脾肾阳虚、浊毒内蕴之证，附子15～30g，附子急救衰微之阳气，培补元阳。此方可使体内毒邪从后阴排出，重者甚至可以此方灌肠。⑥以附子配伍二仙汤以及人参治疗（老年）抑郁之命门火衰证，附子阳光消阴霾，人参补养靠能量，直补命火二仙汤。

许运明：仝老师用附子、乌头的经验非常宝贵。临床角度上，我有一比喻：中医用附子、乌头，如西医心力衰竭之用洋地黄，有效剂量与中毒剂量十分接近甚至交叉，且须根据经验掌握个体化剂量原则，高手胆大心细，运用自如，每每奇效；若动辄犯忌，或剂量不足，无功无过，或个体化剂量掌握不当，无功有过。向群中宋主任、穆主任等各位药学专家请教：在药学上，附子研究非常多，其毒性成分认为主要是双酯型乌头碱，久煎可减弱，特别长时间煎煮则变成微量甚至痕量测不出。但久煎

其有效成分也明显降低。我个人认为：目前对附子、乌头毒性成分的认识是确定的，但对有效成分的认识是不够的，需更深入研究。

穆兰澄：许老师，您说得很对，对乌头类有效成分的研究发现炮制后由于双酯型乌头碱水解，使其毒性降低，但其镇痛、抗炎作用仍然很明显。"乌头药效的强弱亦与双酯型乌头碱水解程度有关"，并无具体数字。还有，去甲乌药碱、去甲猪毛菜碱是其水溶性强心的有效成分，微量的药物就可达到一定的强心作用。其药物浓度1×10^{-6}g/ml时，心脏收缩幅度增加74%±27%，心排血量增加35%±7%；药物浓度5×10^{-6}g/ml时，心脏收缩幅度增加98%±27%，心排血量增加80%±37%。只要药效的成分存在，某些时候微量也可以起一定作用。我理解在用药方面，保证安全十分重要。如果延长煎煮时间能确保用药安全，也是一种好方法。

刘文科：仝老师运用川乌治疗痛痹、寒痹（糖尿病周围神经病变、雷诺综合征、腰椎间盘突出症引起的剧痛），一般用15～60g，甚至120g。乌头为剧毒之品，仝老师特别强调使用的安全性。首先要明辨病机，明确病情的轻重缓急，根据患者体质强弱情况决定用量，从小剂量开始逐步加量，考虑患者的耐受度和敏感度。第二，正确煎煮。临床上久煎乌头60分钟，可破坏乌头碱等有毒成分，以入口无麻味为度，然后入他药

常规煎煮，为了防止炮制的不统一，乌头剂量大时嘱其煎煮8小时保证用药安全。第三，适当配伍，老师临床常用生姜3～5片进行配伍，配伍白蜜或甘草可解乌头毒，这在古书上也有记载。

仝小林：细辛煎服，我用30g，治疗过许多患者，未见明显毒副作用。细辛不过钱，是指粉剂。但心脏病，特别是心律不齐，大剂量宜慎重，主要是医疗责任问题。用大剂量附子、细辛之类药物，一般是非用不可、无可替代时用。可用可不用时，不用；可少用可多用时，少用。慢性病，小量递增，安全。

穆兰澄：细辛久煎，破坏其中的毒性成分黄樟醚，以减少毒副作用。

刘文科：细辛：①麻黄附子细辛汤治疗过敏性鼻炎流清涕者，细辛可用至30g，可散厥阴血分之寒。②当归四逆汤治疗血管性疾病（雷诺氏病、糖尿病血管性疾病），细辛也可用至30g。

六、淫羊藿临证应用经验谈

【医论精华点睛】

仝小林应用淫羊藿经验：小小淫羊藿，守住大命门。性长，命长！免疫治（肿）瘤痹（风湿），长轴调内（分）泌。神经（疾病）强督脉，阳光照精神（抑郁症）。发于机先治，"网络"衰退病。少火之气壮，大道守命门。

【医论现场再现】

仝小林：今天我们讨论淫羊藿的临床应用。大家可以充分发表临床经验、心得体会。

（一）淫羊藿使用要点

仝小林：淫羊藿主治：性欲衰退，身体羸弱，体寒阴盛。辨证要点：全身功能衰退，脉虚弱或虚数，尺肤凉潮，体温低（<36℃），血压偏低。治疗要点：胃寒加干姜；少腹寒加吴茱萸；宫寒加艾叶；经络寒加麻黄。

顾成娟：淫羊藿辛、甘、温，归肝、肾经。具有补肾阳、强筋骨、祛风湿之功效。药理作用：①免疫调节作用与延缓衰老。②降糖、降脂、抗抑郁作用。③抗肿瘤作用。④促进骨细胞的生长增殖，防止骨质疏松。⑤抗动脉粥样硬化，改善心功能，逆转心室重建，对血管内皮损伤起到保护作用。⑥保护生殖功能，拟雌激素作用。⑦记忆保护作用。⑧在卷烟中的减害作用。⑨抗炎、抗病毒作用。

张会文：李可老中医肾四味：菟丝子 30g，淫羊藿 30g，补骨脂 30g，枸杞子 30g，其中的淫羊藿有穷人"鹿茸"之称，我长期应用，未发现不良反应。温补肾阳，个人感觉效果优于肾气丸。

周毅德：仝老师治疗老年夜尿多的靶方：黄芪、山萸肉、大黄、水蛭、仙茅、淫羊藿、芡实、金樱子。

沈仕伟：淫羊藿，最核心的作用便是补肾壮阳、祛风湿。但补肾的内涵非常丰富，它对下丘脑 - 垂体 - 甲状腺、性腺、肾上腺，这一整个靶腺轴都有作用。简而言之，它的临床运用要点：①性腺轴的低下：肾阳不足之阳痿、不孕。②骨质疏松等。③甲状腺轴的低下：怕冷、乏力、窦性心动过缓等。④肾上腺轴的低下：包括外源性糖皮质激素撤退导致的内源性抑制出现的诸多症状。⑤免疫功能减退之易感综合征。⑥抑郁症。⑦冠心病胸闷心悸属于肾阳不足者。⑧关节痛属于肾阳不足、寒湿侵袭者。

（二）淫羊藿资源问题

仝小林：郭老师，介绍一下淫羊藿的资源。哪儿的地道？

郭宝林：《药典》规定的淫羊藿来源植物应该是 5 个。地道药材的定义是历来使用某个地方的、品质好的药材，在宋代以后的一些本草上开始记录，哪里的最好，淫羊藿没有这方面的记录。所以说淫羊藿没有地道药材，市场上没有栽培的，全部野生。栽培还在研究阶段，没有进入药材市场。价格比市场直接收野生的高 1 倍的样子。

（三）仝小林淫羊藿应用案例

顾成娟：以下是仝小林老师应用淫羊藿治疗各类疾病的验案，发上来与大家一起探讨学习。

治疗泌尿系感染验案：患者，女，48 岁，发现糖尿病 3 个月，饮食运动控制，糖化血红蛋白 6.5%，空腹血糖 7.12mmol/L。近一年半反复泌尿系感染，尿频、尿急、尿道灼痛，予以常规抗感染治疗不效。刻下症：口唇干，腰酸隐痛，小便黄赤，双下肢沉重。月经周期正常，本次月经淋漓不尽，色暗红。尿常规检查：尿细菌高倍视野下：467.91（0～23.4）。血压 120/80mmHg。舌红，胖大，苔黄厚，脉沉，略数。辨证为肾虚湿热。处方：淫羊藿 9g，知母 30g，赤芍 30g，黄芪 30g，盐黄柏 30g，生地 30g，苦参 9g，生姜 15g，炒杜仲 30g，西洋参 6g，三七粉 1.5g（分冲）。服药 1 个月，患者小便黄、腰酸腿沉症状明显缓解 60%，尿细菌高倍视野下 23.88，效不更方，本方加减继服 2 个月，诸症缓解，复查尿细菌（-）。

产后抑郁验案：患者，女，39 岁，剖宫产后 39 天，疲劳，腰酸痛，情绪低落爱落泪，思虑多疑，白天有 4～5 次暴力弃婴、大脑空白等现象，盗汗多梦，近期总梦见自己坐于水中。处方：黄芪 15g，桂枝 9g，白芍 15g，炙甘草 9g，淫羊藿 15g，桔梗 15g，生甘草 15g，生姜 15g，川黄连 6g，枸杞子 9g，莪术 15g，三七 6g。服药 1 个月后弃婴、大脑空白现象消失，情绪低落爱落泪、思虑多疑缓解 30%。

郭宝林：泌尿系感染主要和免疫力低下有关吗？

顾成娟：免疫力低下只是其中原因之一。糖尿病患者自身具有比较特殊的身体大环境，自身免疫力低下，血糖、尿糖是细菌繁殖的良好培养基等因素。

郭宝林：淫羊藿在里面的作用呢？

顾成娟：淫羊藿主要是提高免疫力，亦具有一定的降血糖和抗炎作用，可以算是治疗糖尿病合并泌尿系感染的靶药。

仝小林：刚才，顾成娟做了文献综述，也举了我应用的例子：淫羊藿治疗泌尿系感染、抑郁症，还有么？都发上来。

顾成娟：双侧肾上腺皮质腺瘤案。命门火亢：一口气爬三十层楼 10 趟，每晚睡 1 小时，精力无限。切除左侧腺瘤后，皮质醇、促甲状腺素、促肾上腺皮质激素均低于正常。右侧腺瘤 20mm×19mm。术前和术后冰火两重天。命门火衰：怕冷萎靡瘫软。治用二仙汤加味

（其中淫羊藿 30g，附片 60g，莪术 30g，三七 15g）。治疗 1 个月，激素全面升至达标，腺瘤缩至 19mm×10mm 继观。

更年期验案：患者，女，51 岁，发现血糖升高 5 年余。患者 5 年前出现易饥、视物模糊症状，后于当地医院诊断为 2 型糖尿病，一直未系统治疗。刻下症：口干不欲饮，昏蒙感，怕热，烘热汗出，急躁易怒，偶有头痛，乏力，视物模糊，眼干涩，迎风见光后流泪，双膝关节疼痛，左膝明显，纳可，眠差，易醒，醒后不易入睡，大便偏干，1～2 天 1 次，小便黄，夜尿 3～4 次，腰酸胀。近两年月经 4～5 月一行，量少，末次月经于 4 个月前。糖化血红蛋白 6.8%，TC：5.54mmol/L（3.1～5.2mmol/L），LDL：4.24mmol/L（0～3.36mmol/L）。超声：轻度脂肪肝，甲状腺结节。处方：知母 30g，黄柏 15g，生地黄 30g，天花粉 15g，煅龙牡各 30g（先煎），炒杏仁 30g，火麻仁 30g，红曲 3g，淫羊藿 9g，枸杞子 9g。1 个月后诸症缓解，烘热汗出及昏蒙感消失。

阳痿验案：患者，男，47 岁，2 型糖尿病 3 年，伴有阳痿、早泄。刻下症：口干口渴，自汗盗汗，夜间烦躁，四肢酸痛，下肢尤甚，大便黏滞，无臭秽，阴囊潮湿，小便频数，白天 10 余次，夜间 1～2 次，尿量多，小便无力，时有泡沫，乏力气短，纳眠可，脱发。糖化血红蛋白 7.1%，空腹血糖 8.86mmol/L，舌红细颤，苔白腻，脉沉弱。处方：生麻黄

6g，黑顺片 15g（先煎 2 小时），细辛 3g，金樱子 15g，菟丝子 15g，韭菜子 15g，淫羊藿 15g，川芎 30g，蜈蚣粉 1.5g（分冲），知母 30g，黄柏 30g，生姜 3 片。服上方 28 剂，阳痿、早泄情况好转；仍有阴囊潮湿，小便频，量多，加琥珀粉 1.5g（分冲），三七粉 1.5g（分冲），山萸肉 15g，黄芪 30g。随后上方加减继服，长期调服，诸症明显改善。

头晕验案：患者，男，65 岁，BMI 25.6kg/m²，主诉头晕 1 月余。患者 2014 年 4 月 14 日脑梗死于当地医院治疗，左颈动脉、椎动脉支架术后。刻下症：阵发性头晕，持续时间半分钟左右，无恶心呕吐，无头痛，无心悸气短，脾气急躁，纳呆，眠安，大便不干，每日一行，小便调，夜尿 3～4 次 / 晚。既往高血压病史 21 年，冠状动脉粥样硬化性心脏病，脑梗死。冠脉血管造影：冠状动脉硬化，多发斑块形成，狭窄程度约 50%，符合冠状动脉粥样硬化性心脏病表现。颈部血管超声：双侧颈动脉内膜增厚伴多发斑块，左侧颈动脉球部狭窄 70%。处方：瓜蒌仁 30g，薤白 30g，清半夏 15g，丹参 15g，三七 9g，云苓 30g，淫羊藿 15g，黄芪 30g，鸡血藤 15g。服药 28 剂后，头痛缓解 60%，偶有头晕，每次发作持续半分钟左右，发作次数减少。上方加丹参 15g，三七 9g，川黄连 6g，苦参 9g，生姜 15g。服 28 剂后，头晕基本痊愈。

更年期水肿案：患者，女，48 岁，晨起眼睑肿，下肢中度凹陷性水肿半年，夜尿 2 次，烘热盗汗，心烦易怒，舌质红、尖芒刺、边有齿痕，脉弦。处方：当归芍药散加淫羊藿。方药：当归 30g，白芍 30g，川芎 15g，茯苓 60g，生白术 30g，泽泻 30g，丹皮 15g，生黄芪 30g，制首乌 15g，淫羊藿 15g。30 剂。服药 14 剂后，水肿基本消除，烘热盗汗心烦等症减轻，易当归六黄汤治疗。

糖尿病案：患者，男，66 岁，患 2 型糖尿病 17 年，合并冠状动脉粥样硬化性心脏病。心悸、胸闷、气短、腹胀，晨起心率 39 次 /min，室性期前收缩总数 23 068 次（18.2%）。舌红干，苔黄白相间，底瘀，脉弦硬涩。处方：黄连 15g，清半夏 15g，瓜蒌仁 30g，干薤白 30g，丹参 30g，三七 9g，煅龙牡各 30g，天花粉 30g，淫羊藿 15g，苦参 15g，厚朴 15g，枳实 15g，生姜 15g，威灵仙 30g，黄芪 30g，盐黄柏 15g，赤芍 30g。治疗 3 个月，室性期前收缩为 167 次（0.2%），晨起心率 70 次 /min。

仝小林：双侧肾上腺皮质腺瘤病例，就是直补命门之火。

沈剑刚：淫羊藿对中风后抑郁症及中风后脑退化症有显著疗效，我治疗中风常用此药，我们的研究显示淫羊藿及其皂苷对中风动物模型及培养的神经干细胞增殖分化有显著效果，曾经以补阳还五汤加淫羊藿、陈皮制备成益气通络丹用于冠状动脉粥样硬化性心脏病、高血压病治疗。

仝小林：剑刚教授，您用淫羊藿治疗冠心病如何考虑的？刚才我的病例，可以大致反映我对淫羊藿的临床应用。

沈剑刚：仝老师，我与您不谋而合。我用黄连温胆汤合四物汤加淫羊藿治疗房颤室上性心动过速疗效显著。

仝小林：治疗心动过速，我喜欢用黄连、苦参。我用淫羊藿，常用于心动过缓。

仝小林：剑刚教授，您用淫羊藿治疗冠状动脉粥样硬化性心脏病如何考虑的？该药温心肾之阳，可以合理配合，作为各种心脏病治疗的基本用药。

沈剑刚：不会，心律失常有多种型，不可一概论之。快慢综合征是很常见。该药多与其他中药配伍使用，不能在讨论时一概认为是该单味药之效。

宋　坪：我有个问题，淫羊藿治疗心动过缓，那么能否导致心动过速呢？

仝小林：尚未见到。

（四）淫羊藿的临床用量

仝小林：下面，我们讨论一下淫羊藿的用量。我一般用9～30g，大剂量60g。

沈剑刚：我的用量15～30g，我觉得在南方地区不能用此剂量。

周毅德：在20天用量的膏剂中淫羊藿用量我们常用75～90g。

仝小林：膏剂的制作，理论上和煎剂相同，只不过浓缩而已。

周毅德：膏散在煎煮过程中接触面积大而且释放成分自然多，所以用量要减少，可以节约药材。

周毅德：效仿的宋代的煮散模式，我们正在观察用饮片和膏散配同样的方子，用量有多少区别以及疗效的区别。

（五）淫羊藿的毒性探讨

仝小林：有没有发现副作用或毒性呢？比如说，上火、肝毒性。宋坪教授，谈谈淫羊藿在皮肤病中的应用。

宋　坪：在其他方面我没有太多体会。最近一年，一直思索银屑病为什么冬季加重，是否与冬季肾的封藏不够有关系。所以尝试采用补肾方法治疗银屑病。我在用补肾药的时候，淫羊藿用到30g，治疗大约60个患者，大概3个月，没有发现肝毒性。

仝小林：水煎和醇提，成分有何不同，毒性有何不同？

郭宝林：水煎和醇提，我个人认为从黄酮类成分来说，比如淫羊藿苷，醇提取含量高，水煎取是醇提取的60%～70%的样子。

许运明：许多药醇提都能提高醇溶性成分，但毒副作用可能会增加。因此，国家药典委员会规定，若用醇提，必须按新药评价毒副作用。淫羊藿不例外，临床作饮片在复方中应用水煎安全。

仝小林：醇提，临床不用。水煎，

应该是比较安全的。郭老师能介绍一下淫羊藿的毒性吗？

郭宝林：淫羊藿的肝脏毒性在目前已经确认的具有肝毒性的常用中药中没有明确的文献报道。有的是一些临床研究阶段的药物，以及成药的长期应用过程发现的病例。

仝小林：那为什么大家会很关注淫羊藿的肝毒性呢？

郭宝林：淫羊藿目前成药用得最多的适应证是骨质疏松，多半是老年人，长期用药，半年一年甚至更长时间。一种在临床上使用得最普遍的成药治疗骨质疏松，是仙灵骨葆胶囊，出现过临床肝毒性病例，可逆。

仝小林：群里的各位医生，你们在应用淫羊藿时，有没有肝毒性的病例？淫羊藿治疗骨质疏松，有单用有效的报道吗？

郭宝林：初步的调查认为是肝功能低下的患者。因为仙灵骨葆的肝不良反应，药监局曾经开过专门会议。其他的淫羊藿相关的临床用药的肝脏不良反应也有零星报道。

仝小林：是蓄积中毒？

郭宝林：相对于服药人数以及临床的一些统计资料来说，大多数猜测是蓄积中毒。但是也有使用了不长时间就中毒的，好像最短的1例是2周。

张会文：我有个乙型病毒性肝炎患者连续3年应用淫羊藿，每次20～30g，未发现不良反应。

沈剑刚：我们临床试验观察服该药及其他补脾肾中药制成的膏方患者，一冬天未见肝肾伤害。心脏病患者服该药及其他中药一年半以上未见肝功能损害。

仝小林：我用在肝癌、肺癌晚期的病例，用量多在30～60g。亦未见到毒性。

郭宝林：我个人觉得临床配伍应用，一般不容易出现，而成药可能比较容易。但是综合各种数据，尚不能很明确淫羊藿一定有毒，产生毒性的成分和机制等都待研究。但是国家已经立项，2014年国家中医药管理局的行业专项，配伍减毒项目中有淫羊藿的研究，也就是行业内对淫羊藿长期使用的毒性有比较高的猜测度。

（六）淫羊藿的配伍

仝小林：再说说淫羊藿的配伍。大家有哪些好的配伍经验？阳痿，我喜欢淫羊藿配枸杞子、川芎、蜈蚣粉。治疗老年冠状动脉粥样硬化性心脏病，配枸杞子。

沈仕伟：常配伍当归、知母、黄柏

等，如二仙汤。配伍人参、附子、枸杞子等，见仝小林老师三味小方。

张会文：老师用淫羊藿配仙茅治疗抑郁症。

郑俊谦：根据本人的临床经验，非常赞同仝院长的经验，此药用于气血、肾阳不足之心动过缓，剂量少则无效，至于其副作用，加五味子即可。

黄飞剑： 淫羊藿配代赭石治前列腺增生有效，配徐长卿治前列腺炎有效，配艾叶去黑色素好，配酸枣仁、柏子仁养脑好，配苦参治银屑病效好，配升麻治阴囊潮湿有效，配莪术治病毒性咳嗽有良效，配黄柏除口臭有效，配茵陈治肝胆郁火效佳，配川牛膝治下肢肿胀有效，配千里光有明目作用等，以上全为靶药，临床属爱用之药，发现壮阳作用不大，未见任何毒性。

许运明： 3个月前，我治疗一位70岁的老人，高血压眩晕，同时有前列腺增生，我用镇肝熄风意（其中怀牛膝30g、代赭石30g）加淫羊藿20g，上周患者告诉我，用药后不但眩晕好了，前列腺增生也好转了。

仝小林： 飞剑和许老师，请问代赭石在前列腺增生中的用意如何？为何是靶药？淫羊藿治疗前列腺增生症是非常有道理的。仕伟，可以把这个适应证归至整理。谁来解释一下，为什么淫羊藿会对前列腺增生症有效？

黄飞剑： 其一，代赭石有下潜功效，引药下行；其二，代赭石经过水煎后有保护前列腺膜及渗水作用。我用很多，都有效。

沈仕伟： 其实用《内经》之论更好解释：阳气者，精则养神，柔则养筋。淫羊藿温补肾阳，筋柔则尿畅。淫羊藿用于治疗前列腺增生症若要有效，大概会

有两种途径：①松弛前列腺和膀胱的肌肉，减少压迫。②对抗雄激素对前列腺增生的刺激作用，使得前列腺缩小。但后者常需要3个月甚至更长的时间才能有效。若许老师的案例是在短时间内取效的，那么考虑是前者的作用，可能非淫羊藿单一的作用，或许是复方共同作用松弛了肌肉，从而改善了前列腺增生的症状。

张会文： 前列腺增生者多为老年男性，肾阳虚衰为根本。

仝小林： 会文解释得很好！增生就是代偿。为什么代偿？虚也！

仝小林： 我的体会，在许多阳虚患者，光用附子不行，要用淫羊藿。淫羊藿、附子、人参的作用。谁来回答一下？

王　强： 淫羊藿太阳，附子阳光，人参热量。

周毅德： 老师提出的四焦八系中的衍系，前列腺就属于该系。前列腺增生是局部的太阳变成夕阳了，所以用淫羊藿管用。

仝小林： 夕阳，就给淫羊藿！所以，四焦八系中，凡是老化、衰退之"夕阳"，皆可用淫羊藿加仙茅。当然，可以配伍枸杞子、山萸肉、熟地黄之类。

王　强： "善补阳者，必于阴中求阳，则阳得阴助而生化无穷。善补阴者，必于阳中求阴，则阴得阳升而泉源不竭。""善治精者，能使精中生气。善治气者，能使气中生精。"

（七）淫羊藿对神经 - 内分泌 - 免疫（NEI）网络的调节作用

林轶群：各位老师，请问淫羊藿对性激素轴是怎样影响的？不知道淫羊藿的雄激素样作用是否会抑制雌激素水平？

沈剑刚：淫羊藿能调节性腺功能，我们对二仙汤治疗更年期综合征作了大量实验，能刺激卵巢多种激素分泌。事实上该药对快速性和缓慢性心律失常均有效。快速性心律失常多与四物汤、生脉饮加紫草、山茱萸、黄连、凌霄花同用。

仝小林：就是调整垂体、甲状腺、肾上腺、性腺轴。大家很熟知的一个词：性命攸关。性和命怎么攸关？无论男女，从提高性能力、延缓性早衰入手，是抗衰老、延年益寿的有力抓手。淫羊藿为代表的一类药物，正是从这个点切入健康的。神经 - 内分泌 - 免疫（NEI）网络的抗老化、调平衡，可以解决诸多当代复杂病、疑难病。

有诗赞曰：小小淫羊藿，守住大命门。"淫羊"保性长，长命紧随跟。免疫治（肿）瘤痹（风湿），长轴调内分（泌）。神经（疾病）强督脉，阳光照精神（抑郁症）。发于机先治，"网络"衰退病。少火之气壮，大道守命门。

七、葛根汤与葛根芩连汤运用举隅

【医论精华点睛】

葛根及葛根汤的使用要点：①葛根汤最基本的是治疗风寒感冒，表现为周身骨节酸痛，恶寒发热，苔薄脉浮紧等。有汗、无汗，是加减麻黄的依据。葛根，主要是解肌的作用，真正的发汗还是要配麻黄、桂枝。太阳无汗恶风用葛根汤，"有汗加葛无麻黄"即桂枝加葛根汤。②用葛根汤治疗颈椎病效果也好，临床可佐以片姜黄，是治疗颈椎病的靶方。此外，督脉受寒者如脊髓空洞症，葛根汤为其正治。③葛根汤可以治疗寒凝经脉型高血压，葛根扩张血管的作用是其降压的机制之一。

葛根芩连汤量效关系：剂量是决定疗效的关键因素，临床用量不够往往难以奏效。仝小林教授用葛根汤，其中葛根的剂量很有讲究，很少在30g以下；15g起步，用于升阳，如升阳散火汤；常用30g，用于解表、解肌、解痉。在"973"葛根芩连汤的临床研究中，我们参考《伤寒论》的本原剂量进行设计，高剂量组的葛根入汤剂用到了120g，中剂量组用到72g，发现高中剂量组有明显的降糖效果。运用葛根芩连汤要抓住大便黏臭这一主症。

【医论现场再现】

（一）仝小林治疗小脑下疝颈椎脊髓空洞案

患者，女，38岁，小脑下疝颈椎（第2、3、4椎）脊髓空洞。医生建议手术。初诊：手足发麻，手臂发凉，胃胀，下腹隐痛，眠差，每晚睡4小时。舌苔黏腻，脉滑。处方：葛根汤加减：葛根30g，生麻黄6g，川桂枝15g，白芍15g，鸡血藤30g，川芎15g，黄芪45g，鹿茸粉1.5g（分冲），牛脊髓粉3g（分冲），生姜3片，大枣3枚，28付。1个月后复诊，脊柱核磁示空洞较前缩小，主治医生阅片后甚为惊奇，同意暂不做手术。患者手部发麻缓解80%，足麻同前，手臂发凉基本消失，胃胀减轻，下腹隐痛消失，睡眠改善。上方加炒杜仲30g，首乌藤15g，当归15g，黄芪增至60g，28付。继观病情变化。（注：因无牛脊髓粉，患者每天炖250g牛脊髓骨）

周　源：为何用到葛根汤？

仝小林：脊髓空洞症，顶焦髓系之病。督脉为其外护，太阳（经脉）为其藩篱。脊髓空洞症，督脉受寒最为常见。葛根汤为其正治。

宋珏娴：脊髓空洞症不好治疗，会有分离性感觉障碍，我们医院以前有猪脊髓丸，葛根的确是我们治疗脊髓病颈椎病的第一要药。

仝小林：寒痹督脊，脉络瘀阻，髓空肌萎，为脊髓空洞症常见病机之一，猪脊髓不如牛脊髓。

（二）仝小林治疗高血压案

患者，女，48岁，间断性头痛15年，高血压4年（最高血压150/100mmHg）。平常服用复方双嗪利血平片（每次1～2片，每日3次），就诊时血压130/100mmHg；头痛剧烈，发作时需服用氨咖甘片（脑宁片）（1次2片，每日3次）。每月发作2～3次，持续时间较长。刻下症：劳累后或血压升高时头痛，左右颞部、头顶处疼痛明显，摇晃后加剧，双目胀痛，头痛时伴呕吐胃内容物，手胀、下肢及双脚发凉。舌胖大齿痕，脉沉。辅助检查：血流变检查：全血黏度低切：18.75（13.79～17.91），余正常；颈椎CR、脑血流图检查未见明显异常。治则：温经解肌，疏风通络。方药：葛根汤加减：葛根45g，生麻黄6g，桂枝15g，白芍15g，炙甘草15g，鸡血藤15g，天麻15g，全蝎粉1.5g（分冲），制草乌粉1.5g（分冲），制川乌粉1.5g（分冲），僵蚕粉0.5g（分冲），蝉蜕粉0.5g（分冲），生姜15g，大枣15g。以上方加减服药4个半月，现患者头痛1月发作1次，程度减轻 90%，片刻即缓解，不需服用脑宁片。下肢及双脚发凉减轻，手胀消失。

逄　冰：葛根汤加川芎和天麻治疗血管神经性头痛。病久入络，加虫类药打粉，活血化瘀，通络止痛。

（三）葛根芩连汤量效关系

仝小林：葛根芩连汤，我们有许多研究。莉莎介绍一下。

何莉莎：老师刚才讲到了配伍，首先要解决的就是剂量问题。老师用葛根汤葛根的剂量很有讲究，很少在 30g 以下。在"973"量效关系的研究中，傅延龄老师对葛根的历代用量进行了详细考证。

隋唐以前，葛根的用量是很大的，到了唐末两宋，随着煮散的兴起，葛根的用量逐渐变小。明清以后虽然有所增加，但幅度不大。剂量是决定疗效的关键因素，临床用量不够往往难以奏效。在"973"葛根芩连汤的临床研究中，我们参考《伤寒论》的本原剂量进行设计，高剂量组的葛根入汤剂用到了 120g，中剂量组用到 72g，发现高中剂量组有明显的降糖效果。

团队和上海交通大学赵立平老师合作，从肠道菌群角度探索葛根芩连汤的降糖机制，发现葛根芩连汤能改善糖尿病患者的肠道菌群结构，使有益菌增加，有害菌减少，并且呈现剂量依赖性。团队的研究显示糖尿病患者中肠道湿热证的比例约 31%，主要特点就是黄腻苔，臭黏便。肠道菌群中的硫酸盐还

原菌能产生有恶臭味道的 H_2S 气体，可能与便臭直接相关。一些产肠毒素的细菌会破坏肠黏膜，可能与大便黏腻相关。黄腻苔舌苔菌群组成与对照人群比较有显著差异，与多种炎症致病菌密切相关。

林轶群：请问肠黏膜破坏与大便黏腻是什么关系？大便黏是处于大便干与大便溏之间的状态吗？从水分角度讲大便黏是含一定比例的便质的呈现状态吗？

何莉莎：肠黏膜破坏与水分的吸收有关，与大便黏相关；肠道菌群失调与大便臭相关。我认为大便稀是寒，大便黏和干是热，干与黏在于热的程度不同。肠道动力不足是湿热态产生的上游因素，肠道湿热态又是菌群失调的大温床。

沈仕伟：肠道动力不足若是气虚所致，气虚与湿热的关系如何厘清呢？

何莉莎：湿热产生的上游可能有实也有虚。脾胃虚损，中气不足，是水液代谢失调，从而郁久化湿；也有因实而至湿热。

马艳红：葛根芩连汤，用于胃肠湿热，大便溏，舌苔黄腻。

（四）葛根芩连汤治疗糖尿病

仝小林：葛根芩连汤治疗糖尿病是我们"973"的重点研究，是异病同治的典范。学仲景方，关键在辨病机，抓主症，不必拘泥原方原药，加减临时在变通。我们研究时必须原方原量，为了循证，为了找到群体的规律。但临证则一定是个体化的。葛根的剂量，我从15g起步，用于升阳，如升阳散火汤；常用30g，用于解表、解肌、解痉。

许运明：关于糖尿病与肠道菌群失调有关的研究，临床很有意义。前些时治疗一患者，女，58岁，肥胖性2型糖尿病十余年，一直使用胰岛素、二甲双胍、瑞格列奈控制血糖。近半年来，发现胰岛素和口服西药用量愈来愈大（使用方法很规范，药物质量无问题，亦无明显感染等诱发加重因素），血糖仍不能控制，空腹达14～16mmol/L，遂求诊中医。自诉口渴易饥，乏力，大便奇臭，质地无异常，矢气亦极臭，形体肥胖，舌淡有齿痕，苔薄黄腻，脉濡。予葛根45g，黄连15g，干姜3g，黄芩30g，人参10g，天花粉30g，知母30g，每日1剂，分3次服。半月后复诊，喜告：前药甚有效，空腹血糖已降至6.1mmol/L，上方继续加减应用1月余，胰岛素和西药降糖药已减至初期用量。本证我的辨证要点是：大便和矢气奇臭，用葛根芩连汤；因有本虚，合干姜黄连黄芩人参汤。

周　源：糖尿病抓主症、抓病机。主症在口渴，病机在脾胃。口渴有热、湿、瘀血。热者白虎人参汤，石膏可用到120g，湿郁选黄连类方、三仁汤，黄连可用至45g，瘀者用血府逐瘀汤，瘀可由湿滞而来，可由气虚而来，治疗要求其本，虚者黄芪建中汤。糖尿病的治疗关键在于调脾胃之运化，使得津液代谢正常是治疗糖尿病的关键。

（五）对葛根汤与葛根芩连汤的认识

王　强：葛根芩连汤于温病，解表不如银翘，清里不如白虎、承气，唯有湿热内蓄最为妙用，然湿温又不如加减藿香、甘露饮解表力强，故言其为温病中麻黄汤不敢附和。个人体会葛根还是性凉，45g以上如果不佐生姜，好多患者会有胃痛等不适，可能与广州这边土薄有关。

沈仕伟：葛根汤治疗风寒外感之表证，表现为周身骨节酸痛，恶寒发热，苔薄脉浮紧等。葛根芩连汤治疗大肠湿热之大便黏臭、不爽、口干苦，或有发热，苔黄腻，脉滑数。葛根汤是一张有广泛用途，且令人信赖的方子，它首先是风寒外感的靶方，但又不局限于治外感，我觉得它可以治疗多种疼痛症，如肌肉疼痛、神经疼痛等，如颈椎、腰椎病。我曾经治疗一女性患者，足底胀痛2年，每晚要老公搓揉加泡热水才略缓解，得以安睡，劳累后加重，老公苦不堪言，用葛根汤加黄芪、当归用了3剂便治愈，随访无复发。葛根芩连汤治疗大肠湿热之证候，但此方又非只为下利设，老师抓核心病机，用于2型糖尿病表现为中焦湿热证，开了一派先河。今天老师引张锡纯的观点，把葛根汤与葛根芩连汤作为伤寒、温热的分水岭。外感风寒，麻黄、桂枝发散外寒，此为正治；温热病，只发热不恶寒，或开始恶寒须臾便只表现为发热，湿热中焦，非苦燥湿、寒祛热不可，芩连为正治。我觉得温热病，与外感之风寒化热而用葛根汤加金银花连翘，是不同的。一点看法，谢谢。

秦培洁：全老师临床用葛根芩连汤

原始剂量针对大便黏臭效果显著。

武梦依：《医学衷中参西录》里将葛根芩连汤比作温病中的麻黄汤。我认为应该是温病中的葛根芩连汤与伤寒中的桂枝汤类似，临床中多见的是用葛根芩连汤治疗下利的。对于用葛根芩连汤治疗温病，我不是很理解张锡纯将葛根芩连汤和麻黄汤比较。

仝小林：张锡纯是变通之法，把黄连、黄芩当成金银花、连翘来用。葛根，《本经》：味甘平。配伍辛温、辛凉均可。为什么我请穆老师研究"平药"，就是配伍时顾虑少。葛根芩连汤治疗温病，就是一个变法。其实，不一定会比葛根加金银花、连翘有效。

八、四气五味与临床

【医论精华点睛】

四气五味的理解：寒热温凉四气，是古人用药物作用于人体以后的表现来概括药物特性的方法。药性是根据实际疗效反复验证，然后归纳起来的，是从性质上对药物多种医疗作用的高度概括。至于药味的确定，是由口尝而得，从而发现各种药物所具不同滋味与医疗作用之间的若干规律性的联系。因此，味的概念，不仅表示味觉感知的真实滋味，同时也反映药物的实际性能。药物的五味是最常见的，此外，还有香味、腥味等不同的味道。除了药物，体质和疾病也应该有"味"的特性，仝小林教授早年提出糖尿病是甜味，所以用苦酸制甜。

对于中药提取成分的理解：如果已经脱离了中药的四气五味，就不必把成分或组分看作中药。如果仍然把它们看作中药，就需要重新考虑其四气五味。比如，山萸肉总皂苷，很苦！但山萸肉总体是偏酸的。从逻辑上来讲，凡是在中医理论指导下的用药，都是中药。反之，都不是中药。成分或组分，若不重新归经，重新定义四气五味，中医很难应用，只能是对应现代的病理生理。

【医论现场再现】

(一) 四气五味概说

仝小林： 大家好，今天我们将讨论四气五味。组方精妙：草木有七情，和合莫相争。五味入脏腑，四气视病性。升降调气机，偏性好利用。相激求震荡，相反即相成。君臣佐使配，用药如用兵。首先，请大家说说对"四气五味"的理解。

徐立鹏： 寒热温凉四气，是古人用药物作用于人体以后的表现来概括药物特性的方法。这实际上并不是药物本身的特性，但古人却有这样的误解，比如有这样的传说：某药性热，下雪天，这味药的周围都不会积雪。这显然是把药性跟药物本身的特性搞混了。用四气来指导用药，如用寒性药治疗热证，是用结果来解释结果，是个死循环。四气在一定程度上束缚了实际用药，如热证不敢用热药，同时又难以解释方剂里的寒热并用。因此，根据实际情况脱开四气，我想会有利于中药的发展。

周毅德： 药物都具有一定的性和味。性与味是药物性能的一个方面。自古以来，各种中药书籍每论述一药物时首先标明其性味，这对于认识各种药物的共性和个性，以及临床用药都有实际意义。药性是根据实际疗效反复验证然后归纳起来的，是从性质上对药物多种医疗作用的高度概括。至于药味的确定，是由口尝而得，从而发现各种药物所具不同滋味与医疗作用之间的若干规律性的联系。因此，味的概念，不仅表示味觉感知的真实滋味，同时也反映药物的实际性能。中医根据药物的四性辨证用药，热者寒之、寒者热之只是总的原则，而患者的证候表现，又分表里寒热。表寒之证只能治以表热之药，如麻黄、桂枝、防风、羌活之类辛散温热之品，解表散寒，而不宜温里散寒的附子、干姜之药。里寒之证，只能治以温里散寒的辛热之品，如附子、干姜、肉桂、吴茱萸之类，若误用之，或无功效，或使病证变得更加危重，甚至危及患者的生命。五味原指药物的辛、甘、酸、苦、咸五种味道，后发展成为表述中药药用功能的说法。最初药物的味道是依据口尝药物的真实滋味，如黄连、黄柏之苦；甘草、枸杞之甘；桂枝、川芎之辛；乌梅、木瓜之酸等。后来则是根据药物的功用来确定药味了，如辛味具有发散的作用，中药葛根口尝并不具备辛味，但是有解表散邪作用，常用于治疗表证，所以在本草书上就把葛根的药味确定为辛味。

逄　冰： 四气五味理论最早载于《神农本草经》，其序录云"药有酸咸甘苦辛五味，又有寒热温凉四气"，书中以四气配合五味，共同标明每味药的药性特征，开创了先标明药性，后论述药物功效及主治病证的本草编写体例，奠定了以四气五味理论指导临床用药的基础。药物的寒、热、温、凉，是从药物作用于机体所发生的反应概括出来的，是与所治疾病的寒、热性质相对而言。能够减轻或消除热证的药物，一般属于寒性或凉性，如黄芩、板蓝根对于发热口渴、咽痛等热证有清热解毒作用，表明这两种药物具有寒性；反之，能够减轻或消除寒证的药物，一般属于温性而上，如附子、干姜对于腹中冷痛、脉沉无力等寒证有温中散寒作用，表明这两种

药物具有热性。在治则方面，《神农本草经》云："疗寒以热药，疗热以寒药。"《素问·至真要大论》云："寒者热之，热者寒之。"这是基本的用药规律。《内经》认为辛散、酸收、甘缓、苦坚、咸软，这是关于五味所代表的药物作用最早的总结和概括。《素问·宣明五气篇》中有"酸入肝、辛入肺、苦入心、咸入肾、甘入脾"之说。

朱向东：草木动物多禀五气之偏，人禀五气之全，用药就是以草木金石之偏性调人之偏。人五气中和即是健康，用药的最终目标是促人中和，关键在于避免矫枉过度。

（二）体质、疾病的四气五味

仝小林：人之疾病，有没有"味"的特性，有没有偏盛？试举例，如胆病、肝病、尿毒症、肝臭、糖尿病等。

周毅德：体质和疾病也应该有"味"的特性。烂苹果味是酮症酸中毒的患者的味道，尿毒症是氨水味，糖尿病足溃烂后换药是臭鸡蛋的味道。

赵　昱：胆病患者晨起口苦。苦是甜的对立，酸是甜的中和。

陈　锐：肝阳上亢晨起口干口苦。

黄飞剑：糖尿病有酸甜浊气味，胃溃疡有浑浊气味，哮喘、肺气肿有很难说明的腐浊气味等，肝臭味让人想呕吐。

洪　皎：苦酸制甜，应于自然。苦寒消胃热，酸平长气阴。

仝小林：我早年提出糖尿病是甜味，所以用苦酸制甜，为什么要这样用药？人体的病属甘味，所以用苦来对抗，用酸来中和。这是治病的道理。

（三）药物的四气五味

仝小林：药物的五味是最常见的。药物还有其他的味道吗？能否举个药物的例子？

逢　冰：水蛭有腥味，芳香药有典

型的香味。

周毅德：阿魏是中药中最奇特无比的药，以奇臭闻名，麝香原药很臭！

黄飞剑：虫类药大多有腥味。

王 强：茯苓淡，白矾涩。

于 淼：淡为甘之余味，附于甘；涩为酸之变味，附于酸。

穆兰澄：鱼腥草就是腥味，五味子有五味，子辛、苦，皮肉酸、甘，整体都有咸味。但是中药的实际味道和功效的应用上还是有些不同的，比如鱼腥草有鱼腥气，味微涩，在性味归经时属辛，微寒。

仝小林：穆老师举了一个很特别的例子。一味药中有多种味道！人体的疾病，是否有寒热温凉？我为什么问这个问题，因为无论一味中药里有多少种味道，但总的是偏于一种的，如山茱肉总皂苷，我尝过，很苦！但山茱肉总体是偏酸的。那香味和臭味，怎么归属？

王 强：香、腥、臭、辣，感觉和辛都有联系，都"刺"鼻，还有一个味道——焦味。

穆兰澄：郁金：辛、苦、寒；厚朴：苦、辛，温。一般有香气的药，性味中多有"辛"，如砂仁、厚朴。

于 淼：香味和臭味主要是通过鼻子来区分，五味则大多通过口尝区分，似乎香臭不太好归五味。

仝小林：于淼的解释很好！五味是尝出来的，香臭是闻出来的。我刚才问穆老师现代中药如果已是成分或组分，该怎样考虑四气五味呢？如果已经脱离了中药的四气五味，就不必把成分或组分看作中药；如果仍然把它们看作中药，要不要重新考虑其四气五味呢？比

如，山茱肉总皂苷，很苦！这是一个重大的中医和中药的理论问题。因为弄不好，已经脱离了中医和中药。我为什么强调人体的体质或疾病可能有味道，并且有偏盛呢？就是要指导如何运用药物的五味和四气？是否可以说成分药组合的方子本质上已经脱离了中医？

于 淼：如果把药物成分也按四气五味来分也不是不可以，当把药物和药物成分均按作用性味分出四气五味，那么它就是中医理论下的中药，而不局限于是否为完整的植物药。记得张锡纯医案里曾用阿司匹林退过热，在他的眼里阿司匹林也划分了性味，也是中医理论下的一味药，中药可不可以范畴广些，凡是在中医理论下应用的药物都是中药呢。那么也可以把中药的某一成分看成一味中药，只不过重新定义它的性味归经，就如同一个孩子有母亲的影子，可与母亲不是一个样子，也可能差别大得很。

穆兰澄：黄芩苷、生物碱多苦味，鞣质类多涩味，补益药大多含多糖类，甘味，含有机酸的如山楂。山茱肉总皂苷是很苦，但它只是其中之一，山茱肉中主要含熊果酸，中药还是主要用熊果酸的。如果单用山茱肉总皂苷恐怕就不是中药了。黄连若只用黄连素不能说是中药。中药要在中医理论指导下应用，中药里提炼出来的成分叫"天然药物"更合适点。"药物"赋予了中医理论才叫中药。

仝小林：我很赞同穆老师的讲法。从逻辑上来讲，凡是在中医理论指导下的用药，都是中药；反之，都不是中药。

成分或组分，若不重新归经，中医很难应用，只能是对应现代的病理、生理。

（四）"四气五味"疗病机制

仝小林：大家怎么理解"夫肝之病，补用酸，助用焦苦，益用甘味之药调之"？比如红曲，我们就用它来调血脂。《金匮要略》的这句话，是解释五行关系的。但肝病，属于"苦病"，宜用甘味之药调之。倒是和我说的以苦制甜，以甜（甘）制苦，相类似。为什么要强调人体疾病的味道呢？因为很可能找出有效的治法。

举个例子：对化脓腐肉，用什么生物的方法清理最好呢？有报道用清洁的活的五谷虫，因为五谷虫就是生活在腐浊的环境之中。所以，我们讨论四气五味，不能单方面考虑药物的四气五味，还要考虑病气的四气五味，如酸性体质，就应当多喝苏打水。

黄飞剑：用您的化脂减肥汤，红曲、生山楂、五谷虫、桃花减肥降脂除瘀浊效很好！酸性体质味道重，与中医湿瘀体质相关。

仝小林：寒者热之，热者寒之。大家都很熟悉。四气，是根据人体的反应而定的，比如，吃得太多，肠道里就是腐浊。为什么口臭、便臭？此时就要通腑泄浊。吃了生姜、辣椒就觉得发热，浑身冒火，不就是辛热么？尤其是石膏，并不是石膏本身怎么寒，而是在和麻黄配伍应用时，麻黄是和阿司匹林一样，

迅速发汗，而后续的发汗就是靠石膏了。汗出透了，脉静身凉，高热降下来了，石膏不就是辛寒了吗？

黄飞剑：痛风用小苏打有效！用碱性中药联合除湿药可根治痛风！四气五味只是个概念性东西，生活中远不只四气五味！

于　淼：以己之长攻他之短！四气五味无处不在！中药的五味有的是药物本身的味道，有的是据其作用定的味，仝老师说的石膏辛寒应该就是靠作用分的。

赵　昱：以作用推定其气、味，葛根、皂角刺并无辛味，但前者有解表散邪作用，常用于治疗表证；后者有消痈散结作用，常用于痈疽疮毒初起或脓成不溃之证。二者的作用皆与"辛能散、能行"有关，故皆标以辛味。磁石并无咸味，因其能入肾潜镇浮阳，而肾在五行属水，与咸相应，磁石因之而标以咸味。

仝小林：关于中药的酸碱问题，还真是需要穆老师讲一下。并不是酸味药就是现代意义的酸性。

穆兰澄：酸味中药一般偏酸性。2013年北京紫禁城国际药师论坛上杨丽萍曾指出，碱性中药含大量生物碱多味

苦，如黄连、黄柏、麻黄、乌头、延胡索等。酸性中药含大量有机酸多味酸，如山楂、乌梅、山萸肉、五味子、陈皮、青皮、木瓜等。

仝小林：徐立鹏开头说了一段话，请再解释一下。

徐立鹏：我是希望中药能更加精确地治疗疾病，而四气、五味、升降浮沉都太粗犷，归经理论出现得晚，实际上是想解决精确性的问题。但归经从诞生起就众说纷纭，难于统一。

仝小林：立鹏的想法，是想找到精准，这个没错！我们现在就是在补充中医之不精准，在运用现代药理的靶向药。但是粗犷和精准历来不是对立的而是统一的。打靶先是粗犷的找对方向，再瞄准。发现四气五味，以药之偏性，调人之偏盛，是中医的最大发明。有很多疾病，是人体的环境出了问题。比如，中医治疗很多传染病，并不知道病源。但是高热，使机体的免疫功能——"体内大药"无法发挥作用。而中医则是发汗透邪，体温一降，免疫作用才能发挥。这用的就是药性理论。中医有别于西医的，中医侧重调衡。气血阴阳失衡，是中医独特的视角，西医不去看，也不会看。比如你说舌苔黄是热，西医熟视无睹，但按热治疗的确有效。这里面必有科学内涵。机体内环境的平衡是健康的基础，疾病是内环境失衡，治病就要调衡。中医根据辨证采用汗、吐、下、和、温、清、消、补的方法治疗疾病，其目的只有一个：调衡。利用药物的偏性调整疾病时的偏态就是为了给机体创造条件：引导自我修复——"体内自有大药"。西医针对病毒的"祛邪"和中医针对环境的"调衡"，都是有效的治疗手段。中医治疗病毒性疾病，并非着眼于杀病毒，而是调动自身的免疫能力去清除病毒。"体内自有大药"，当机体被某种"邪气"侵袭，抑制或削弱了免疫功能，使"体内大药"不能发挥其功能。中药主要是改善体内环境，为机体的免疫功能的发挥创造条件。这或许是中西医治疗病毒性疾病，在思路和治法上的根本区别。机体的修复，是一个极其精巧的工程，不是说给患者喝的药就是修复剂。实际上药只是给机体一个助力，在已经失衡的天平上，帮它加一个砝码。真正的修复是靠机体自身，所以说，"体内自有大药"。

于 淼：四气五味是将药物大致归类，便于理解，正如自然界四气五味，人法地，物亦法地，地法天，规律而已，而如若按功效分，似乎繁而杂。发现四气五味，以药之偏性，调人之偏盛，是中医的最大发明。这也是把人、药都看作自然中的一员，调和达平衡，自然界的平衡。

王 强：有一个问题：酸性、碱性是一对对立概念，那么谁阴谁阳呢？如果酸性体质多寒湿瘀，那么酸当为阴，但胃酸消化食物，硫酸腐蚀发热又似乎为阳。

黄飞剑：酸多则为害，调酸碱平衡

犹如调阴阳平衡也！

徐立鹏：放弃四气，实质上是放弃阴阳，这对于中医而言是拔根儿的问题。老师是怕我们弟子失去了方向，所以特别强调四气。不知我是否正确理会了仝老师您的意思？

仝小林：不是的。如果四气没有价值，就应该废弃，但临床实际不是没有价值。阴阳理论，也很有价值。比如酸味药，我们用它敛气、敛汗、敛神、敛尿、敛阴很有效。

"敛药"应用心法要诀：敛药收涩味多酸，精芡气萸龙牡汗。果尿枣神乌梅津，心五肺诃白芍肝。敛即扶正减渗漏，收涩太过反缠绵。（注：敛精芡实，敛气萸肉，敛神枣仁，敛津乌梅，敛尿白果，敛汗龙牡，敛心五味，敛肺诃子，敛肝白芍。）

今天的讨论很热烈。四气五味理论有待丰富，也有待于去粗取精、去伪存真。尤其是人体疾病的四气五味如何深入研究是一个很有价值的课题。飞剑说从来不用四气五味来治病，这个很值得探讨。你的方子难道不讲寒热温凉？你可以不去考虑，但你方子的选择已经带了寒热的属性，不是么？寒者热之，热者寒之，不是常理？周源解释一下。

周　源：我认为中药是必须讲四气五味，这是中药的根本，不懂四气五味，处方用药则凭据不足。如仲景见症加减，亦是依据症状的偏性，而以四气五味调之。

于　淼：虽不讲寒热温凉，但寒热温凉已平衡。

仝小林：那方呢？不带有寒热属性？那就是平衡了。这是最高的境界！但是很多复杂的疾病，病因并未搞清，如癌症、糖尿病、尿毒症等如何一招制胜？单纯的疾病，如链球菌感染，青霉素是特效药，要管它的证候吗？要管它的症状么？不用！如果是西医能够一招制胜的病，要你中医干什么？为什么现在找中医的大多是西医没有办法或疗效不好的病。这就需要从中医本身的独特视角去思考和解决一部分西医疗效欠佳的病。当然，中医也不可能解决全部。我觉得路要走很多条，不要只限一条。我们要在了解中药四气五味基础上，进一步了解现代药理，两相结合，在处方时兼而顾之，这是提高疗效的可行之路，做到"跳出去，再回归"。

朱向东：我认为中药功效的获得以四气五味为依据。思维也是获取功效的依据，如夜交藤安眠、地龙通络、皂角刺透脓。中药疗效应分层研究，如大枣维 C 多，是其长寿依据，当加深其成分的研究；代赭石降气，是从象思维认识的；黄连清热是从其性味认识的。中药疗效的研究不能只惟成分或只惟性味。

周毅德：仝老师的三味小方，不正是特效药吗？如果临床遣方用药精准，确实立竿见影！包含着对中药四气五味炉火纯青的运用，所以，中药的四气五味应用跳出四气五味再回来运用会更加的出彩！首先要清楚你所选用的中药的性味归经，其次每一种疾病都有他的偏颇，还是仝老师的思路，要用症、证、病、因的临床路径结合中药的性味归经及经方使用才能真正运用好方药。

仝小林：苦酸制甜，大自然中苦为甜之对立，酸为甜之中和。糖尿病为一种"甜病"，故苦酸可以制甜（注：苦如黄连、苦瓜、苦丁茶；酸如乌梅、萸肉、酸枣仁）。甜（甘）是苦的天然对立剂，甜是酸的天然中和剂，故苦酸可以制甜（糖尿病）。病态是疾病在人体的综合外象。调态（如热态、寒态、壅态、亏态、郁态、躁态、湿态、燥态等）是中医最大的优势。任何一种疾病，当它达到某一种"态"时，就已经破坏了人体的整体环境，而环境的稳定是机体各种能力和作用发挥的重要前提，调态为"体内大药"的发挥提供良好的环境。这也正是中医有效治疗疾病的基本原理。体内自有大药，为达到稳态，机体内的自清理、自保护、自组织、自平衡功能时时刻刻都在努力工作。一旦人体出现某方面的显态，表明某方面的平衡已被打破。从表现断失衡，用方药调失衡，是中医的智慧。而上工、中工、下工的区别就在于对隐态的敏锐发现，对显态态势的准确判断和对严重势态的驾驭能力。体实之病，十去其五；半实半虚，十去其七；大虚之病，十去其九。盖体内自有大药，药足则仰之，药少则扶之。病之于药，两相契合，则病易诊。病小药大，气不运药；病大药小，杯水车薪。中药虽然可能不是直接针对病因、病理，但它能够调整人体的生态，寒者热之，热者寒之，湿者燥之，燥者润之，虚者补之，实者泻之。而生态失衡一旦得到改善，体内大药就会正常发挥其作用，使机体恢复平衡。值得注意的是，中药中提取的有效部位、组分、成分因其集中了针对疾病靶点疗效明确、效果显著的物质，进而在治疗"疾病"的指标方面明显优于传统的辨证汤药。但是，以有效部位、组分、成分组成的新药，因其已经"脱离了"原药材的寒热温凉属性，所以用它来治"证"就显得牵强附会了。以山茱萸为例，原药材是酸味的，但从山茱萸提取了有效降糖成分——山茱萸总苷，却变成苦味了，它的性、味、归经已经变了，以此组成方剂，如果还把山茱萸总苷当成山茱萸显然是不正确的。

（五）四气五味与临证用药

仝小林：益气酸敛法治疗糖尿病低血糖医案。

患者，女，47岁。糖尿病14年。胰岛素治疗8年（56U/d），我用中药后逐步减少用量直至停用，至今已5年未用降糖西药。近半月频发低血糖，发时心悸胸闷，冷汗淋漓，手抖，呼吸不相接续。舌暗红，苔薄白，脉疾数无力。方药：红参 15g，五味子 30g，麦冬 30g，煅龙牡 30g，山萸肉 30g，白芍 30g，乌梅 30g，黄芪 30g。服用 30 剂后，低血糖未再出现。

全氏洋花连梅饮：

主治：糖尿病引起的口苦、口干、口渴，多饮、多食、多尿等消渴之证。

组成：黄连、乌梅各 15g，西洋参 6g，天花粉 30g。

方解：黄连清胃火，乌梅生胃津，连梅苦酸制甜，西洋参益气，天花粉养阴。

方歌：洋花连梅胃热除，苦酸制甜气阴复。

注：连梅汤，出自《温病条辨》，原方主治暑羁少阴之消渴。

九、中药毒性析疑

【医论精华点睛】

中药毒性的必然性：关于中药的不良反应古人早已提及，任何药物不可超量应用、不可过久服用、不可不对症服用，否则就会带来诸如肝损伤等不良反应，中药如此，西药亦然。对于中药毒性的问题，一是要在科学研究基础上了解中药的毒性；一是要了解减轻甚或避免毒性的方法。前者需要补充的研究太多，"古云亦云"非常普遍，以之为依据，以讹传讹就会成为常态；后者从炮制、配伍、服药剂量、给药时间等方面的研究都还相差甚远。所以，对于中药的毒副作用不要谈虎色变，而要谨慎对待，该用则用。

选择用毒剧药的原则：①若无可替代，非其莫属，否则能不用就不用。②除遇到急危状况外，应该小量递增，中病即减或中病即止。③讲究配伍，对可能预知的毒副作用，在配伍中避免。④提前告知，病历本上注明已告知。⑤定期检查，随时掌握毒副作用是否发生。⑥避免矛盾，《史记·扁鹊仓公列传》提出"故病有六不治，骄恣不论于理，一不治也"。

【医论现场再现】

（一）中药的毒性辨析

逄　冰：前几天听了一个关于中草药肝毒性的讲座，好多医家都认为中药的肝毒性一方面是药本身的毒性，一方面是医者处方使用不当所致。他们认为许多古代医集中记载服药后有"疸"的表现，在现在可能就是肝功能异常的表现。虽然中药的毒性问题比较敏感，好多都是一家之言。可以肯定的是，有关机构已经调查过药物性肝损伤所占比例，中药确实占有一定比例。不过我分析是不是跟患者自身的免疫、酶的情况关系也挺密切的，为什么同样的汤药有些患者服药后就转氨酶升高了，有些却没有？

郑俊谦：《素问·五常政大论》就提道："大毒治病，十去其六；常毒治病，十去其七；小毒治病，十去其八；无毒治病，十去其九；谷肉果菜，食养尽之。无使过之，伤其正也。"所以，任何药物不可超量应用、不可过久服用、不可不对症服用，否则就会带来诸如肝损伤等不良反应，这是基本的医学常识，甚至可以说是生活常识。西药如此，中药亦然。

（二）熟悉中药毒性的必要性

仝小林：对于中药毒性的问题，一是要在科学研究基础上了解中药的毒性；一是要了解减轻甚或避免毒性的方法。前者需要补充的研究太多，"古云亦云"非常普遍，以之为依据，以讹传讹就会成为常态；后者从炮制、配伍、服药剂量、给药时间等方面的研究都还相差甚远。所以，对于中药的毒副作用不要谈虎色变，而要谨慎对待，该用则用。

刘红梅：毒性就是偏性，用好了就是好药，例如"反应停"在全世界制造了那么多的海豹儿，可是到今天我们仍然在使用，为什么？因为知道药物的不良反应后规范合理的使用仍然可以让它造福于人类。毒药用对了还是药，"反应停"现在依然是好药，用于免疫系统疾病控制。

仝小林：很赞同红梅的观点。"以毒攻毒""以毒克毒""以毒减毒"……正是中医治疗的艺术。能驯服了烈马的才是战神！

沈剑刚：赞同，建议对有些中成药可能的毒性成分和毒副反应列出来供医生参考。红梅所说是在医生用药层面的问题，可以在严格控制下用以毒攻毒等策略。近年来有盲目使用大剂量毒性中药以求速效的现象，且医生缺乏对患者交代及毒性追踪，导致医源性中毒反应的机会大大增加。关于中药毒理学研究的缺乏是中医药走向世界的最大障碍。

（三）毒剧药的选用原则

仝小林：我选择用毒剧药的原则是：①若无可替代，非其莫属，否则能不用就不用。②除遇到急危状况外，应该小量递增，中病即减或中病即止。③讲究配伍，对可能预知的毒副作用，在配伍中避免。④提前告之，病例本上注明已告知。⑤定期检查，随时掌握毒副作用是否发生。⑥避免矛盾，《史记•扁鹊仓公列传》提出"故病有六不治，骄恣不论于理，一不治也"。

郑俊谦：中药大多数是含有不同程度的毒性的！"治病以毒药之偏性而治之"，所以，中药强调君、臣、佐、使合理配位的重要性。单味药的毒副作用并不等于复方中用此药就有毒副作用，中医强调整体观念，辨证论治是有其重要意义的！

沈剑刚：可以从与西药不同的研究途径，先从临床量效的药理毒理入手，再到实验室的路径，这样更符合和解决中医临床用药安全有效性的实际问题。

十、逍遥散证与气郁理论

【医论精华点睛】

逍遥散证的理解：逍遥散证，病机多言气郁、脾弱、血虚，通常的解释是肝木克脾土而至脾虚，脾不生血而至血虚，血虚则肝更旺，形成一个恶性循环。通俗说就是一生气就不想吃饭，不吃饭就血亏，血亏则脾气更大。当然是情志病在先，但逍遥散之肝郁血虚脾弱，它的形成是长时间的，情志为先，长期忧思，耗伤心血，而不能理解为一生气就血虚。当然气滞还可以诱发许多其他疾病，何处气滞则病在何处，非只脾虚、血虚一途。

气郁的病因和转归：气郁是病机，当先辨机成之因，再辨机伤之位，次寻机成之果。论因，思、怒、忧、恐、怨、恨均可成郁；论位，当有五脏、六腑、在经、在络之别；论果，气血关系最密，先成瘀血，血不利则为水湿、痰饮。气为阳，阳为火，气郁不行则能量聚积炼痰为痰火，炼瘀为瘀热，气郁少见寒湿，气虚寒湿，寒瘀则成，故而用顺气之性行之、发之、散之、开之均为正治。气虚亦成气郁，多指肝气虚弱，升力不够而郁，行气五磨饮子，散气越鞠丸，发之升阳散火汤。

【医论现场再现】

（一）逍遥散证之病机

仝小林：通常的解释是肝木克脾土而至脾虚，脾不生血而至血虚，血虚则肝更旺，形成一个恶性循环。通俗说就是一生气就不想吃饭，不吃饭就血亏，血亏则脾气更大。当然是情志病在先。

仝小林：血瘀即用化瘀药，水湿就用利水渗湿药。脾虚生湿，寻常理也。

郑俊谦：按《太平惠民合剂局方》是治疗血虚肝郁引起的胁肋作痛，头痛目眩，神疲食少，但理法为散郁调经，其又验证为肝郁引起血虚，当然脾虚之久，方血虚，所以用之临床必须辨证施之。

沈仕伟：逍遥散之肝郁血虚脾弱，它的形成是长时间的，情志为先，长期忧思，耗伤心血，而不能理解为一生气就血虚。

郑俊谦：气滞引起肝郁，肝郁引起疏泄不畅，脾胃运化失常，必然血虚，血虚不能养肝，则引发肝郁。人一生气，不能直接导致血虚。生气是个因，其果是多方面。

黄飞剑：气滞可引发多种疾病，就看机体什么地方虚了？

沈仕伟：我想气滞导致的结果是多方面的，可以是气滞血瘀，也可以是气滞肝郁克伐脾土，而导致脾虚，气血不足。

仝小林：气滞，滞在何处？何处气滞则病在何处，非只脾虚、血虚一途。

黄飞剑：审清气滞的病因很关键，很多人爱生气却没有气滞的表现。

仝小林：飞剑的思维，始终是治病求本。非常可贵！但临床上，常常是不知本，或是明知本而不能治本。比如：明知夫妻关系紧张，引起气郁气滞，作为内科大夫，你又能奈之何？本不可知或不可治之时，只有调态。所以，调态是第二位的。第一位是审因论治。

（二）气郁理论

祝　捷：我理解是气郁可以导致水湿和血瘀，但不能直接导致实火。造成虚火或郁火或是实火，气郁不是根本病机。

刘志龙：这个有点类似科研论文的一级推理，二级推理，三级推理。"见肝之病，知肝传脾，当先实脾"，按五行的生克乘侮规律，五脏六腑皆密切相关，如果无限推演，五脏六腑无不关联，但是临床上相关的病变往往生于最直接的病变之因。

周毅德：学生之见，临证时辨郁证

最切合实际的莫过于朱丹溪、张景岳两位医家。朱丹溪分气、血、湿、火、食、痰为六郁，而六者之间又常有相因之势，如气郁则湿留，湿滞则火生，火郁则痰壅，痰多则血凝，血凝则食结，便成痞、满、胀、痛、秘、结诸证，这是偏于实证一类的郁。情志郁应该分虚实，故而有怒郁、思郁、忧郁三种。

朱向东：气郁是病机，当先辨机成之因，再辨机伤之位，次寻机成之果。论因，思、怒、忧、恐、怨、恨均可成郁；论位，当有五脏、六腑、在经、在络之别；论果，气血关系最密，先成瘀血，血不利则为水湿、痰饮。气为阳，阳为火，气郁不行则能量聚积炼痰为痰火，炼瘀为瘀热，气郁少见寒湿，气虚寒湿，寒瘀则成，故而用顺气之性行之、发之、散之、开之均为正治。气虚亦成气郁，多指肝气虚弱，升力不够而郁。

朱向东：行气五磨饮子，散气越鞠丸，发之升阳散火汤。

沈剑刚：探讨中医理论，诸如气郁、气结和气散等，需要在确立中医名词的内涵与外延的基础上，建立大量规范化临床实践的基础，有必要对中医药理论作出重新梳理。如当今一些以经方冠名的各流派或名家，往往以各自的理解阐释某一方证，依据某经文只言片语而言以某方治某病，而用方已远超原方药味，就方药观之，不同人可以解释为不同方的来源。使后学之士，无以重复其疗效。

朱向东：气郁的问题与情绪疾病密切相关，解决气郁问题，是中医治疗情绪病的关键。

李增辉：凡病一般要从六郁、喜怒哀乐及先天后天系统观察分析。要紧扣气郁、血郁从何而来，气虚、血虚为何产生？光谈气郁，既繁琐，又犹枝蔓，可能会害人误己。

王　强：学生觉得"气郁"二字似乎过于泛泛。应该首先定义郁的病因、病位、病程。气郁有虚郁、实郁，有脏郁、腑郁，有肝郁、肺郁，有久郁、短郁等。脏郁中，心、肝二经多涉血分，肺、脾二经多涉气分，涉血易血瘀又易化火，涉气易气结又易耗气，又生痰湿。此外，即使肝郁又有在脏在腑、在经在焦膜、在厥阴在少阳之分，如肝木不生化下寒，胆木不降化上热；又如肝郁日久多见气血不足、脾土不旺，即使郁象明确，可稍一行散，便会腹（脐周或脐下）痛肠鸣、失眠经少。

十一、"五泻心汤"的临证运用要点解读

【医论精华点睛】

仝小林论"五泻心汤"：半夏泻心汤病位主要在胃，累及食道和肠，治疗胃脘痞满为主。生姜泻心汤病位主要在胃肠，治疗下利、痞满等。甘草泻心汤病位主要在全消化道，治疗下利为主之胃肠病及狐惑病。三者病机的基础是脾虚胃热，寒热错杂、虚实相兼。半夏泻心汤证是饮盛，生姜泻心汤证是寒盛，甘草泻心汤证是虚甚。大黄泻心汤治心气痞结而不硬者，附子泻心治大黄泻心证而夹阳虚者，半夏泻心治大黄泻心证而重按之硬满者，生姜泻心治半夏泻心证而夹饮食者，甘草泻心治生姜泻心证而夹胃虚者。证虽各有异，至其外邪已解而中气自结者则一也。

在代谢综合征中，大黄黄连泻心汤治的是土壅实证阶段，半夏泻心汤治的是脾虚胃热的虚实相兼阶段，理中汤治的是脾虚阶段。附子泻心用三黄，寒加热药以维阳，痞乃热邪寒药治，恶寒加附最相当，此方是治疗真热痞兼表阳虚的表虚热痞证。千万不可理解为附子去三黄之寒性！泻心汤的应用，非常适合现代疾病，尤其是抗生素滥用、不良生活方式、过度精神压力导致的神经内分泌免疫网络的失调，菌群的紊乱。

【医论现场再现】

（一）半夏泻心汤证的病位、主治及姜类药的区别

仝小林：半夏泻心汤证的病位在哪？根据《伤寒论》和《金匮要略》原文可否认为病位主要在胃，累及食道和肠？

何莉莎：病位在胃和肠，病机为中焦虚损，寒热错杂。

仝小林：半夏泻心汤里有姜。请穆老师讲解姜的区别应用。

穆兰澄：生姜：味辛性温，长于发散风寒、化痰止咳，又能温中止呕、解毒。含特有的"姜辣素"能刺激胃肠黏膜，使胃肠道充血，消化能力增加，使血管扩张，血液循环加快，促使身上的毛孔张开，这样不但能把多余的热带走，同时还把体内的病菌、寒气一同带出。

干姜：偏于温里，温肺化饮，重在温煦。干姜的炮制，水泡3～6小时，闷润，切片，晒干。古时有水泡3日、曝干的记载。

炮姜：取姜片或块，置于预热好的有砂子的锅内用武火烫至膨大蓬松，外表棕褐或棕黑，取出，喷洒少量水，晾干。炮姜质地疏松，气香，味苦辛，性温，归脾、胃、肝经。有温中散寒、温经止泻之功效。炮姜其辛燥之性较干姜变弱，但温经作用缓和持久，多用于虚寒性腹痛、腹泻。

姜炭：性温，有温经止血、温中止泻之功效。炮姜与姜炭炮制时的火力与程度不同，炮姜用砂烫，炒时迅速，受热均匀，时间短，膨胀起泡，保留部分挥发油，偏于温中。炮姜炮制时应注意膨胀度，去除一定的挥发油。姜炭以炒炭为目的，炒炭存性，注重颜色为焦褐色，炮制时的损耗也多，偏于止血。

（二）生姜泻心汤的病位、主治及仝小林实用验案

仝小林：我喜欢用生姜之辛散，配合黄连之苦降，用于胃郁证。让我们再看一下生姜泻心汤。其病位大家是否同意在胃肠？

生姜泻心汤治疗腹泻案：患者，男，25岁。主诉：肠鸣腹泻半月余。患者近半个月出现肠鸣腹泻，日行三四次，脘腹痞闷不舒，胃中有振水声，怕凉，进食生冷或刺激性食物后腹泻加重，面色㿠白。舌质暗红、苔白，脉沉弦尺弱。

中医辨证：脾胃阳虚，水气内停。

治法：温中和胃，宣散水气。

处方：生姜泻心汤加减。半夏15g，黄连15g，黄芩30g，诃子15g，炙甘草15g，茯苓60g，生姜5片。服药20余剂后，腹泻肠鸣及胃中振水声消失，惟进食生冷或刺激性食物后偶有发作。

仝小林：生姜泻心汤可以定位在肠胃，因为有下利。那么生姜泻心汤为什么能止利呢？

何莉莎：因为中焦阳虚，不能温化水湿，水湿走于肠间而兼泄利。四两生姜温散胃肠间水气，故而能止利，而且黄连本身就是止泻止痢最好的药物。

仝小林：虽然患者是脾胃虚寒，但在大量生姜应用的前提下，黄连已去其苦寒伤胃之性，存其止泻之用。在病历中我还加了茯苓利小便实大便，还用了15g诃子。

（三）甘草泻心汤的理解及主治疾病

仝小林：再看看甘草泻心汤，仕伟来讲讲白塞综合征。甘草泻心汤的主症和这个病有什么关联？

沈仕伟：白塞综合征又名贝赫切特综合征，以口腔溃疡、生殖器溃疡和眼色素膜炎为主要临床表现的慢性、复发性累及多个系统的疾病。病情呈反复发作和缓解交替过程。

郭　允：关联性很大。

李发枝教授用甘草泻心汤治疗白

塞综合征医案：患者，男，41岁，外企公司经理，于2006年9月13日初诊。自诉半年前因发热、腹泻、体质量减轻，入青岛某医院检查治疗，先后行结肠镜及电子肠镜及HIV检查，均未发现阳性结果。输液治疗及内服西药后，腹泻得以控制，但患者低热不退，几个月来体温37.3~38.2℃，动则大汗淋漓，湿透衣服，且纳差，泛酸，偶尔胃部有刺痛感。查体：神疲乏力，舌质淡，边有齿痕，舌苔白腻，脉沉细而弱。询及既往史，曾有反复发作之口腔黏膜溃疡，且近年来自觉视力下降。中医辨证为狐惑病，病机为中虚湿热，治予甘草泻心汤颗粒剂，处方：甘草24g，清半夏30g，黄芩10g，黄连3g，干姜9g，党参10g，黄芪50g，白术15g，防风10g。21剂，水冲服，每日1剂。二诊，不愈之低热已全部消失，纳食增加，惟时而仍觉胃部嘈杂、泛酸，原方去黄芪、白术，续服14剂。嘱患者注意饮食，少吃蜂蜜及水果，随访至今，未再复发。口腔溃疡在白塞综合征中的比例非常高，是非常重要的甘草泻心汤症候之一。白塞综合征比较严重的病例在死亡解剖后，从口腔到肛门都有严重溃疡，而甘草黏膜修复能力很强大。

仝小林：为什么使用大剂量甘草，大家想过么？

王　强：有类激素作用？

仝小林：王强说得很对！我在治溃疡性结肠炎的脾胃虚寒患者时，喜欢用甘草泻心汤，就是基于此考虑。穆老师，请您讲讲甘草的现代药理研究。

穆兰澄：甘草根和根茎含甘草酸，是甘草次酸的二葡萄糖醛酸苷，为甘草的甜味成分；此外，尚含多种黄酮成分。甘草有类似肾上腺皮质激素样作用。对组织胺引起的胃酸分泌过多有抑制作用，并有抗酸和缓解胃肠平滑肌痉挛作用。甘草黄酮、甘草浸膏及甘草次酸均有明显的镇咳、祛痰作用。甘草还有抗炎、抗过敏作用，能保护发炎的咽喉和气管黏膜。甘草浸膏和甘草酸对某些毒物有类似葡萄糖醛酸的解毒作用（《中药学》）。

何莉莎：甘草肾上腺皮质激素样作用：①盐皮质类固醇样作用，能使实验动物的尿量及钠排出减少，钾排出增多，血钠上升，血钙降低。②糖皮质类固醇样作用。

仝小林：和免疫相关的消化道相关疾病，凡属脾虚胃热、寒热错杂、虚实相兼者可考虑甘草泻心汤，重用甘草。所以，大家是否同意甘草泻心汤的病位在全消化道？

何莉莎：同意，结合《伤寒论》和《金匮要略》以及现代药理对甘草的认识可以这样理解。

郭　允：李发枝老师还用此方治疗干燥综合征、强直性脊柱炎、复发性口腔溃疡、艾滋病引起的消化道病变等。

（四）五泻心的联系与区别

沈仕伟：半夏泻心汤病位主要在胃，累及食道和肠，治疗胃脘痞满为主。生姜泻心汤病位主要在胃肠，治疗下利、痞满等。甘草泻心汤病位主要在全消化道，治疗下利为主之胃肠病及狐惑病。三者病机的基础是脾虚胃热，寒热错杂、虚实相兼。

仝小林：大黄黄连泻心汤、附子泻心汤和这几个泻心汤有何联系呢？

周毅德：半夏泻心汤证是饮盛，生姜泻心汤证是寒盛，甘草泻心汤证是虚盛。大黄泻心汤治心气痞结而不硬者，附子泻心治大黄泻心证而夹阳虚者，半夏泻心治大黄泻心证而重按之硬满者，生姜泻心治半夏泻心证而夹饮食者，甘草泻心治生姜泻心证而夹胃虚者。证虽各有异，至其外邪已解而中气自结者则一也。

仝小林：在代谢综合征中，大黄黄连泻心汤治的是土壅实证阶段，半夏泻心汤治的是脾虚胃热的虚实相兼阶段，理中汤治的是脾虚阶段。代谢综合征和其他疾病一样，经历实、虚实相兼、虚的过程。还有一个问题。附子泻心汤用了三黄为什么还用附子？为什么用三黄？

附子泻心用三黄，寒加热药以维阳。痞乃热邪寒药治，恶寒加附最相当。此方是治疗真热痞兼表阳虚的表虚热痞证。千万不可理解为附子去三黄之寒性！泻心汤的应用，非常适合现代疾病。尤其是抗生素滥用、不良生活方式、过度精神压力导致的神经内分泌免疫网络的失调，菌群的紊乱。

（五）仝小林泻心汤的临床应用

1. 半夏泻心汤治疗瘦型糖尿病

患者，男，48岁。主诉：无明显诱因出现消瘦、乏力半月余。查血糖升高，确诊为2型糖尿病，口服格列吡嗪、格列喹酮、阿卡波糖。刻下症：口干口渴，易汗出，周身乏力，食欲不振，胸闷，胃脘胀满及矢气增多，大便干结。查体：空腹血糖22.5mmol/L。舌暗，边有齿痕，苔黄，脉沉略数。半夏泻心汤合小陷胸汤：半夏9g，黄连60g，干姜9g，黄芩60g，瓜蒌仁30g，天花粉30g，知母30g，生石膏60g，生山楂30g，生大黄（单包）6g。服7剂。二诊述自上次就诊后，自停3种降糖西药，控制饮食，空腹血糖14.6mmol/L，餐后2小时血糖12.3mmol/L，口渴明显减轻，胃胀及矢气多症状已消除，仍觉周身乏力，食欲较差。上方中黄连加至90g，干姜加至12g，知母加至60g，继服。1个月后，患者诸症好转，空腹血糖已降低到6.3mmol/L，餐后2小时血糖5.6mmol/L。

2. 半夏泻心汤治疗失眠

患者，女，23 岁。主诉：眠差多梦十余年。自诉自幼眠差多梦，晨起对梦境记忆清晰，劳累则多梦明显，饭后呃逆阵作，无反酸，时腹胀腹泻，纳食不佳，口淡无味，怕热，多汗。月经延迟，时有血块，量少。时感心烦易怒，精神不振，注意力不集中。面色红赤，舌淡苔白，边有齿痕，脉沉。半夏泻心汤加减：半夏 30g，黄连 9g，黄芩 15g，红参（单煎兑入）6g，炒酸枣仁 60g，诃子 15g，生姜 3 片。患者服上方 14 剂后诸症改善，守方加剂，黄连易为 15g，黄芩易为 30g，炒酸枣仁加倍至 120g，红参至 9g。继服 28 剂后复诊，诸症缓解，体健神佳，特来答谢。

3. 半夏泻心汤治疗痤疮

患者，女，26 岁。主诉：面部痤疮反复发作 6 年。春夏季节重，伴有背部广发痤疮，时痒，曾服大量清热解毒中药而未效。平日四肢末端欠温，天稍凉则明显；同时手脚心热，入夜尤甚。现颜面潮红，皮肤灼热，痤疮以脓疱为主，挤压有白色米粒样分泌物排出，时常便秘。舌红，苔薄黄边齿痕，脉数。半夏泻心汤：半夏 30g，黄连 15g，黄芩 30g，丹参 30g，生甘草 15g，白芍 15g，生姜 3 片。服 14 剂后，颜面、背部痤疮已愈大半，四末温凉正常。后改水丸服 1 月善后，诸症悉平。

4. 半夏泻心汤治疗反复多发口腔溃疡

患者，女，77 岁。糖尿病 8 年，口腔溃疡 10 余年，1～2 次／月。此次口腔舌唇黏膜见多个点状溃疡 1 周，边红赤痛甚，心烦焦虑眠差，多食易饥胃胀，大便黏腻难下。舌红，苔黄白相间微腻。半夏泻心汤：半夏 30g，黄连 30g，黄芩 30g，酒大黄 9g，炙甘草 15g，太子参 30g，炒枣仁 30g，生姜 5 片。2 剂痛消眠安，5 剂溃疡愈合。随访半年未复发。

5. 甘草泻心汤治疗腹泻

患者，女，50 岁。主诉：乏力、消瘦 3 日。查空腹血糖 6.2mmol/L，未服降糖西药。刻下症：倦怠乏力，体重减轻，胃脘痛，肠鸣腹泻反复发作，每日三四次，无恶心呕吐，口干，面色萎黄，纳可，眠差。舌淡，苔薄，脉弦。甘草泻心汤加减：炙甘草 30g，半夏 9g，黄连 15g，黄芩 30g，干姜 12g，红参（单煎兑入）6g，茯苓 60g。服药 7 剂。二诊：空腹血糖 5.51mmol/L，餐后 2 小时血糖 5.9mmol/L，口干、乏力好转，肠鸣减轻，大便已成形，每日 1 次，现胃仍胀痛，食欲较差，眠差。上方中黄连改为 9g，加炒蒲黄 15g，苦参 9g，继服 28 剂。三诊：空腹血糖 5.8mmol/L，食欲好转，胃痛消失，偶有胃胀，乏力，气短，自觉惊悸，于原方中加补中益气浓缩方（黄芪 60g，炒白术 15g，枳实 30g），服药半个月，诸症悉除，精神亦佳。

6. 附子泻心汤治疗糖尿病肾病

患者，女，63岁。主诉：血糖升高8年。注射精蛋白生物合成人胰岛素注射液（预混30R），早32IU，晚24IU，中午口服盐酸吡格列酮片15mg，空腹血糖5.8mmol/L，餐后2小时血糖6.3mmol/L。1周前查血肌酐145μmol/L，尿素氮15.38mmol/L，尿酸461mmol/L。有高血压病史8年，血压最高为200/100mmHg。刻下症：乏力，下肢发凉、疼痛，大便干，二三日一行，夜尿3次每晚，眠安。舌淡苔厚腻，舌底瘀，脉弦硬细数。血压180/80mmHg。附子泻心汤加减：附子（先煎8小时）15g，酒大黄（单包）20g，黄芪60g，丹参30g，生山楂30g，红曲9g，威灵仙30g，牛膝30g，钩藤（后下）30g，天麻15g，肉苁蓉30g，锁阳30g。上方加减服用2个月。二诊：患者乏力及下肢凉、痛好转，大便调，每日1次，血肌酐130μmol/L，尿素氮13.33mmol/L，24小时尿蛋白定量2 520mg，血压215/100mmHg，舌淡，脉弦硬。上方去生山楂、威灵仙，加地龙30g，服28剂。二诊：血压降为145/80mmHg，血肌酐124μmol/L，尿素氮9.62mmol/L，24小时尿蛋白定量1 800mg，乏力基本消失，下肢凉减轻70%，疼痛减轻50%，夜尿2次。

7. 大黄黄连泻心汤治疗代谢综合征

患者，男，42岁。主诉：2型糖尿病7年余。刻下症：口干口渴，饮水多，尿量多，纳食多，全身乏力，易饥饿心慌，眠安，大便正常，每日2～3次。身高173cm，体重100kg，血压145/105mmHg。舌质暗红，苔薄黄，脉沉小滑略数。查：糖化血红蛋白8.4%，甘油三酯2.49mmol/L。大黄黄连泻心汤：酒大黄（单包）15g，黄连30g，化橘红30g，决明子30g，生山楂30g，红曲9g，藏红花（分冲）2g，三七15g，服28剂。二诊：口干口渴减轻，纳食减少。糖化血红蛋白7.4%，甘油三酯1.9mmol/L，血压140/90mmHg。

8. 大黄黄连泻心汤治疗便秘

患者，女，39岁。主诉：烦闷不适半月余。体检发现血糖升高，空腹血糖6.5mmol/L。刻下症：心中烦闷不舒，面赤潮热时作，口中有烧灼感，口唇生疮疱，眠差，多梦，大便干，两日1次。大黄黄连泻心汤合栀子豉汤加减：黄芩30g，黄连30g，生大黄（单包）6g，干姜9g，桃仁12g，炒酸枣仁30g，五味子15g，栀子30g，淡豆豉9g。服药半个月，患者自觉神清气爽，心烦、失眠、便秘等症均明显改善，大便每日1次，解便痛快。

十二、温病效方"升降散"

【医论精华点睛】

仝小林论升降散：升降散攘外安内、内外通和、杂气之流毒顿消，凡清阳不升浊阴不降，表里不和交通不畅者恒用之。适用于慢性肾炎、淋巴结炎、鼻窦炎等由于外邪起动内邪而加重的疾病。

【医论现场再现】

（一）升降散应用探讨

仝小林：今天我们来谈谈升降散。

赵林华：《伤寒瘟疫条辨》是方以僵蚕为君，蝉蜕为臣，姜黄为佐，大黄为使，米酒为引，蜂蜜为导，六法俱备而方乃成。僵蚕味辛苦气薄，喜燥恶湿，得天地清化之气，轻浮而升阳中之阳，故能胜风除湿，清热解郁，从治膀胱相火，引清气上朝于口，散逆浊结滞之痰也；蝉蜕气寒无毒，味咸且甘，为清虚之品，能祛风而胜湿，涤热而解毒；姜黄气味辛苦，性温，无毒，祛邪伐恶，行气散郁，能入心脾二经，建功辟疫；大黄味苦，大寒无毒，上下通行，亢盛之阳，非此莫抑；米酒性大热，味辛苦而甘，令饮冷酒，欲其行迟，传化以渐，上行头面，下达足膝，外周毛孔，内通脏腑经络，驱逐邪气，无处不到；蜂蜜甘平无毒，其性大凉，主治丹毒斑疹，腹内留热，呕吐便秘，欲其清热润燥，而自散温毒也。盖取僵蚕、蝉蜕，升阳中之清阳；姜黄、大黄，降阴中之浊阴；一升一降，内外通和，而杂气之流毒顿消矣。

沈仕伟：升降散是一首治疗温病的名方，由僵蚕、蝉蜕、姜黄、大黄、米酒、蜂蜜等组成，此方源于《万病回春》之"内府仙方"，后被其他医家收录更名为"太极丸""赔赈散"，至杨栗山《伤寒瘟疫条辨》将其改名为"升降散"，并扩展用之。

仝小林：我用升降散时，凡清阳不升浊阴不降，表里不和交通不畅者恒用之，每获良效。慢性肾炎蛋白尿、血尿常因感染加重，尤其是咽喉壁充血、扁桃体红肿化脓，这是因为邪伏肾络，外邪勾起内邪。治之之法，必攘外安内。我常用升降散加金银花、连翘、冬凌草等；水肿者，用麻黄加术汤；气虚者，用玉屏风散补气托邪。切勿见蛋白增多即固涩，见血尿加重即止血。

（二）升降散医案举隅

医案一：升降散加减治疗反复发作性坏死性淋巴结炎

患者，男，12岁。曾3次高热2月余不退，抗生素无效，激素可退热。体温38.7℃，淋巴结蚕豆大，质硬疼痛拒按，便秘，舌红绛。辨证：热毒壅滞。方药：升降散加减。蝉蜕10g，僵蚕10g，生大黄3g，全蝎5g，蜈蚣2条，土茯苓30g，败酱草20g，野菊花20g，生石膏30g，芦根30g，赤芍20g，丹皮15g，三棱3g，莪术3g。加减服用19剂，热退、结消、便通。

医案二：升降散加减治疗IgA肾病

患者，男，32岁。蛋白尿、血尿、咽痛1年余。24小时尿蛋白定量3.6g，肌酐127μmol/L，总胆固醇5.38mmol/L，尿酸440μmol/L，甘油三酯2.29mmol/L。苔黄厚微腻，脉稍滑数。辨证：风湿伏肾，精微渗漏。治法：透邪疏络。方药：升降散加减。蝉蜕、僵蚕、生大黄各9g，生黄芪、金银花、赤芍各30g，水蛭粉3g，丹参、雷公藤、生甘草、荷叶、威灵仙各15g。加减服药1年，咽痛消失，24小时尿蛋白定量降为0.66g，尿酸429μmol/L，余降至正常。

医案三：升降散加减治鼻渊

患者，女，66岁，2003年3月初诊。主诉鼻塞流涕、喷嚏20年，加重3年。早晚鼻阻塞加重，流清涕，喷嚏连连，每于秋冬尤甚。平素腹胀，便软。面黄无泽，舌质淡白，舌根微腻，苔微黄，脉沉细，尺脉沉甚。诊断：鼻渊，脾胃湿瘀、肾阳不足、清窍郁堵。治法：升清降浊，健脾化瘀，补肾固本。方药：升降散加减。僵蚕12g，蝉蜕9g，姜黄6g，酒大黄6g，羌活9g，怀牛膝20g，川牛膝30g，威灵仙6g。1周后复诊各症均有明显好转，加减服42剂而愈，随访至今未复发。

医案四：升降散加减治前列腺炎增生

患者，男，72岁。尿频尿不尽10余年，加重1个月，西医诊断为前列腺炎、前列腺增生。夜尿6～7次，尿不尽，会阴胀痛，大便头干尾微稀，饮食不香，体偏瘦。舌质薄滑，苔微腻，脉细紧，尺脉沉。用升降散佐二陈汤加减，僵蚕9g，蝉蜕9g，姜黄30g，酒大黄6g，锁阳50g。7剂后夜尿减轻，21剂后症状愈。

十三、六味地黄丸临床运用杂谈

【医论精华点睛】

仝小林论六味地黄丸：六味地黄丸的适应证虽有三百多种，但对两种病特效：

其一是中老年足跟痛(肾气亏虚),其二是胃黏膜肠上皮化生。前者可服六味地黄丸浓缩丸,每次 6g,每日 2 次,连服 3 个月;后者可服六味地黄丸大蜜丸(含化),每次 9g,每日 2 次,连服半年。

【医论现场再现】

仝小林:我国本草研究第一人尚志钧老先生特别推崇六味地黄丸。他认为四十岁以上,吃了不上火者即不是脾胃虚寒者,均可长期服用,可延年益寿。大家谈谈对六味地黄丸的认识。

逄 冰:六味地黄丸可预防癌变,阻断食管、胃上皮细胞重度增生的效果良好,还能调节交感神经和内分泌功能,增强吞噬免疫功能。舌下含服,使食道得以净化,蜜丸慢慢咽下有利于更好地作用于病变部位,使食管、胃部得以充分吸收药物。方中熟地黄、山药、山茱萸具有滋补强壮的作用,可提高人体的免疫力;牡丹皮有抗血液循环障碍的作用。

仝小林:给大家分享一个案例:患者,男,55 岁。胃部胀痛 2 年,影响睡眠,大便黏腻不爽,2013 年胃镜示:反流性食管炎,慢性浅表性胃炎伴胆汁反流,十二指肠球炎,部分腺体轻-中度肠上皮化生。舌质暗,苔根部腐腻,脉弦稍缓。辨证为湿热中阻,日久伤阴,予葛根芩连汤加减。具体方药:葛根 30g,黄芩 30g,黄连 15g,生甘草 15g,蒲公英 30g,生薏苡仁 30g,清半夏 15g,白及 15g,生姜 3 片,考虑湿热伤阴及肠上皮化生,配合六味地黄丸(大蜜丸)含化(每次 9g,一日 2 次)。服用 6 个月后,胃胀痛消失,大便成形,日 1 次,胃镜示十二指肠球炎、肠上皮化生消失。

陈宝龙:我的脉学老师王文成医生关于六味地黄丸的应用有一段精辟论述:六味地黄丸凭脉应用七原则。①左脉微弱,右脉豁达有力。原因:右脉主气,气有余便是火。故左微右大。②两尺脉浮而无力,宜补下焦,用六味地黄丸。原因:两尺浮而无力阴虚之证也。③右尺脉旺,六味地黄丸主之。原因:右尺为命门真火之地,若无水养之,如灯中无油,则火焰之光必散,必待油满,而灯之火焰自小,此自然之理。④左尺脉单旺,六味地黄丸主之。原因:左肾为水,肾水原微,火乘水位,水虚无疑,六味地黄丸以救肾水。⑤寸脉旺,两尺微细,六味地黄丸。原因:阴水不升,阳火不降,水升火降,人身坎离交矣。⑥左心脉旺,右尺命门脉亦旺,六味地黄丸。原因:心君不主令,命门相火代之。⑦凡脉沉而带数,阴中伏火也,宜泻阴中浮火,六味地黄主之。

十四、急危重症仰承气（汤）

【医论精华点睛】

仝小林论承气类方：无胃气则死，急危重症一旦发展到肠道麻痹、毒血症等导致药力不运程度，病情就会十分危险，及时而准确地应用承气类方是关键。因为"胃肠通则气血活"，胃肠是最大的气血之乡，承气类方除了能够改善肠道环境外，还可以改善全身脏器的循环，尤其是肾灌注。其服法要点：一是预服量；二是中病即止。

【医论现场再现】

（一）伤寒论的四承气汤

仝小林：今天我们谈谈承气汤类方。仕伟先把仲景的承气类方，归纳一下。

沈仕伟：承气汤类方大致有：大小承气汤、调胃承气汤、桃核承气汤。组成及剂量（1两按照15g换算）依次为：

①大承气汤：大黄四两60g（后下），芒硝三合即三两45g，枳实五枚（一枚近14g，五枚约70g），厚朴八两120g（枳实量少、厚朴量大）。水一斗，先煮枳实厚朴，取五升，纳大黄，煮取二升，纳硝，更上微火一两沸，分温再服，得下，余勿服。

②小承气汤：大承气汤减芒硝，枳实厚朴亦减。大黄四两60g（无后下，同煎，大黄剂量与大承气汤同），厚朴二两30g，枳实三枚42g。水四升，煮取一升二合，分温两服。初服药，当更衣，不尔者，尽饮之，若更衣，勿服。

③调胃承气汤：大黄、芒硝各四两60g，炙甘草二两30g。大黄不后下，水三升，取一升，纳芒硝，更上火微煮令沸，少少温服之。

④桃核承气汤：桂枝二两30g，桃仁一两15g，大黄（不后下）四两60g，芒硝二两30g，甘草二两30g（用大黄下瘀血）。日三服，当微利。微利仅通大便，不必定下血也。

仝小林：桃核承气汤常常用在发病3～4日余热尚存时，故需透表。急性肾功能衰竭，导致血瘀膀胱，阳气不化，水钠潴留，故需通阳化气。承气本走谷道，预借其逐瘀之大力，又要引力入膀胱，故需桂枝为引。透表，是尚有余热；解表，是邪尚在表。所以，桂枝在此方中作用有三：一是透表；二是通阳化气；三是引药入膀胱。因此，治疗杂病用桃核承气汤，不用桂枝可也，比如术后肠粘连引起之肠梗阻。我在治疗流行性出血热和急性肾功能衰竭中体会到，承气类方增加肾血流灌注、缓解肾衰作用甚强。其机制可能是王清任讲的"胃肠通则气血活"。胃肠是最大的气血之乡。在温病为什么下不厌早？因为胃肠通则毒素少，胃肠通则气血活。我在抢救重症出血热时常感到一旦错过可下时机则回天无术。为什么？因为肠道麻痹、毒血症等导致药力不运！就是在完全性肠梗阻出现之前，一旦肠鸣音消失便已是毒血症急重，已失去下之时机，再下就会肠穿孔，穿孔就会形成泛发型腹膜炎。什么叫胃不运药？就是胃肠道麻痹，喝了药就呕，运药很关键。利小便是使肠道之水走前阴；通大便，是使肠道运转起来，加强肾灌注。人无胃气则死，为什么？因为不运药了。

沈仕伟：我有一个案例，治疗一个老妇人下腹胀时，既往有过手术病史，诸药乏效，我在束手就擒之际想到了此方，用后便有效了。这个患者我现在想想可能就是肠粘连。

仝小林：请仕伟把这几个方子按一次的服用量再折算一下。

沈仕伟：小承气是分两服，所以单次为：大黄 30g，厚朴 15g，枳实 21g。调胃承气汤：大黄、芒硝各 60g，炙甘草 30g，少少温服之。桃核承气汤是分三次，单次为：桂枝 10g，桃仁 5g，大黄 20g，芒硝 10g，甘草 10g。大承气汤分温再服，我理解是煎好后分多次服。调胃承气大黄不后下，芒硝量大。大承气大黄后下，芒硝量却小些。

仝小林：这里体现的一是预服量；二是中病即止。所谓预服量，是指估计解决问题的最大剂量。治疗急病在当时的条件下留好预服量，一是现去抓药来不及，二是现去熬药来不及。中病即止，不可泻下过度。我在用承气类方治疗急性肠梗阻时，经常是预服量分四到八次服，每小时或两小时一次，保持高效血药浓度，便通即止，疗效非常靠谱，又很安全。

（二）《温病条辨》的五承气汤

仝小林：仕伟，你再把《温病条辨》的五承气汤介绍一下组成和服法。

沈仕伟：《温病条辨》的五承气汤是新加黄龙汤、宣白承气汤、导赤承气汤、增液承气汤、牛黄承气汤。

①新加黄龙汤（苦甘咸法）：细生地（五钱），生甘草（二钱），人参（一钱五分，另煎），生大黄（三钱），芒硝（一钱），玄参（五钱），麦冬（连心，五钱），当归（一钱五分），海参（洗，二条），姜汁（六匙），水八杯，煮取三杯。先用一杯，冲参汁五分、姜汁二匙，顿服之，如腹中有响声，或转矢气者，为欲便也；候一二时不便，再如前法服一杯；候二十四刻，不便，再服第三杯；如服一杯，即得便，止后服，酌服益胃汤一剂，余参或可加入。

②宣白承气汤方（苦辛淡法）：生石膏（五钱），生大黄（三钱），杏仁粉（二钱），栝蒌皮（一钱五分），水五杯，煮取二杯，先服一杯，不知再服。

③导赤承气汤：赤芍（三钱），细生地（五钱），生大黄（三钱），黄连（二钱），黄柏（二钱），芒硝（一钱），水五杯，煮取二杯，先服一杯，不下再服。

④牛黄承气汤：即用前安宫牛黄丸二丸，化开，调生大黄末（三钱），先服一半，不知再服。

⑤增液承气汤：即于增液汤内，加大黄（三钱），芒硝（一钱五分）。水八杯，煮取三杯，先服一杯，不知再服。

仝小林：郑老师，您谈谈在儿科用承气汤类方的经验。穆老师，您给大家分析一下仲景的几个承气汤的煎法。

郑俊谦：儿科很多医生怕用承气汤类，其实承气汤有推陈出新之功，关键在配伍与服法。小儿可采取和服，和服即合入煎好之头煎的药汤中，二煎不放，药汤则平和些，不可头二煎合并分服。

穆兰澄：按原量桃核承气汤中的大黄煎煮时间约在50～60分钟，大黄泻下作用弱，芒硝的作用就相对增加量。芒硝的药理作用：硫酸钠水解后产生硫酸根离子，不易被肠壁吸收，存留肠内形成高渗溶液，阻止肠内水分的吸收，使肠内容积增大，引起机械刺激，促进肠蠕动而致泻。是容积性泻下！

仝小林：我用芒硝一定要患者大量饮水，则承气有类似甘遂、大戟、芫花逐水之功。我们再谈谈吴鞠通的五承气汤。吴鞠通早期的用量和晚期用量也不同。一般规律是，开始是大剂量的医生晚年渐小；开始剂量偏小的医生晚年渐大。仕伟先分析一下五承气汤。

沈仕伟：吴鞠通的五个承气汤立足点为：正气虚而邪气实，当扶正通下，此新加黄龙汤；若肺气壅滞，咳喘不已，则肺与大肠同治，此宣白承气汤；若大小肠均有热，则导赤承气汤；若邪闭心包，则当清心开窍泻热通便，此牛黄承气汤；若无水舟停，则当增液承气汤。

简单说：新加黄龙——正气虚衰；宣白承气——肺气壅闭；导赤承气——气分入营；牛黄承气——窍闭神昏；增液承气——肠燥阴伤。

十五、从仲景的本源煎煮法探索经方之量

【医论精华点睛】

仝小林论中药煎煮：本源煎煮与家庭煎煮法有很多不同，从仲景本源煎煮法探讨经方剂量是一个很新很重要的角度。仲景的本源煎煮法在一定程度上限制

了有效成分的煎出，这可能是经方较大剂量而相对安全的根源所在。提示我们在应用经方时，可以按照现代煎煮时取经方一两等于6～9g，既保证疗效还可以节省药材。

【医论现场再现】

仝小林： 今天我们讨论仲景煎煮法和剂量的关系。以往我们把仲景的煎煮作为标准，但实际上有很多问题，数据提示仲景煎煮法，药材浪费较大。文谨主管药师在煎煮方面，特别是关于仲景的煎药方法做了一些重要的研究。首先请文老师讲一下"973"会议上她们的研究结果。

（一）仲景煎煮法

文　谨： 我们研究了葛根芩连汤煎煮方面的内容，结果发现采用仲景法来煎煮，不同的量值煎煮的效果不同，与处方的比例不一致。1两为13.8g时，煎出量为1两3g的2倍多，而处方量比却是4.6倍。仲景法固定了加水量，随着药量增加，加水倍数是降低的，而且仲景法仅煎煮一次。

穆兰澄： 煎出量与药量增加不成比例？

文　谨： 对，我们研究结果认为小剂量、中剂量煎煮时仲景法可能适合，但大剂量必须煎两次，加入足够的水，否则只是药材量提高，而有效成分未必煎得出来。通过对仲景本源煎煮法和家庭煎煮法的比较研究，发现在量值为1两等于13.8g时，仲景本源煎煮法煎煮，有效成分煎出量只能达到家庭煎煮法的47%～74%。临床在增大饮片使用量时，如果煎煮方法不当，并不能保证有效成分煎出量的等倍量递加，故选择适宜的煎煮方法，对确保汤剂实际的服用量是至关重要的。

周毅德： 以干膏率和12个有效成分的含量为指标，选取经方不同量值（1两等于13.8g以及1两等于3g），采用单因素方差分析2种煎煮方法对葛根芩连汤质量的影响。结果发现1两等于13.8g时，本源法煎煮的有效成分煎出量只能达到现代常规法的47%～74%，干膏率达67%；1两等于3g时，本源法煎煮的有效成分煎出量为现代常规法的102%～148%，干膏率118%。结论：不同量值的经方采用不同煎煮方法会影响药物有效成分的煎出量，为经方的古为今用提供了参考。

仝小林： 这个研究结果提示我们总药量超过150g以上的大方子，如果加水量不充分，一般的家庭煎煮很可能浪费了药材。看似大量其实并非实际的大量，若煎煮不得法很可能是浪费资源。

（二）本源煎煮与家庭煎煮法

仝小林：什么是本源煎煮法？什么是家庭煎煮法？

文　谨：每种方剂的本源煎煮法是不一样的。以葛根芩连汤为例，《伤寒论》中葛根芩连汤的煎煮方法为：右四味，以水八升，先煮葛根，减二升，内诸药，煮取二升，去渣，分温再服。本研究称为"本源煎煮法"。家庭煎煮方法，通常采用诸药同煎，加水量4倍或6倍，先浸泡20分钟，煎煮2次，每次煎煮30分钟。

穆兰澄："本源煎煮法"与家庭煎煮法的区别：①没有浸泡。②只煎煮一次。如果把"本源煎煮法"加上这两点，煎出成分会提高。

仝小林：文老师，你们一共做了几个方子的研究？为什么选择浸泡20分钟？可以分成几类病的煎煮法？有没有大致或基本的结论？比如按照3g、9g、15g。换句话说，在本源煎煮条件下剂量增大并不能和增大药量的倍数成正比？请简述？

文　谨：目前共做了9个，但还没有完全得出结论。剂量增大检测结果与药材剂量不成正比：处方剂量增加4.6倍，成分增加2.2～2.3倍。处方剂量增加3倍，成分增加也是2.2倍左右。

逢　冰：按本源煎煮法，随着剂量的增大有效成分不一定成比例煎出。比如1两等于9g时，煎出的成分是3g的2倍，1两等于13.8g的时候，有效成分仍是2倍左右。仲景处方用量比较大，但煎出的有效成分并不完全。

何莉莎：文老师，不同剂量的加水量是一样的吗？您前面提到家庭煎煮加水4倍或6倍，这个倍数是按照体积还是重量？加水的度量是否做出过推算呢？

文　谨：家庭煎煮加水按照重量进行加水。另外，随着药材剂量的增加，在加水总量不变的情况下，煎出的有效成分不增加，推测可能达到饱和，或者煎出的成分又重吸附回药材。本源煎煮法，处方剂量增加，加水量是固定不变的，加水量是按1升等于200ml来加。加水量增加，成分煎出量增加，但本源煎煮法涉及煮取多少的问题，也就是说不管加水多少倍，最后药材与药液均在一起煮取到一定体积。

仝小林：本源煎煮一般加几倍的水？

徐立鹏：之前张家成和刘峰做的结果是：煎煮一次，加水量最少应为9倍。时间最少50分钟。文老师，本源煎煮法加水量是按《伤寒论》里的1斗=2 000毫升吗？老师，我前一阵算了11个《伤寒论》方药材重量（13.8g）与加水量的比值，大部分是1:（7.2～9），最少是9倍。随着加水量增大，有效成分的煎出量会随之增加。张家成做了6、9、12、15、18倍水。从葛根芩连汤的结果来看，加15倍水的有效成分最高。

穆兰澄： 按文老师说"本源煎煮法，处方剂量增加，加水量是固定不变的"，我理解溶出物会受限制。徐立鹏说的"之前张家成和刘峰做的结果是：煎煮一次，加水量最少应为 9 倍"，是从大部分文献中总结出来的。

文　谨： 这里加水量 9 倍是一个最低量值，所以，在大剂量时最好采用两次煎煮再浓缩。

彭智平： 又或者是鲜药，鲜药本身就含有大量的水分，也就是有足够的加水量，煎煮一次有效成分就能得到充分的溶解？

仝小林： 鲜药能占经方多大比例？文老师，仲景煎煮是不是不弃药材直接浓缩呢？那样势必带走很多有效成分。

文　谨： 我们研究的葛根芩连汤不去药材浓缩，柴胡桂枝干姜汤需要弃药材浓缩。

马艳红： 仲景去滓再煎的有 7 个方：三泻心汤、大小柴胡汤、柴胡桂枝干姜汤、旋覆代赭汤。

仝小林： 两次或三次煎煮就可以避免药材带走大量药汁。这样来看是不是当经方量超过 1 两等于 6g 以后，再增加剂量已经没有实际的意义了呢？虽然从度量衡考据，经方 1 两应为 13.8g，但实际应用上觉得量偏大。但如果煎煮的有效成分量仅仅相当于 6～9g，就和临床剂量比较吻合了。看来经方不仅仅要看处方的剂量还要看煎煮出的实际成分量，若是鲜药和现代饮片对应必

须减量。因此，用经方要按照仲景煎服法，否则剂量就偏大了。

文　谨： 个人认为经方以仲景煎煮法来说，好像不适于大剂量。我们研究的实验结果提示：临床在增大饮片使用量时，如果煎煮方法不当并不能保证有效成分煎出量的等倍量递加，故选择适宜的煎煮方法对确保汤剂实际的服用量是至关重要的。鲜药与现代饮片剂量如何折算呢？是否以水分的损失来折算呢？如果度量考核 1 两等于 13.8g 成立，那么仲景法是否有局限性？

徐立鹏： 请文老师先说一下葛根芩连汤的加水量吧，煎煮了多长时间，倒出来多少药液？如果讲纯粹的本源法应该不浸泡才更准确。不过可以想象不泡的话煎出的成分可能更少。

文　谨： 加水量按含药量算多在 6～10 倍之间，现代家庭煎煮按最低量 9 倍算，15～18 倍加水量越多越好。

1 两等于 3g 时，四味药用水 1 600ml（葛根的 67 倍），先煮葛根，减去水 400ml（约需 40 分钟）（剩余 1 200ml 水，是其余所有饮片的 25 倍），放入其他药，煮取 400ml（即倒出药液 400ml，煎煮时间约为 70 分钟），去滓。

1 两等于 9g 时，四味药用水 1 600ml（葛根的 22 倍），先煮葛根，减去水 400ml（约需 40 分钟）（剩余 1 200ml 水，是其余所有饮片的 8.3 倍），放入其他药，煮取 400ml（即倒出药液 400ml，约为 55 分钟），去滓。

1 两等于 13.8g 时，四味药用水 1 600ml（葛根的 14 倍），先煮葛根，减去水 400ml（约需 40 分钟）（剩余 1 200ml 水，是其余所有饮片的 5.4 倍），放入其他药，煮取 400ml（即倒出药液 400ml，约为 40 分钟），去滓。

家庭煎煮用 6 倍、4 倍水，煎煮 2 次，各煎煮 30 分钟。

徐立鹏：对照张家成的研究，我觉得家庭煎煮的一次加水量是不是应该更大些为好呢？不知文老师有没有做过家庭煎煮两次不同加水量的比较研究？比如第一次 6 倍，第二次 4 倍；或者第一次 8 倍，第二次 6 倍。

文　谨：实际上加水量越多越好，加水 10 倍、8 倍比 6 倍、4 倍好，我们只是遵循了常规的煎煮方法，但常规家庭煎煮法并不是最好。如果采用正交试验筛选，煎煮 3 次才是最好的。

仝小林：从仲景煎服法探讨经方剂量是一个很新很重要的角度。对理解经方大剂量的使用和某些药物剂量过大是一个很好的诠释。所以，我们方药量效研究会建议预防和调理性疾病用 3g，一般疾病用 9g，急危重症用 13.8g。是否可以归纳一下今天的讨论：仲景的本源煎煮法在一定程度上限制了有效成分的煎出。这可能是经方较大剂量而相对安全的根源所在，提示我们在应用经方时，可以按照现代煎煮时取经方 1 两等于 6～9g，既保证疗效还可以节省药材。

（三）饮片质地之变

文　谨：在东汉时代由于历史条件限制，加工药材的工具有限，可能药材块大、厚，导致煎煮不能充分，而且吸水量少，仲景煎煮法也适合，则用大剂 1 两折合 13.8g。而现代随着加工设备的先进，药材又进一步切割成薄片，同时吸水量增多，本源煎煮大剂量则不易煎出，1 两折合 9g 饮片煎煮成分的量则能相当于原来的 13.8g。而煮散又进一步粉碎成颗粒，又能增加煎出成分，可相当于方剂中 1 两等于 6g 剂量，则比原来 1 两等于 13.8g 节约一半量多药材，又比 1 两等于 9g 的现代饮片节约 1/3 药材（与我们研究的数据较为吻合）。所以，随着时代的变迁，饮片外观性状发生了变化，导致用量减少，而仲景煎煮法仍然是具有科学性的。不知以上观点是否正确？

孙玉雯：仲景煎煮法中不同方子煎煮方法不同，比如大承气汤，煎煮过程每步都去药渣。王跃生老师专门按仲景煎煮法做了不同煎煮法对大黄有效化学成分影响的研究，结果显示：去药渣煎煮的药液中总蒽醌含量是不去药渣的 2 倍。就大承气汤而言，仲景煎煮法的煎煮时间及加水量均较现在煎煮的加水量多。对于质地坚硬的药材，在加水量充足的情况下，增加煎煮时间可能比增加煎煮次数更重要些。煮散与饮片煎煮比较中，感觉饮片质地对煎煮影响很大，饮片密度、体积直接决定应该怎么煎煮及是否需要煮散。

仝小林：补充得很好！质地与煎煮的时间，去药渣与煎煮的成分，哪些药适合煮散，这些都是关乎"量"的问题，值得深入研究。你们正在引导中医走向量化的时代。厥功伟矣！研究仲景煎服法对于当今经方学习很有价值，对节省药材意义重大。

十六、"四两拨千斤"与"重剂起沉疴"

【医论精华点睛】

仝小林论量效关系："四两"或"重剂"，基于对疾病性质和势头的准确把握，当然，还有个人的用药风格和习惯。方量和药量，从起效到最佳有效、最大有效以致出现毒性，可以有很宽泛的剂量范围。我们"973"课题研究，是有史以来第一次从临床评价出发的循证医学研究，探讨急危重难疾病的量效关系。中药的有效剂量是有一定范围的，不是随心所欲，不是单纯的艺术，不是单纯的文化，是有科学内涵的，是有量可依的。中医与西医正好相反，西医需要从群体化走向个体化，而中医则要从个体化走向群体化。这个群体化是寻找疾病治疗的共性、靶方、靶药、靶量。没有这样一个过程，就不可能对疾病全面而深刻的把控，就不可能脱离一家一作坊的传统束缚，就不可能实现"鹰的重生"。

【医论现场再现】

（一）"四两拨千斤"与"重剂起沉疴"

仝小林：大家好，今天我们就"四两拨千斤"与"重剂起沉疴"进行讨论。选准支点四两可以拨千斤，只靠蛮劲重剂亦难起沉疴。故辨证在于一个"准"字，用药在于一个"巧"字。你们怎么看中医治病中的"四两拨千斤"和"重剂起沉疴"？为什么会有如此之大的认识差别和手法差异？

朱向东：我理解四两拨千斤是因势利导，借人体之力发力，其前提是人的正气尚足；而"重剂起沉疴"，多用于大病、久病，其前提是人的正气已严重亏虚，无法借力，必须重剂扶正气，补力量。所以，中医看病非常重视态势而采取不同策略。

逄　冰：四两拨千斤，一是借力打

力顺势而为；二是抓住要害牵动病的"牛鼻子"；三是切中病机，手段方法得当。但当一个天平已经严重倾斜时，"四两"只是"四两"，非"重剂"是难拨"千斤"的。"四两"和"重剂"都在"准"的前提下，一个强调"巧"，一个强调"狠"，各有其用，不可偏废。四两之病，千斤之证，找准病根把握机关，以"四两拨千斤"巧力也；倘若千斤之病，千金之证，以四两之力拨之，杯水车薪，足成偾事，必须"重剂起沉疴"。当下会用重剂起沉疴者不多，以至中医在急危重症面前常常显得力不从心，阵地逐年缩小。"四两""重剂"都重要，两手都要硬。（摘自仝小林微博）

黄飞剑：弟子认为在重、大、危急病症上用轻剂是不可能有良效的！温病用轻剂一定起效，是因为温病多为时疫外感症，与外感伤寒一样，几剂药即可见效或者治愈。我认为"重剂起沉疴"是硬道理，当然必须在审因、辨证论治准确的前提下，否则用药再重也是枉然，轻剂治不了真正的顽疾。

王 蕾：没内伤基础的外感病，或是源于此基础的呼吸消化或泌尿症状，抓住核心病机常能四两拨千斤；而内伤病尤其是身心俱伤者，多要顾及各层面的问题，希望最终达到一定程度的扭转；而危重病只能抓主要矛盾、核心病机，用重剂集中火力，争取"刀下留人"。跟随我科李国勤主任抢救过一些危重症患者，用药都是大手笔，在西药基础

上用参附、生脉、红参、西洋参、山萸肉，预后就有保证。

祝 捷：还和患者体质关系很大，有的患者本身脾虚运化无力，如果给剂过大根本无法吸收入血发挥疗效。只能先予轻剂，健脾升提，斡旋中枢，再徐图之。

仝小林：不知大家注意没有：有些医生一辈子都用"轻剂"，并不是该轻则轻，该重则重。

刘观涛：只有让我们心服口服的高疗效医生，我们考察其轻剂派或重剂派才有意义。我提出并正在操作的解决方案是：比如仝院长您自己所解决不了的十个患者（包括应该能治好但效果就是不好），推荐给您需要考察、对谈的那位专家（比如山西老中医李可），最后看这十个患者对方如何处理？效果如何？只有您从临床上考察后非常认可其疗效的医家，才能进一步考察其轻剂、还是重剂。以我为中医临床家服务十多年的经历来看，我至少看到了"轻剂派"的临床疗效没有问题。而对重剂派因为考察例数、人数少，我没有发言权。所谓重剂与轻剂派是看其每年或数年平均的药物剂量。

仝小林：首先，要排除假"轻剂"，即药味特多总方剂量不小。其次，要排除假"沉疴"，即貌似汹汹，其病不凶。第三，要有有效和痊愈时间考察。不要只看单味药物的剂量，必须看整方总量。观涛主任怎么看？

刘观涛： 重剂派的专家，我没有太多考察。所以，并非我否定重剂派。而是我考察的专家，多是经方派，药物总量偏少。

仝小林： 您看的专家平均药味在什么范畴？

刘观涛： 仝院长说的"平均"非常重要！平均大概12味左右，凭我印象。

吴义春： 我在研究生阶段有幸跟随仝老师学习，在老师指导下对于"剂量"有种特殊的感情和更加的敏感。以下简单谈谈个人粗浅的认识。在讨论之前我想先分享两个核心理念：第一，一切的讨论必须基于临床，来源于临床，验证于临床，才更容易重复和验证，更能深入骨髓、切中要害，也更能掷地有声，所以我们的讨论应该只谈自己临床体会和认识，点点滴滴的经验非常宝贵；第二，探讨中医疗效牵涉的面很多，包括药材、煎煮，而对于医者来说两个核心的要素是"药"和"量"，"量"往往是大家比较忽视或者缺乏认真研究的，殊不知每味药都在10g左右的大有人在。四两拨千斤适应证的探讨似乎还需要引入"病势"或者用药节奏的概念。

徐立鹏： 各位老师，仝老师提的四两拨千斤的问题其实就是方药量效关系。我有一点想法：讨论量效关系首先必须有对照，并且在诊断标准、纳入标准、给药方法、疗效指标等方面必须一致时，才好判定量小好，还是量大好。中医医案都是个案，不可能有对照，所以不好用它来评价量效。我们"973"的课题是设计非常严格的研究，已经证明在急症方面超过教科书常规剂量的疗效更好，我想这样的研究和结论是史无前例的，也是最具有说服力的。

仝小林： 探讨大中小方药味之数及总方之量，注：①药味多寡定大中小：《素问·至真要大论》："君一臣二，制之小也；君一臣三佐五，制之中也；君一臣三佐九，制之大也。"②药方总量定大中小可参照：60g以下为小方，120g为中方，180g以上为大方。③一般用量规律：君药量 > 臣药量 > 佐使药量。方子的总量考量，是其中的一个角度。六十以下为小方，君一臣二可预防；百二十克疗慢病，君一臣三佐五尝；百八十克危重难，君一臣三佐九庞。当然，这里指的是"普药"，非指仲景经方。仲景经方平均4.5味，药少而精，药专力宏。方量虽小，可治大病。

仝小林： 我们可不可以这样理解：四两拨千斤，是真四两假千斤。真四两指正气与邪气只差"四两"，假千斤指貌似病重其实不重。譬如秤之两盘，邪气"千斤"，正气"999斤12两"，虽只差四两但秤盘最终导向邪气一方。此时只需"四两"药力，即可拨千斤。如重症感冒，正气已将邪气逼至体表，上焦如羽之药稍助正气则一汗而解。你们怎么看四两拨千斤？

徐立鹏： 我同意老师的说法。如同太极拳的借力打力，都是顺势而为。

王　强：如果真能实现四两拨千斤，那么它的辨证难度和准确性要求，还有对用药角度的最优选择都远远大于千斤拨千斤。

（二）"四两拨千斤"——医案分析

仝小林：我曾经举过一个例子。一个很大的桌子晃来晃去，不是桌子整体坏了，而是桌子某一个腿缺了一小块，或是地不平。只要用个小木片一垫就不晃了。这是不是四两拨千斤呢？义春查了很多轻剂名家的病案，最好是完整的治疗经过，完整的化验检查，疾病的诊断明确。我们这次讨论的题目就是："四两拨千斤"——医案分析。

吴义春：李翰卿老先生四两拨千斤的经典案例：某患因二尖瓣狭窄，于西医院实施二尖瓣分离术后，发生严重心力衰竭，虽经抢救脱险，但心衰仍不时发生。半年后转入山西省中医研究所附属医院，先请某医以生地15g、麦冬15g、天花粉15g、五味子15g、人参15g、当归9g、茯苓15g治之。服后约20分钟，心悸气短加剧，咳喘不足一息，腹满水肿更甚，急请李氏会诊，李云："可予真武汤加减治之。"遂处方：附子0.3g，白芍0.6g，茯苓0.3g，人参0.3g，白术0.3g，杏仁0.3g，服药25分钟后心悸气短咳喘即减轻，1小时后排尿1次，腹胀水肿亦减轻，平卧睡眠数小时，至次日晨，亦可自行翻身。遂照原方继服，3日后，竟能下床走路20余步，且云："一年来未能步也。"全方药量不超过3g，如此小量，竟能起沉疴于顷

刻，救危难于既倒，医患均不明，遂求教其真理。李曰："此患阴阳大衰，又兼水肿，乃阳虚至极也，虚不受补，补其阳，则阴液易伤而烦躁倍加，补其阴则阳气难支，浮肿短气更甚。故治之宜小剂耳。取《内经》'少火生气，壮火食气'之意也。"各位老师多谈谈对这个病例怎么看。

张会文：个人感觉剂量太小，难以起效，尤其现在的药材真让人不放心。

姚成增：我本人觉得，这个病例不像是那种射血分数很低的患者。心衰临床分为射血分数低下的（<45%）和射血分数保留的（>50%），而后者的预后相对较好，临床用药效果也更明显。也同意张会文老师，这个病例是什么时间的，药材如果是现在的这种，剂量太小恐怕难以奏效。

沈剑刚：有以下疑问：①无任何西药治疗信息。②一次性治疗疗效可以有多种解释。③是否真正有效需要更多临床信息。也可能是以往治疗到此时的积累效果，或中西药的协同作用。有关疾病痊愈的解释可以有多种：疾病自然的进程；疾病的间歇周期；患者的主观感觉；医生的主观误判；患者对名医的崇拜心理。

仝小林：剑刚教授所言甚是。但观

古代医案，常有此类疗效如何评价的问题。超小剂量治疗重症，比重剂起沉疴更需要胆识。

吴义春：对于心衰疾病的治疗，李老的学术观点是少火生气，量偏小。

仝小林：如果义春发的病例算作有效病例，则"四两拨千斤"的适应证就值得探讨。我特别想看到诊断明确，用药清晰，便于评价判断的典型"四两拨千斤"的案例，最好是我们群里的。"我们不喜欢猎奇只认疗效。违反常理之事不是坏事，它会给人启发，也许其中有深奥之理。"这句话是义春讲的。我常想其实每个人的从医经历是不一样的，所见病例也有所不同，悟性差别很大，但作为一个病人群体，对药物反应不至于有天壤之别。如果大家都用 9g 有效，而有人用 0.9g 同样有效，这似乎有些悖论的感觉。

沈剑刚：我治疗心脏病患者常用小剂量桂枝、桔梗、川芎，不超过 3g，以强化疗效，所取之意在于升清阳。

姚成增：辨证论治是中医精髓，阻碍中医发展的也是辨证论治，证辨不对剂量再大也没用，证对了小剂量也可起效吧。

张会文：个人考虑四两拨千斤只适用于某些特殊情形，特别是外邪入里引起的内科杂病。比如妇人热入血室，痢疾夹杂外感，这些疾病在初诊时由于不明因果关系往往难以治愈而成为"顽疾"。但仔细询问病史或观察疾病特点与外感有关时，采用透邪外出，或者"逆流挽舟"的治法往往问题迎刃而解。此外，重剂起沉疴也不能等到疾病恶化到无药可救的程度。

（三）"重剂起沉疴"——医案分析

沈剑刚：临床用真武汤合五苓散治疗过风湿性心脏病全心衰竭患者。患者，48 岁，女，西医诊断为风湿性心脏病联合瓣膜病，充血性心力衰竭，心功能 3 级。刻下症：下肢水肿，端坐呼吸。心脏超声提示；EF：35%。服洋地黄、ACEI 抑制剂、利尿剂、美托洛尔，效果不满意，排队等换心手术，担心等不到而寻求中医治疗。查体双唇紫暗，脉弦细数，脉结代，我以真武汤合五苓散加减，治疗前后一年半，于心血管专科医院复查，EF 上升到 55%，心脏体积和左室舒张末压减少。鉴于附子长期服用的毒性，后改桂枝和肉桂。同时另一肥胖患者不明原因充血性心力衰竭的治疗显示，1.5～2 年后心脏体积和心功能也完全改观，所用剂量均为大方。所以，重剂起沉疴是重要的，且多与西药同用。心脏病治疗当以守方为要，1 个疗程至少是 3 个月，最好治疗半年以上。

姚成增：同意沈教授的观点，心衰的治疗多以温补心肾的方法，方药多以真武汤为底方进行加减。心衰多数肢肿，可属水肿范畴，《内经》治疗水肿的法则开鬼门、洁净腑、去宛陈莝。个人体会后两个用得多，温阳加利水，同时加用活血药物效果好些。

（四）思考与小结

仝小林："四两"或"重剂"，基于对疾病性质和势头的准确把握，当然，还有个人的用药风格和习惯。不是这个医生是习惯大剂量、习惯小剂量，而是该大则大、该小则小的主动把控能力和水平。方量和药量，从起效到最佳有效、最大有效以致出现毒性，可以有很宽泛的剂量范围。有的慢病祛病如抽丝，治疗时温水煮青蛙，靠小剂量累积起效，大剂反而无功；有的正邪之天平已经严重倾斜，非重剂压不住邪气，或正气大衰大厦将倾，非重剂不能挽狂澜于既倒，此时该出手时就出手。所以，用量反映出的是智慧和胆识，是值得我们欣赏和学习的。要做到总能把握合理用量，该大则大，该小则小，该汤则汤，该丸散膏丹则丸散膏丹，心有朗识处险不惊，游刃有余的高明医生。我们"973"课题研究，是有史以来第一次从临床评价出发的循证医学研究，探讨急危重难疾病的量效关系。葛根芩连汤治疗糖尿病，大剂量组黄连45g，中剂量27g，小剂量组9g（《药典》2～5g），结果糖化血红蛋白降低幅度中、高剂量组明显优于小剂量组；麻杏石甘汤治疗3～6岁小儿急性支气管肺炎，小剂量组麻黄3g，中剂量组6g，大剂量组9g。结果中、高剂量组的6天和10天的愈显率明显高于低剂量组。大承气汤治疗急性不全性肠梗阻，大剂量组大黄60g。丹参滴丸治疗糖尿病视网膜病变，中、高剂量组分别是20粒每日3次、30粒每日3次，优于10粒每日3次的常规剂量。说明什么呢？中药的有效剂量是有一定范围的，不是随心所欲，不是单纯的艺术，不是单纯的文化，是有科学内涵的，是有一定范围的，是有量可依的。中医与西医正好相反，西医需要从群体化走向个体化，而中医则要从个体化走向群体化。这个群体化是寻找疾病治疗的共性、靶方、靶药、靶量。没有这样一个过程，就不可能对疾病全面而深刻的把控，就不可能脱离一家一作坊的传统束缚，就不可能实现"鹰的重生"。

十七、参的用法和临床经验

【医论精华点睛】

仝小林论人参：人参能在细胞或机体缺血、缺氧的状态下，提高细胞和机体的抗打击能力，起到抗休克作用。野山参，我一般用量是栽培参的 1/5，比如抢救休克晚期患者，生晒参用 30～60g，野山参用 6～12g。我在老年病的治疗上，喜欢用小剂量人参。党参，多用于一般调理。

【医论现场再现】

仝小林：仲景所用人参是何种参？党参以何地最佳？

郭 允：山西上党地区。我认为仲景所用不是现在所指的人参，曾看过文献考证，仲景用的是上党人参，而非现在的党参，二者科属不同，上党人参为五加科，现在已无迹可寻，而党参属桔梗科，因功效形状多有相似故常作"假人参"。

王 蕾：应该是党参，人参产于吉林。仲景生活年代是以中原河南为中心的，那时河北就属塞外。

张蓉芳：我认为是生晒参，党参属桔梗科，与人参科属不同。

仝小林：吉林人参或高丽参是正宗的人参。长白山是吉林人参或高丽参的原产地。

周毅德：《本草纲目》记载"人参生上党及辽东"，"辽东"今指东北，是中国人参的主产区；而"上党"却是今天的山西长治地区（长治居于太行山脉，有"与天为党"之说，故史称"上党"）。《神农本草经》记载："人参主补五脏，定精神，定魂魄，止惊悸，除邪气，明目开心益智，久服轻身，延年益寿。"古代医学也证明，人参为上品，可进行食用。

仝小林：我们主要讨论高丽参（即吉林人参）。我去韩国时几乎每顿大餐都配有参汤，他们为什么不上火？而且我看到很多陪我吃饭的人体质是热性体质，体壮如牛，天天喝参汤也不上火，据他们所述，他们从小就开始喝参汤。你们喝过吉林人参吗？上火了吗？

周毅德：现代人体质属脾气虚、脾阳虚者较多见，并不是所有人都适用参汤。

赵 昱：韩国红参分为天、地、良、切四个等级：天参（一级品），地参（二级品），良参（三级品），切参（四级品）。是否上火可能与地域体质都有很大关系，韩国比北京潮湿，在韩国的时候天天喝参鸡汤也没上火，回北京喝了就口腔溃疡了。

仝小林：我早年治感染性休克很喜欢用参附汤。当血压降到 30mmHg 以下甚至测不出来时，人参附子可以起死回生。当时我们做肠系膜夹闭的休克模型，用人参治疗，无论是预防性灌胃给药还是治疗性给药，都有很好的抗休克作用，给药后血压是缓缓上升，且实验动物状态很好。

王 蕾：我研究脓毒血症时主要用药也是参附，之前在东直门医院急诊抢救脓毒血症休克患者时用人参、附子、山茱萸、大黄急煎，药后效果很好。

逄　冰：《医宗金鉴·删补名医方论》言："补后天之气，无如人参；补先天之气，无如附子，此参附汤之所由立也……二药相须，用之得当，则能瞬息化气于乌有之乡，顷刻生阳于命门之内。"参附汤，一般用红参15～30g，附子30～120g（附子需要先煎4～8小时），可在一日内频服。

仝小林：我们临床上使用党参，多用于一般调理。我总结，人参抗休克作用，是通过细胞或机体在缺血、缺氧的状态下，提高细胞和机体的抗打击能力而得以实现的。人参（东北叫棒槌），其形状似人之型，故名人参。野山参，我

一般用量是栽培参的1/5，比如抢救休克晚期患者，生晒参用30～60g，野山参用6～12g。我在老年病的治疗上，喜欢用小剂量人参。

周毅德：人参具有抗休克作用，人参皂苷中单体皂苷Re的含量为23%。因此，Re有可能是人参功能的代表。野山参被赋予"起死回生"作用的最主要的一个原因是因为野山参中含有人参皂苷Rg_2成分，人参皂苷Rg_2具有抗休克作用，快速改善心肌缺血和缺氧，治疗和预防冠心病，可改善心肌供氧不足，调节血流动力，有明显的强心作用，对心源性休克有很好的疗效。

十八、煮散——节约药材的特殊饮片

【医论精华点睛】

仝小林论散剂：古代散剂主要有两种使用方法：煮散及服散。散剂的沿革有其强烈的历史背景。煮散不但可以节省药材，还能够与汤剂的剂型保持一致，我们很希望恢复宋代的煮散剂型。而服散的给药途径、吸收途径均与煮散不同，但许多虫类药非常适合服散，其有效成分破坏会较小。

【医论现场再现】

仝小林：药学专业的老师们和医生们讨论一下煮散和服散的适应证及注意事项。

（一）大黄用法和用量

许运明：《景岳全书》对升降散用量精确到厘、毫，有人认为是故弄玄虚，但我不这么看。方中大黄研粉用量4钱（明清一斤约597g，一钱3.73g，4钱即

15g)，临床研粉与入汤剂剂量关系大约为1∶3，相当于汤剂用量45g，服法要求分二次服，每服也有22.5g。我们研究过，大黄入汤剂无论怎么后下，热敏性成分都有不同程度的丢失。在这一点上（不能推演到所有成分）研粉服效用更强。更要提出的是，原方嘱加黄酒，我们知道大黄、姜黄有些成分是醇溶性的，这些醇溶性成分水煎的溶出量极微，而研粉加酒服，可以充分保留这些成分，让其到体内吸收、转化，这与直接入汤剂是有差异的。由于中药是多成分、多靶点、多途径发挥作用，这些差异往往不为我们所注意、重视。现在可以用高效液相色谱、飞行时间质谱结合血清药理，从谱效关系、代谢组学、药动学等方面深入研究，但前提是与西药研究相反，要先有临床用药经验的基础，所以，仝小林老师、黄飞剑和其他各位的临床经验分享很重要。

仝小林：大黄之粉剂泻下作用极强，1～3g已经有很多慢性病患者反馈会造成腹泻。所以，升降散中大黄粉4钱的剂量相当之大，非重症温病或瘟疫不敢用也。从泻下角度讲，汤剂大黄浪费很大。我们"973"项目由天津南开医院牵头，吴咸中院士指导的研究：大承气汤治疗术后不全肠梗阻的量效研究，大剂量组大黄60g/d，以便通或排气为度，过度泻下情况基本没有。说明汤剂大黄和服散大黄在用药剂量上差异甚大，给药方式与用药剂量和吸收关系极大。

许运明：所以前人反复告诫我们：病轻，病重，最重，中病即止。不过改为汤剂用，大黄其他成分是否发挥了更好效用而避免了过度腹泻？这也有可能，但是并没有深入探究过。

徐立鹏：酒炒大黄可能会增加泻下功效。曾医治1例9岁小儿便秘患者，用0.5g生大黄酒炒煮散，药后大便即通，每日2次。

仝小林：我用酒炒大黄多用于缓泻，剂量在3g以上，多用6～9g方有泻下作用。煮散可以节省1/3～1/2的药材。

（二）张仲景煎煮的"一煎"研究

文　谨：我们研究仲景法一煎效果好是指饮片加水量30倍以上（即采用仲景煎煮法，但处方用量小），但若换算成现在的10～14倍（即保持原来的煎煮法，但饮片处方剂量是原来的3倍），成分的煎出是接近2～2.2倍，但换算成加水量8～10倍时（即保持原来的煎煮法，处方剂量是4.6倍时），有效成分的煎出是2～2.5倍，也就是没有成等倍量递增。这也提示我们在临床用药时，煎煮方法是非常重要的，采用一煎还是两煎需综合考虑。

仝小林：虽说常规的两煎法有效成分溶出较多，但我个人还是比较喜欢仲景的一次煎服法。煎煮中药，了解药，才能把握药，开好药。

（三）药材分类煮散探讨

许运明：许多药煮散的确可节省药材，但需注意的是全都煮散也有问题。比如有的药含淀粉过多，煮散会导致糊化，影响有效成分从细胞内溶出。有研究认为甚至会影响体内的吸收利用，所以，中药饮片的片形、厚薄、粒度大小也有讲究。

文　谨：我们考察的结果，根及根茎类80%以上适合，种子与果实也适宜，动物贝壳类、骨甲类、矿物类适宜，皮类、藤木类宜制成煮散规范其规格。大多数花和叶质地轻薄成分易于煎出，可不用制成煮散。

许运明：煮散还需考虑：①粉碎粒度，不同品种直径多大恰当？细粉率控制在什么范围？②过滤问题，传统是用滤网（筛），家庭和医院药罐式煎煮无法用离心机或者膜过滤。若直径过小，细粉率过高，煎煮的药液混杂了较多药渣粉体或其他物质难以过滤，除影响口感外，有无安全性问题？是否影响体内代谢？

文　谨：首先对于植物药来说散剂不能过细，因为我们研究的结果是在加入一定量水后，细粉和粗粉煎出的成分量无明显差异，我们初步得到的粒度是10～80目之间，当然个别药味根据其质地结构的不同，粒度范围会窄一些。我们在煎煮过滤时采用绢布，不会有过多的药渣滤出，同时还可采用滤纸袋包煎的方式。在做质量评价方法时，根据《药典》要求制定相应的质量标准。在做饮片与煮散剂量对比时，我们首先采用指标成分测定，其次结合指纹图谱，并进行药效实验，对有毒药材会进行安全性评价。当然下一步更应该结合临床，这样系统化的研究对煮散的推广和应用是必要的。

仝小林：今天国家药典委员会讨论金银花和山银花，就是因为金银花药材紧缺。中药材对疗效的影响，甚至超过医生水平的问题。煮散一来保持了汤剂的形式，二来节省药材，三来节省能源。而且从宋以来煮散应用持续四百年之久，应把煮散剂型作为饮片的另一种新的剂型。

（四）煮散的发展历史

何莉莎：2000年以来，经方的本源剂量传承一直存在混乱，经方1两究竟折合多少克，众说纷纭，历史上有32种答案之多。傅延龄团队通过文献考证、经方药物重量实测、经方本原煎煮提取、方药临床有效性和安全性等综合逻辑考评，最终确定经方1两约等于现代13.8g，全面考证了经方50味常用中药2000年用量演变的历史，绘制出流域图，创造性地将方药用量流域划为大汤剂、煮散剂、小汤剂和新大汤剂四个阶段。根据唐末、两宋方药用量骤然大幅下降的现象，提出了"方药用量流大坝"的学术见解。文献研究发现，宋代官府推行煮散以缓解药材短缺的情况，这是方药用量骤然大幅下降的主要原因。我们"973"项目开展了煮散研究，结果发现煮散确实能节约 1/3～1/2 的药材，合理地解释了"方药用量流大坝"现象。由此延伸，我们申报了北京市科委重大课题，希望找到一条解决当今饮片不足问题的出路。

所谓煮散剂是指将药材粗颗粒与水共煮去渣取汁而制成的液体药剂，属于汤剂的范畴，也是中药的传统剂型之一。据文献研究，中药煮散剂源于先秦，定名于唐，鼎盛于宋，衰落于明清，有着深远的历史渊源。值得注意的是，由于煮散剂在宋代大为盛行，乃至一度取代传统汤剂的运用，从而造成临床方药用量的大幅下降。（傅延龄老师考证）

《伤寒论》中仅半夏散及汤、四逆散加薤白两方采用煮散不去滓服。《金匮要略》中麻杏苡甘汤、防己黄芪汤、白虎加桂枝汤、抵当汤四方采用煮散去滓服，半夏干姜散、薏苡附子败酱散、风引汤 3 方采用煮散不去滓服。《千金要方》中以煮散命名的方剂计 16 首，分别为丹参牛膝煮散、续命煮散、（风痹除风）煮散、独活煮散、防风煮散、远志煮散、丹参煮散、茯神煮散、安心煮散、紫石煮散（2 首）、泻肺散煮散、屈伸煮散、茯神

煮散、徐王煮散和褚澄汉防己煮散。上述煮散剂均是将药物捣为粗散或切如豆大，煮散服用。宋代煮散剂的运用达到了极致，不论官修方书还是医家私人撰写的方书，无论古方还是时方，都大量采用了煮散剂型，甚至一度代替了传统汤剂的使用。（以上均为傅延龄老师团队考证结果）

傅延龄老师团队考证，宋政府推行煮散，将古方汤液一律"换汤为散"并由此盛行约 400 年，是导致方药临床用量大幅下降，与汉唐时期"大汤剂"发生剂量传承断层的关键原因。并对宋政府推行煮散进行了追根溯源的分析，指出当时政治、经济、战乱等是导致方药用量下降的其他因素，明确了当今方药临床用量状况是明清以来 500 多年普遍小剂量用药的一种延续。

通过文献整理与研究发现：宋代政府推行煮散剂有其深刻的历史背景，从汤剂至煮散盛行并非一日完成，而是经历了唐末五代百余年的时间加上宋政府的大力推广才得以普及。考察煮散剂盛行原因有以下几方面：①战乱频繁、交通不便、人口增加，导致药材供应短缺。②宋政府非常重视发展医药以实现其"仁政治国"，导致药材需求增加。③煮散剂历史由来已久，自唐末五代始医界渐已流行。④政府相关医药机构的设置以及政府经营药材的模式使得煮散剂得以迅速推广。⑤宋代三大官修方书的编纂与推行使得书中所载煮散剂

成为一种用药规范而被迅速普及并逐渐达到鼎盛。（傅延龄老师考证）

除了这些关键因素以外，还有一些原因也是经方剂量下降的推手：①宋明医家认为古今之人体质不同，古强而今弱，今人药物耐受性下降。②宋代程朱理学思潮的影响。③宋明以来用药安全性受到越来越多的重视，医家临床用量较之以往更加谨慎。④宋明以来医家多不自采药，医药分离，医家对药物特性的认识逊于古人。⑤宋代以来医学教育模式发生改变。⑥宋代以来由儒士业医者逐渐增加，更重视医理医道的研究与创新，而对剂量的传承研究不足。（傅延龄老师考证）

综上所述，煮散剂自唐末五代始由于战乱、交通等原因应运而生，在经过了百余年时间的应用之后，至宋代统一全国，在政府的大力推广之下得以普及，全面取代汤剂，又经过宋金元400余年的盛行，使得煮散剂的应用更加普及，这对药物临床用量的影响是巨大而深远的。以至在明代逐渐恢复汤剂之后，药物用量只是在原来煮散的基础上有所提高，却未能再恢复至仲景时期的汤剂用量水平。（傅延龄老师考证）

（五）煮散面临的问题

仝小林：我们做煮散的研究，虽然是在做"973"项目文献研究时受到了宋代煮散的启发，但研究的真正动因和动力是市场需求。当代我们又遇到了和宋代类似的困境——药源紧缺，以至于中药材价格不断攀升，假冒伪劣充斥市场，这一困局怎样破？扩大种植吗？怎样走出困境？效仿宋朝政府，恢复宋代以来盛行了400年的煮散剂型或许是最佳路径，这是我们研究煮散的真正动因也是最大的动力。作为"973"项目的副产品，我们和康美药业联合申报了北京市科委的重大项目，开展了煮散的研究。煮散起于汉唐，甚至更远。唐末至五代十国逐渐兴盛，至宋盛行延续到金元近400年，明清以来渐弱，现代中医人已经陌生。煮散的应用有久远的历史和前人经验，且有过政府推广的先例，加上当今遇到了和宋代类似的困境：药材短缺！历史经验值得研究，值得借鉴！科学研究，是螺旋式上升。宋代的煮散已经是历史，我们今天的研究要建立在现代科学理论基础上，把临床常用400余种中药，按照粗粉和饮片的折算进行研究，既要找出大类（如根、茎、叶、花，矿物药、植物药、动物药，等等），又要研究细节；既要微观，又要宏观；既要药学研究为先导，又要密切结合临床研究。总之，现代煮散研究必须"借鉴宋代，创新未来"。

恢复宋代煮散需临床和实验相结合。各科医生们独立的实践是有历史传承的，《太平惠民和剂局方》《圣济总录》《普济方》就是参考教材，宋金元医家的医案就是临床纪录。

只有临床医生普遍对煮散这种传统剂型有了使用体会和经验，加上药学的跟进、政府的推动，才有可能使煮散成为和饮片、颗粒剂并列的一种剂型。恢复煮散，意义重大，前景光明！它是解决当今中药诸多矛盾和问题的真正突破点，可以大大缓解药材紧缺的矛盾，可以使药材的价格大幅度下降，可以节省煎煮时间。药学上研究跟进，抓大放小；临床上农村包围城市，从我做起，应当是推动煮散的基本策略。

为实现这一目标，我们要大力开展科普宣传，尤其是让大家了解到煮散剂型是降低药材价格、缓解供需矛盾的一个很有效办法。煮散有悠久的历史，恢复煮散是在继承中发展。

赵林华： 各位老师好，当今药材需求量大，药材资源紧缺，质量参差不齐，煮散的研究和推广是必要的。提一点建议供参考：①能否通过煮散研究提供各种药材需打碎的粒度、煮散时间，从而制定一系列标准，解决根茎叶类、矿石类，如牡蛎等中药需煮多久的问题。②是否可以考虑先在医院药剂科试点配备打粉机，患者可以选择打粉，只要付一些加工费即可。对代煎的患者可提供煮散服务。③煮散研究结果对临床医生和老百姓的推广和科普很重要，越来越多的临床医生的参与和实践才会产生节约药源的社会效益。④在研究和实践的基础上，企业可推出符合质量规范和标准的每种中药的煮散剂型。

许运明： 中药配方颗粒，通俗地说就是将单味中药饮片遵循传统汤剂习惯煎煮，去渣脱水，最后形成的颗粒状中药。它与成药不同，一是提取过程仿汤剂只能用水为溶媒；二是必须和汤剂一样将水煎的所有成分都富集起来，不得选择性地只提取某一种或几种成分，更不得添加其他成分。即它的物质基础必须和传统汤剂完全一致。正因如此，它是不需要做临床有效性和安全性评价的（它从原料、用量、制备方式完全就是饮片汤剂的另一形式，其有效性和安全性方面老祖宗做了几千年）。这一点比中成药讨了巧，但同时监管者对原料、炮制、制备过程要求极严，一切以传统饮片煎煮的"标准煎"为对照。因此，每一味药都要做出药材标准、饮片标准、汤剂标准、配方颗粒成品标准，其成分的构成、含量要与"标准煎剂"一致，每味药煎煮的"得率"必须严格控制上下限。配方颗粒的功夫主要下在三方面：①原料：强调道地药材，有严格的质量检测（其仪器设备、鉴定、检测技术与饮片厂不可同日而语），且不断培育种植基地，使质量有稳定性、可追溯性，对重金属、黄曲霉素、农残、二氧化硫全都严格控制。②制备工艺：在遵循中医药传统理论的前提下，通过反复细致的研究，使各种工艺参数达到最合理，并慎重应用新技术。③质量标准：通过显微、常规理化、薄层、高效液相、气相、质谱、ICP-MS 等做鉴别、含量测定、特征图谱。

仝小林：我有几个一直想不通的问题，请教许老师：①汤剂煎煮可能不充分，浪费药材，但免煎颗粒应当不存在这个问题，为什么免煎颗粒的用量是和饮片一对一等量直接折算？是否做过每味药材饮片和颗粒剂的对比？②不易煎透的药物，如矿物类和某些动物类、植物类药物颗粒剂如何？③某些不宜煎煮宜服散的药材怎样处理？④作为一个新的剂型，在没有与汤剂对比的临床数据支撑下直接上市，为什么药监局会批准呢？⑤免煎剂的药价比饮片能高多少？如果煮散能大大降低药费，可能是颗粒剂做不到的。

许运明：两者并行不悖，各有不同的需求人群。费用问题，如果煮散用饮片三分之一量被认可，配方颗粒投料也可改用三分之一量，则配方颗粒成品价格也可大大降低，同时也节省了药材。

仝小林：颗粒剂是大工业生产，不存在煎煮不充分的问题，或者说可以解决饮片家庭煎煮不充分的药材浪费问题，但是价钱相对饮片较贵。既然颗粒剂煎煮充分，但在使用时又和饮片等量换算，这个里面是不是有问题？可能是颗粒剂"药效"大于饮片。制成煮散时

打碎饮片的成本如何？是否要研制小型家用打散机？或许自己打更能降低成本？

许运明：配方颗粒有个规定：工艺必须以饮片标准汤剂为对照。所以它做到了标准化、规范化，但由于这条规定并未像早期期望的那样节省药材，这也是它不同于成药的地方。

周　源：谢谢老师的答疑，我觉得研究汤剂的回归同样重要。汤剂的回归是否还有其他的原因？这个不弄清楚，我们即使用散剂取代了汤剂，那三十年以后呢？没准中药产量和质量上来了，人口减少了，汤药还是回归了，那我们研究的时效性就太低了。或者我们 20 年还没弄清楚，中药的市场发生了根本变化又怎么办？所以汤药回归是否有更深层次的原因需要研究？

仝小林：我们团队刘启华老师领导的药学组已经证实了打粗粉可以节省药材（根茎类约省 1/3～1/2）。颗粒剂效果好的原因——有效成分含量高！因为颗粒剂是大工业生产，煎煮充分。还有一点我个人的体会和大家分享，颗粒剂受传统中医最大的诟病是没有同煎的过程，代表不了汤剂。所以，我让患者在服药前，在咖啡壶里煎煮 5 分钟就可以了！

第四章
中医临证经验发微

一、哮喘临证经验谈

【医论精华点睛】

仝小林论哮喘：哮喘应是寒为本，热为标。我喜欢用三痹汤治顽固性哮喘，简言之，顽固性哮喘是典型的脏腑风湿，用三痹汤意在此也，要始终不忘透邪。哮喘治法：沉年固哮，伏痰伏邪为其根基。伏痰老炼，益气健脾化痰之六君子基础上，需动痰、引痰、温痰，伏痰方出。动痰止痉散；引痰葶苈、苏子；温痰桂枝、干姜；伏痰三痹汤。伏邪固深，需透邪外出方能断除病根，三痹汤逐伏邪。至于平喘止喘，皆应急之法，急性发作期可用，仅此断难祛根。

【医论现场再现】

黄飞剑：胃食管反流导致的哮喘，病机在于脾胃的虚寒、肠胃的湿瘀，从而导致清气不升，浊气不降，而引发食管炎症，成为反流性哮喘。

逢冰：患者，女，16岁，学生。昏厥两个半小时来诊。两小时前胃脘疼痛，手不敢触，呼吸急促浅表，继而倒地不语，张口呼吸，意识清楚，双眼紧闭，面色潮红，手呈鸡爪样痉挛，四肢不温，呼吸42次/min，肌腱反射正常，眼球活动良好，指尖温度25.1℃。诊为癔症性

昏厥。当即给予地西泮10mg肌注，未见好转，改用屏气法治疗。嘱家属按住患者四肢，医者右手拇指按压人中穴，其余指将下颌抬起，勿使张口呼吸，屏气约1分钟，至患者面色稍见发绀，眼泪流出时松手。患者长出一口气，当即手痉挛停止，呼吸转平，揉按双侧内关穴，约10分钟，手心汗出转暖，指温复常（30.7℃）而愈。

仝小林：逢冰发的这个病例，是我1986年治的。因考试紧张诱发癔症性

喘证。换气过度，二氧化碳排出过多，出现呼吸性碱中毒，引起抽搐和晕厥。屏气约 1 分钟，抽搐消失。

陈　良：何为外伤型和职业型哮喘？

赵　昱：职业型哮喘：由于职业原因，吸入或接触某些物质引起的哮喘病称为职业型哮喘。此型患者常有一定的家族或患者本人的过敏史，常见的变应原有：棉花细尘、山药粉、蘑菇孢子、蚕蛾的粉尘、某些洗涤剂及某些工厂的刺激性气体、药品等。这些能诱发哮喘的物质大都有以下特点：①粉尘细小，易被吸入。②本身具有较强的刺激性或抗原性。疾病早期远离诱发环境常可使发作缓解，再进入同样环境又会引起哮喘发作。此型发病机制甚为复杂，许多问题尚在研究中。

黄飞剑：哮喘是多种炎症共同导致的气道高敏反应，多种炎症是寒、湿、瘀的病理产物，顽痰老痰是久治不愈的产物。治喘总盯着痰不放，哮喘永无宁日。我多年总结治疗哮喘的基本方法和策略是：一是扶卫，二是祛寒，三是利湿，四是化瘀，五是健脾，六是扶阳。此六法适合各类型哮喘。因为"无湿不生痰，无寒不生饮，无郁不生瘀，无虚不生喘，此原理也"，仅供参考！地域不同，治疗方法也不同，比如江、浙、沪地区的哮喘患者必须注重除湿，因为此地的患者喜食甜食、海鲜，加之空气湿度偏大，所以除湿的力度必须大；西北的哮喘病患者，舌苔多呈黄腻苔，除湿的

基础上必须兼以养阴；华北地区，风沙极大，空气干燥，治疗时必须解郁除湿排寒；东北患者，性子急，必须疏肝理气，除湿排寒；云、贵、川地区的患者，寒湿夹杂，浊气密布，必须全面治之；湖南、湖北地区患者，寒湿瘀为主要病因，重点驱寒排湿化瘀，故兼而治之。痰湿已成为业内人士的习惯用语，实际上，无湿不生痰。历代医家论述哮喘病的病因病机都是对的，但不全面，比如脾为生痰之源，肺为贮痰之器，肾为生痰之根等论述不够全面，因为肺、脾、肾也是寒湿瘀的受累脏腑，湿是痰的父亲，虚是痰的母亲，气管是哮与喘的载体。哮喘病十喘九寒湿一瘀，没有真正意义上的热喘，只有病理上的热喘，寒生饮，湿生痰、生瘀，瘀生热，病理性热也。医圣张仲景说：病痰饮者当以温药和之。

仝小林：飞剑的说法，应是寒为本，热为标。我喜欢用三痹汤治顽固性哮喘，简言之，顽固性哮喘是典型的脏腑风湿，用三痹汤意在此也，要始终不忘透邪。哮喘治法：沉年固哮，伏痰伏邪为其根基。伏痰老炼，益气健脾化痰之六君子基础上，需动痰、引痰、温痰，伏痰方出。动痰止痉散：引痰葶苈、苏子；温痰桂枝、干姜。伏邪固深，需透邪外出方能断除病根，三痹汤逐伏邪。至于平喘止喘，皆应急之法，急性发作期可用，仅此断难祛根。

陈　良：老师，葶苈子、苏子不是泻

肺平喘降气的吗？为什么能够引痰呢？

仝小林：引痰一定要开肺气。我对引伏痰外出，特别重视。上世纪八十年代中期，我曾治一位80多岁的大厨师，咳喘60多年，每天晚上痰盂要吐上小半盆。我看他时，夜间不能平卧，喉中带水鸡声。我用射干麻黄汤为基础方加葶苈大枣泻肺汤治疗，葶苈子60g，全蝎粉、蜈蚣粉各1.5g（冲服），药后，患者吐出一堆成块的老痰，之后痰喘大减。只是每年春秋，吃药调理，一直活到95岁去世。所以，引伏痰出来很重要。飞剑，你认为哮喘治疗的难点是什么？如何治疗呢？

黄飞剑：治疗哮喘的难点在于必须审因精确，比如胃食管反流哮喘，病灶在支气管，病原在脾胃，根源在寒湿瘀。有的专家学者说：胃食管反流性哮喘，占哮喘的25%。但根据我临床经验的总结，此类型哮喘，不到哮喘病的1%。治疗哮喘病的基本方法，就是排除脾胃肠的寒湿瘀，使清气上升，浊气下降，不专治哮喘而哮喘自愈。年老体虚者，黄芪建中汤加二陈汤佐炮姜6g，轻者1月左右即愈，重者3月愈。此类哮喘，是哮喘中较易治愈的类型。

仝小林：飞剑，你很善于用独活寄生汤治疗哮喘。为什么？

黄飞剑：独活寄生汤针对风寒、风湿所致的哮喘证，相当于西医的过敏性哮喘。寒湿瘀阻型在独活寄生汤的基础上，着重健脾化瘀，佐用血府逐瘀汤。

沈仕伟：黄师兄，想请问一下，您风寒、寒湿选用独活寄生汤，缘由是什么？与小青龙汤的应用区别是什么呢？

黄飞剑：独活寄生汤除寒除湿力度大于小青龙汤。根据我几十年的治疗哮喘经验总结如下：①风寒型、寒湿型哮喘占90%左右。②遗传型占少儿哮喘的60%左右。③寒湿瘀阻型占重症哮喘的70%。④外伤型哮喘占比不大。⑤职业型哮喘占2%。⑥肿瘤导致的哮喘比例不到1%。过敏性哮喘分儿童期、少年期、青年期、中年期、老年期。各期治愈时间各不相同，儿童：一般轻者1个月，中度2个月左右，重者3个月左右，先天不足者4个月左右；少年：在儿童基础上加半个月到1个月左右可治愈；青年期：重者，一般6个月左右；中年期：轻者6个月左右，中度者9个月左右，重者10个月左右，出现肺气肿需1年多。老年：约35%的治愈率，重者可减轻症状，改善生活质量。所谓过敏性哮喘其实就是正气不足，邪气壅盛所致，扶阳驱寒利湿是改变过敏性疾病的唯一途径，包括荨麻疹、湿疹、过敏性鼻炎在内，除此无他法也。过敏性哮喘治疗常用：黄芪建中汤、二陈汤、独活寄生汤、小青龙汤、羌活胜湿汤等方剂综合加减使用。药物剂量则根据发病程度来定，比如小儿用量小，中老年用量需大，君药量需大，臣药、佐药量需小。

医案1：刘某，女，12岁。8岁时由于淋雨，回家后感冒发烧，家人又给冰饮料喝，第二天突发哮喘，经多家医院治疗来诊，诊见面黄肌瘦，形体瘦小，舌苔薄腻，家人主诉一年四季感凉受寒后经常发病，据证诊为寒湿型哮喘，用独活寄生汤、黄芪建中汤、二陈汤加减使用，7 剂后，哮喘急性期得到控制，又经3 个月服药，至今未发。黄芪用量20g，独活15g，陈皮9g，茯苓30g。

医案2：张某，男，58 岁。哮喘病史40 年，长期靠激素控制症状，每年冬天在医院住半年，2001 年 5 月份来诊，方用黄芪建中汤、二陈汤、独活寄生汤、龟鹿补肾汤加减，患者重度咳嗽期在基础方上重用炙黄芪30g，炙紫菀30g，炙款冬花15g，炙淫羊藿30g，炙百部15g，生黄芪30g，7 剂药后，咳嗽基本治愈。其中健脾胃药物：陈皮15g，茯苓60g；补肾药物：补骨脂30g，鹿角霜30g，熟地黄30g，金荞麦30g，山茱萸60g。治疗 3 个月后，哮鸣音已消失，饮食大增，精神明显好转。经 1 年半的治疗，现在仍然坚持工作，身体健康，哮喘未发。

医案3：张某，湖北人，女，47 岁。1997 年 5 月初诊，患哮喘病 27 年，每到冬季症状加重，久治效微，用炙黄芪30g，生黄芪30g，党参15g，桂枝15g，陈皮15g，茯苓60g，杏仁9g，橘红15g，羌活9g，独活20g，细辛3g，秦艽20g，白芍30g，补骨脂30g，生薏苡仁30g，熟地黄30g，僵蚕9g，苏子15g，瓜蒌30g，炙紫菀30g，7 剂后临床治愈。此患者经 14 个月治疗至今未发。

黄飞剑：老年哮喘证的主要分型：

①气血两虚型：黄芪 30g，党参15g，当归 15g，丹参30g，大腹皮 15g，佛手 15g，焦槟榔 9g，香附 10g，生白术15g，炒白术 15g，熟地黄 30g，胡桃仁15g，补骨脂 20g，瓜蒌 30g，薤白 15g，桃仁 10g，五味子 10g，怀牛膝 30g。

②气滞血瘀型：黄芪 60g，党参20g，陈皮 9g，柴胡 9g，炒白芍 10g，丹参 30g，桃仁 15g，三棱 10g，莪术 10g，杏仁 15g，化橘红 15g，熟地黄 60g，炒白术 30g，炒苍术 20g，生薏苡仁 60g，茯苓 60g，威灵仙 15g，鸡血藤 30g，炒鸡内金 10g。

③寒湿阻络型：黄芪 30～60～90g，党参 10～20～30g，当归 10～20～30g，丹参 30g，羌活 15～25～60g，独活 20～30g，生薏苡仁 30～60～90g，茯苓 30～60～90～120～200g，佩兰 15～20g，桂枝 10～20～30g，威灵仙 10～20g，莱菔子 10～15g，苏子 10～15g，大腹皮 10～15g，熟地黄 30g，山茱萸 30～90g，煅瓦楞子 10～20g，黄柏炭 10～20g，秦艽15g，细辛 3g，徐长卿 15～30g。

④混合型慢性阻塞性肺疾病的处方：黄芪 30～90g，党参 15～45g，当归 15～30g，丹参 30g，赤芍 30～60g，生薏苡仁 30～90g，茯苓 120～240g，瓜蒌 30～60g，薤白 15g，杏仁 15g，橘红 15g，陈皮 15g，藿香 15～30g，佩兰15g，辛夷花 10～20（包煎）g，炒白术30～60g，熟地黄 30～60g，补骨脂 20～

30g，土鳖虫 9～15g，僵蚕 9～15g，地龙 15～20g，酸枣仁 10～20g，柏子仁 10～15g，黄柏炭 10～15g，大黄炭 6～10g，血余炭 10～15g，山茱萸 60～90～120g，野荞麦 30～40～50g，炙远志 10～15g，蜈蚣 1～2 条。

老年慢性阻塞性肺疾病咳嗽重者处方：炙黄芪 30～60g，炙紫菀 30～60g，炙枇杷叶 20～30g，炙款冬花 20～30g，炙百部 10～15g，瓜蒌 30g，薤白 15g，桂枝 15～30g，佩兰 15g，大腹皮 15g，茜草 30g，旋覆花 15g，香附 15g，山药 30g，山茱萸 30～90g，野荞麦 30～60g，白芷 20～30g，蜈蚣 1～2 条，僵蚕 9g，土鳖虫 9～10g，生白术 15～30g，炒白术 15～30g，苍术 15～20g，生薏苡仁 90g，茯苓 60～120g，熟地黄 30～60g，胡桃仁 20～40g，怀牛膝 20～30g，苏子 15g，酸枣仁 15～30g，柏子仁 10～15g，炙远志 10～15g，鸡血藤 30g。

宋　坪： 过敏性哮喘小儿多见，小儿乃纯阳之体，用温阳效果好吗？

黄飞剑： 小儿纯阳之体是对的，但小儿也是最易受寒湿侵袭的弱势群体，加之大量食入冰饮冰食，纯阳之体也无法再纯。另有一部分小儿哮喘纯属遗传，治法各异。

仝小林： 飞剑，你对用蛤蚧治喘，体会如何？

黄飞剑： 弟子早年对蛤蚧曾有研究，此药补气不如黄芪、党参，壮筋骨不如鹿角霜、补骨脂，平喘不如炙黄芪、炙紫菀，化痰不如瓜蒌、薤白。

沈仕伟： 急性发作期您一般采用什么方治疗？

黄飞剑： 急者治标，用五炙汤（炙黄芪、炙紫菀、炙枇杷叶、炙款冬花、炙百部），百发百中。蜂蜜含蜂毒，能麻痹支气管，达到平喘作用。黄芪可以补气，炙后可以直补肺气；紫菀有平喘化痰的作用；枇杷叶协助紫菀平喘；款冬花有消炎败病毒的疗效；百部原本有止咳的作用，所以解痉化痰平喘，治急症者效佳。

郑俊谦： 个人经验过敏性哮喘在辨证施治的基础上，炙麻黄是不可缺少的。

周　源： 郑老师，能否讲讲您用麻黄治疗哮喘的配伍经验？麻黄一般全程使用吗？

郑俊谦： 麻黄一定用炙麻黄，可加强润肺平喘之功，射干、杏仁、炒白果、生甘草、钩藤是必用的，而且贯穿在整个过程中，小儿哮喘发作时汗本多，故而去桂枝，用炙麻黄着重宣肺润肺平喘，加炒白果及五味子以宣肺平喘，不致汗脱。小青龙汤在治疗小儿哮喘发作期疗效很好，建议去桂枝加地龙、炙苏子、钩藤、炒白果、紫石英。过敏性哮喘加防风、乌梅、五味子，偏寒加细辛、干姜，偏热加地龙、桑白皮、地骨皮，兼有高热加生石膏，成人病久加补骨脂、沙苑子，危症加附子、干姜、红参。必用钩藤，是恩师刘弼臣教授所授镇痉助平喘之法。钩藤镇痉助麻黄定喘，还可以加紫石英镇心定痉挛，达到定喘之功。婴幼儿8g，儿童可用10g，成人可用30～50g，未见明显不良反应，注意不需后下。

仝小林：郑老师谈到治喘喜用麻黄，我很赞同。炙麻黄平喘，用量宜大，3～6岁儿童，我们"973"天津课题组，大剂量组用到9g，无明显不良反应，且疗效很好。我曾治一3岁儿童哮喘发作，在儿童医院用雾化、氨茶碱仍控制不了，我用炙麻黄12g，3小时完全平喘。射干麻黄汤是治疗变异性哮喘的效方。变异性哮喘，是一种特殊类型的哮喘，以咳而不喘为其特点，持续时间较长，按咳嗽或抗菌治疗久治无效。我治疗此病，常在射干麻黄汤基础上，加葶苈子30g，苏子9g。其中，炙麻黄6～9g，五味子9～15g，炙紫菀、炙款冬花各30g。一般3剂左右咳大减，1周左右治愈。请逢冰发一个我用射干麻黄汤治疗哮喘的病例。

逢冰：医案1：射干麻黄汤治疗支气管哮喘。患者，女，48岁。主诉：持续性咳嗽伴喘憋10余年，加重1个月。10年前出现持续咳喘2月余，诊断为支气管哮喘，经治疗后好转，每年间断发作3～4次，2009年输液后出现"药物性肝炎"，肝区疼痛，经1个月保肝治疗，现肝功能基本正常。刻下症：气短咳嗽，遇冷空气加重，时有肝区不适及头晕，阵发性烘热汗出，心烦心悸，乏力，眠差，二便调。既往史：药物

性肝炎1年。舌脉：脉浮偏数，苔黄稍厚。处方：射干15g，炙麻黄12g，炙紫菀30g，炙款冬花30g，五味子15g，苏子9g，葶苈子30g，前胡30g。

医案2：射干麻黄汤加减治疗变异性哮喘。患者，女，50岁。2009年11月5日初诊。患者于7月初患感冒，经治疗后鼻塞、流涕、咽痛等症状1周内消失，仅余咳嗽、咳痰，又因与家人生气咳嗽加重，遍服中西药均无显著疗效，遂来就诊。刻下症：咳嗽为阵发性呛咳，每日几十次，尤以晨起、睡前痉挛性咳嗽为重，伴咽痒如针刺样，痒甚难忍，痰多清稀。舌淡红，苔白黄，脉沉弦。诊断为咳嗽。辨证：肺气上逆，肝气郁滞。治法：宣肺平喘。处方：射干麻黄汤合过敏煎加减。方药：北射干12g，炙麻黄6g，五味子9g，化橘红30g，黄芩15g，地龙30g，柴胡9g，枳实12g，白芍30g，银柴胡9g，防风9g，甘草9g。5剂，水煎服，每日1剂，分2次口服。患者服5剂药后，呛咳明显减轻，咳嗽次数和程度均好转，咽痒好转，上方去麻黄，加薄荷6g（后下），继服7剂，遂咳止病愈。

张雪芹：老师用此方时，用过生麻黄吗？原方麻黄用量大于射干，老师您怎么看？

逢冰：生麻黄，发汗速，欲使汗出透，需加石膏，石膏发汗缓，但持久。仝老师治流行性出血热、SARS、重症流感、急性风湿热等，生麻黄常用15～

30g, 石膏 30～120g, 分 4～6 次服, 既可保证安全性, 又可保持较高血药浓度, 中病即减。炙麻黄, 平喘效佳, 可用于治疗哮喘急性期, 寒喘加射干、紫菀、款冬花; 热喘加地龙、桑白皮、百部。肺热咳喘, 欲止其喘, 仍可用麻黄, 配以石膏。

郑俊谦: 临床小儿哮喘与成人不同, 很少有肾虚不纳气的症状, 多为伏痰, 必须以宣肺化痰为主, 痰祛则气道自通。我门诊来就诊都是西医不能治愈, 也不能控制的哮喘患儿。西医强调: 营养、营养、再营养, 锻炼、锻炼、再锻炼, 我的要求与之相反: 休息、休息、再休息, 清淡、清淡、再清淡。脾为生痰之源, 清淡饮食, 使脾之运化的负担减轻, 少生痰湿, 休息使脾之运化功能得以加强。

王 蕾: 我谈一下咳嗽变异性哮喘 (cough variant asthma, CVA) 的西医认识。本病是以嗜酸性粒细胞、肥大细胞的浸润为主的慢性非特异炎症, 但其气道炎症严重程度及气道高反应性通常较典型哮喘患者轻, 而且 CVA 也可出现气道重塑。控制不佳的 CVA 约有 60%～70% 最终发展为典型性哮喘。目前西医治疗主要是支气管舒张剂、糖皮质激素的吸入剂、白三烯受体拮抗剂、茶碱等。我用中药治疗 CVA 患者, 症状改善后继续用汤药或中成药补肺肾、化痰浊, 随访中并没有年年发病, 也没有进展到典型哮喘。

仝小林: 王蕾教授, 哮喘的过敏类型, 请您分析一下。

王 蕾: 哮喘发病易感因素: 特异质, 性别; 致病因素: 室内变应原 (尘螨、蟑螂、动物皮屑和真菌), 室外变应原, 职业因素; 诱发因素: 呼吸道感染, 出生时低体重, 饮食, 空气污染 (室外污染、室内污染), 吸烟 (主动吸烟、被动吸烟)。发一个多位一体的病例大家看看。

左某, 56 岁。主因"咳喘反复发作 40 余年, 加重 2 年余"来诊, 每于外感后加重, 近 2 年发作频繁。于外院诊为: 支气管哮喘、变应性鼻炎、支气管扩张、神经性皮炎。规律使用西替利嗪、沙美特罗替卡松粉吸入剂, 间断使用雷诺考特、茶碱缓释剂、孟鲁司特钠。刻下症: 喘鸣阵阵, 快走后加重, 咳嗽阵作, 遇风频发, 咳吐白黏痰, 每日 30 余口, 时有胸闷, 夜间有憋醒, 晨起喷嚏频作, 流清水涕, 四肢、颈部散在片状暗红色角化斑片、瘙痒, 口干口苦, 时有嗳气、泛酸, 纳可, 大便通畅, 眠差。查体: 双肺满布哮鸣音, 舌暗红苔少, 脉弦细。查变应原: 树 ++++, 尘螨 ++++, 曲霉 +++, 霉菌 +++, 血嗜酸性粒细胞百分比: 12%～15%。

西医诊断: 支气管哮喘、变应性鼻炎、慢性阻塞性肺疾病。

中医诊断: 哮病、鼻鼽。

证型: 肺热壅盛、肝胃不和。

治法: 清肺化痰、清肝降胃。

方药: 麻杏石甘汤合加味香苏散加

减：炙麻黄 8g，生石膏 30g（先），炒杏仁 12g（后），射干 12g，葶苈子 15g（包），白芥子 9g，陈皮 12g，紫苏梗 15g，莱菔子 15g，川芎 9g，姜半夏 9g，苏子 15g，黄连 6g，吴茱萸 3g，白果 12g，辛夷 9g，地龙 12g，赤芍 12g，柴胡 12g，黄芩 15g。上方药 14 剂，喘息减轻，已无泛酸，痰量仍较多，每日 20 余口，遇冷咳嗽，晨起喷嚏时作，气短困倦、皮肤瘙痒，舌红苔少，脉弦细。

病机分析：取效不佳，另辟蹊径。自幼年发病，久病难愈，必有伏饮，取其痰多、畏风表象，小青龙汤主之，其口干、舌红苔少，概因津不上呈故。

治法：温肺蠲饮、益气通窍。

方药：炙麻黄 8g，姜半夏 9g，桂枝 9g，白芍 20g，五味子 9g，干姜 6g，细辛 3g，射干 12g，辛夷 9g，生黄芪 15g，防风炭 9g，生白术 15g，桑白皮 15g，红小豆 30g，连翘 15g，茜草 12g，金银花炭 15g，当归炭 6g，北沙参 15g，白果 12g。服用上方后，患者痰量、涕量明显减少，仍咳嗽时作，皮肤瘙痒，无口干口苦，舌红转淡，脉弦细，症候有减轻，无上火征象，守方更进。小青龙汤＋玉屏风＋麻黄连翘赤豆汤加减 1 月余。喘息渐平、无明显活动受限，痰量减少，每日 5～8 口，无清涕，时有晨起喷嚏，次数明显较前减少，皮损仍著，瘙痒减轻，舌质偏红，苔薄白少津，脉弦象转平。继用上方，加强益肾固涩之力，如旱莲草、女贞子、生杜仲、广寄生、煅龙牡、补骨脂、

酒黄精等更替加用，或加用丹参、莪术、三棱以活血通络。

在哮喘中，免疫居首，肺在现代免疫中的作用远远被低估；其次是神经、内分泌，哮喘患者中的心理因素也很关键。

李　艳：心理精神因素可能通过以下机制诱发哮喘：强烈的情绪变化作用于大脑皮层，大脑皮层兴奋作用于下丘脑，通过迷走神经，促进乙酰胆碱释放，引起支气管平滑肌收缩、黏膜水肿；不良的精神刺激通过中枢神经系统，特别是下丘脑，干扰机体正常免疫功能及影响机体对外界各种不良刺激反应的敏感性。有些哮喘患者有明显人格特征，脾虚之人，思虑多，性格焦虑、恐惧，与哮喘发作后期互为因果。人格因素通常称为心理特征，典型持续的情绪状况通常与下丘脑 - 垂体 - 性腺轴关系密切。与情绪有关的哮喘，要评估性格特征和诱发因素，必要时要结合行为疗法甚至家庭治疗。心理因素或是因或是果，无论因果，都应引起重视。哮喘发作急性期西医、中药和针灸确实是重要的核心治疗，但缓解期需要考虑心理因素。

仝小林：所以，神经 - 内分泌 - 免疫网络，是解释哮喘发病机制的较好模型。我的体会，哮喘多与免疫失调相关。寒冷空气过敏，类似于免疫蛰伏；花粉类过敏，类似于免疫乖戾；而久治不愈或先天不足之哮喘，类似于免疫低下。蛰

伏者，给以阳光（祛风散寒除湿三痹汤）；乖戾者，施以和法（小柴胡类方）；低下者，补脾肾（济生肾气丸之类）。

徐立鹏：我说一下灸法治疗哮喘。彭静山用五炷化脓灸治疗慢性哮喘，可治愈，其机制值得思考。

黄飞剑：灸法是治疗哮喘患者外寒外湿的重要手段，配合内服汤药，是可以根治哮喘的。

仝小林：我对灸法治疗顽固性哮喘很有兴趣。过敏性鼻炎、哮喘等，灸法值得提倡。曾治一恶性淋巴瘤化疗患者，化疗后白细胞降至 $1.7 \times 10^9/L$，嘱其用买来的艾灸器，隔姜片灸神阙、关元、气海、足三里，每次 40 分钟，15 次为 1 个疗程，连做 6 个疗程。灸后第 4 天，白细胞恢复正常。6 个疗程结束后，20 多年的鼻炎好了，易感综合征也好了。可见，灸法对虚寒性慢性鼻炎、易感综合征、化疗后均有效。这是我用灸法治疗肿瘤免疫力低下的一个病例。我觉得没有必要化脓灸。我指导了好多过敏性鼻炎患者（寒性的），在家里灸，效果都很好，无须化脓。肺脾肾气不足的哮喘患者，灸法是重要手段之一。只要能坚持灸上半年，必获大效。

沈仕伟：哮喘发作期：寒邪致哮：小青龙汤或射干麻黄汤；寒湿致哮：独活寄生汤；若寒邪化热，小青龙加石膏汤，或定喘汤，痰多合苏葶丸，色黄黏稠合苇茎汤，热象明显合凉膈散；顽哮：三痹汤加止痉散。稳定期：三痹汤、灸法（神阙、关元、足三里）、肾气丸合补中益气丸（脾肾双调），根据患者实际情况灵活选用。

沈仕伟：寒邪所致哮喘，用小青龙汤还是射干麻黄汤的问题，林华师姐有一段解释，供大家参考：射干麻黄汤、小青龙汤：两方同属解表化饮方剂，但前方主治风寒表证较轻，证属痰饮郁结、肺气上逆者，故于小青龙汤基础上减桂、芍、草，加入祛痰利肺、止咳平喘之射干、款冬花、紫菀等药。可见小青龙汤治表为主，解表散寒之力大，射干麻黄汤则治里为主，下气平喘之功强。临床实际是小青龙汤、射干麻黄汤对控制哮喘发作均有实效。哮喘，寒为本，而热哮为寒化热，故可采用小青龙汤加石膏，但临床亦会见到热象非常明显，常表现为发热、痰黄稠、苔黄腻、脉滑数的哮喘，小青龙中的桂枝干姜恐怕不合适，便改为定喘汤，但定喘汤清内热化痰的力量不够，需要合苏葶丸、苇茎汤、凉膈散等。顽哮，按王蕾老师的解释：没有发作与稳定之分，持续反复发作。持续性发作，实中或夹虚，故予三痹汤加止痉散（三痹汤为独活寄生汤去寄生加黄芪和续断；止痉散，即全蝎、蜈蚣各等份。）

王　蕾：我的理解，临证时合方或是多法合用是最常见的。寒哮、热哮多是发作期，治标；寒湿哮、心哮、肝哮、肺哮、顽哮等更是稳定期治本。

二、感冒的分型论治探讨

【医论精华点睛】

仝小林论感冒：感冒起病，大致有三，曰太阳，曰卫分，曰肠胃。辨治要点：除恶寒发热外，太阳则头痛、身痛、关节疼痛；卫分则或见咽痛、或见咳喘；肠胃则或见呕恶、或见泄泻。太阳者麻黄桂枝，卫分者银翘桑菊，肠胃者藿香正气。故初起定位最为关键。今之感冒，合病常见，太阳兼卫分或肠胃，或俱见，治又当合病合方。

【医论现场再现】

（一）外引伏邪与伏气温病

仝小林：我在临床上注意到，外引伏邪与伏气温病是两种完全不同的情况。伏气温病，必定表现为以发热为主症，但伏气不是伏邪。比如，急性胰腺炎可能就是甘油三酯过高引起，属于伏气温病，但无表邪，亦无里邪；再比如，急性胆囊炎可能就是吃油炸鸡蛋引起，既无外邪，也无里邪。这种可称之为伏气温病。古人可能会解释成原有邪气伏于内，但实际情况未必。另一种情况是邪伏于内，已成疾病，每因外邪引发病情加重，比如，肺源性心脏病、风湿性心脏病、慢性肾小球肾炎等，一旦感冒，病情立即加重。此种，我称之为外引伏邪。

伏气与伏邪，是两个不同的概念。若是慢性扁桃体炎急性发作，当属伏邪。一般下尿路感染不会发热恶寒，但当属外感。若是急性肾盂肾炎，发热38℃以上，恶寒很重，甚至加盖被子还冷，最易与风寒感冒相混淆。

逢冰：伏邪与伏气：伏邪之病由外感，劲哮肾炎风心见；越是顽疾邪越深，有表无表透邪关。伏气温病类外感，慢感急作胰泌胆；但见表证无表邪，直捣巢穴莫彷观。邪伏经络开腠理，邪伏脏腑升降散。外感传变与伏气，初治手法地与天。故伏气温病的辨识至关重要。治伏气，且莫为表证障眼可从营血入手，直捣其穴此治疗之最紧要之处。外感法要：伤寒膀胱起督表，温邪上受逆心包，湿温呕泻中焦起，风寒湿痹肢节扰，瘟疫重在搜募原，伏气直捣老穴巢。（摘自仝小林微博）

彭智平：喻嘉言创"逆流挽舟法"就属于外引伏邪吗？

仝小林：不是。逆流挽舟，是表邪入里仍用解表，而使入里之邪仍从表出，是一个新发的疾病，尚谈不上伏邪。你们说，风湿性心脏病是伏邪为病吗？

慢性肾小球肾炎呢？老年慢性支气管炎、肺气肿、肺源性心脏病呢？这些伏邪，一遇到外引，病情就加重。所以本质上，外引就是要按照外邪来治。

（二）感冒的病因病机

朱向东：从临床来看，风寒、风热均是感受风寒外淫，但因风寒侵犯部位不同而有寒、热之异。邪犯肌表易见风寒证；邪犯呼吸道易见风热证，故冬季风热证也很多见，春夏风寒证亦不少。其机制是风寒犯肌表，由于邪困遏卫阳，而不发生从化则表现为寒；因风寒犯呼吸道、里阳抗风寒易从阳化热，则表现为热。从临床上分析，很少见到受热而感冒，三伏天也多因受凉而感；春天则乍热乍寒，但皆因寒而病。

仝小林：向东所说的感受，正提示我们需要重新认识风热的病邪性质。邪属寒还是热？病属寒还是热？风热证，是本热？还是化热？风热的呼吸道症状，是邪使然？还是病位使然？

朱向东：我理解感冒的外邪是寒邪。外热不是邪，但外热会使腠理开，然后寒从腠理入。如风和热合犯表，腠理大开，再受寒，则易感冒。

黄飞剑：所谓化热实为病邪发展所致，化寒亦如此！风，原平性也，春夹温，夏夹暑，秋夹躁，冬夹寒，地域不同而所夹病邪各异。在湿重的环境里最易生病毒，太阴常常多寒。寒入阳弱，郁而化热也。扁桃体炎多表现为咽痛、发热恶寒，仍是寒郁化热，纯风热，不夹邪，不袭机体。

郑俊谦：急性扁桃体炎发热多为寒郁化热，而单纯性扁桃体炎多为内热引起。

（三）感冒的基本分型

1. 风寒感冒

仝小林：风寒感冒病位在顶焦，督脉、膀胱经之皮肤黏膜，葛根汤最合适。葛根汤轻可去实因无汗，有汗加葛无麻黄。风寒感冒，常常见咳，是人体自我保护的反应。

2. 风热感冒

仝小林：风热感冒病位在呼吸道

（包括鼻、咽、喉、气管、支气管），方用银翘散或桑菊饮。辛凉药清宣风热，辛能发散，凉能清热。我治急性化脓性扁桃体炎，银翘散合五味消毒饮或合升降散。我的经验，风寒感冒初起一般不用通腑，风热感冒可以通腑，为什么呢？风热的病位在呼吸道，笼统可以说在肺。肺与大肠相表里，通腑可以泻热。

升降散即有此意，上下表里，分消走势。

仝小林： 慢性肾小球肾炎，常由于扁桃体发炎或感冒而加重。我最喜欢加升降散。

逄　冰： 升降散，来源《伤暑全书》，清·杨栗山扩展用之，主治咽喉肿痛、大头瘟等，按原方比例配制。病轻者，分4次服（用冷黄酒1杯，蜂蜜5钱，调匀冷服）；病重者，与3次服（黄酒1杯半，蜜7钱5分，调匀冷服）；最重者，分2次服（黄酒2杯，蜜1两，调匀冷服）。要点：中病即止。我用此方，生大黄常用1.5～6g/d，凡清阳不升，浊阴不降，表里不和，交通不畅者，恒用之，每获良效。《伤寒瘟疫条辨》："是方以僵蚕为君，蝉蜕为臣，姜黄为佐，大黄为使，米酒为引，蜂蜜为导，六法俱备，而方乃成。""盖取僵蚕、蝉蜕，升阳中之清阳；姜黄、大黄，降阴中之浊阴。一升一降，内外通和，而杂气之流毒顿消矣。"慢性肾炎蛋白尿、血尿，常因感染加重，尤其是咽喉壁充血、扁桃体红肿化脓，这是因为邪伏肾络，外邪勾起内邪，治之之法，必攘外安内。我常用升降散加味如金银花、连翘、冬凌草等；水肿者，用麻黄加术汤；气虚者，用玉屏风散补气托邪。切勿见蛋白增多即固涩，见血尿加重即止血。（摘自仝小林微博）

彭智平： 升降散，治慢性肾炎合并扁桃体炎、反复感染、肾炎蛋白尿加重者，服之效佳。固下（消蛋白）必先清上（消炎症）。用白僵蚕6g，蝉蜕3g，姜黄9g，生大黄12g，共研细末和匀，分2～4次冲服。僵蚕、蝉蜕，升阳中之清阳；姜黄、大黄，降阴中之浊阴；一升一降，内外通和，而杂气之流毒顿消，有类青霉素之功效。

郭　允： 升降散药仅四味，其中僵蚕、蝉蜕祛风解痉、散风热、宣肺气，宣阳中之清阳；大黄、姜黄荡积行瘀、清邪热、解温毒，降阴中之浊阴；又加黄酒为引，蜂蜜为导。两两相伍，一升一降，可使阳升阴降，内外通和，而温病表里三焦之热全清。杨栗山云："名曰升降，亦（表里）双解之别名也。"（《寒温条辨》）因之命名"升降散"。

仝小林： 慢性肾炎，常常由于反复感染的扁桃体或咽炎（所谓伏邪），伏于肾络，酿毒损络而成，所以透邪至关重要。

仝小林： 防风通圣丸，治疗寒包火的郁热证，常见于食积郁火之感冒。中医所说的寒包火则是指上呼吸道感染。

3. 暑湿感冒

仝小林： 暑湿感冒代表方是藿香正气散合香薷饮，名二香汤。

沈仕伟： 香薷饮：治疗阴暑。症见恶寒发热，腹痛吐泻，头重身痛，无汗，胸闷，舌苔白腻，脉浮。藿香正气散：解表化湿，理气和中。治外感风寒、内伤湿滞，症见发热恶寒，头痛，胸膈满闷，脘腹疼痛，恶心呕吐，肠鸣泄泻，舌苔白腻等。

逄　冰： 感冒起病，大致有三，曰太阳，曰卫分，曰肠胃。其辨治要点：除恶寒发热外，太阳则头痛、身痛、关节疼痛；卫分则或见咽痛、或见咳喘；肠胃则或见呕恶、或见泄泻。太阳者麻黄桂枝，卫分者银翘桑菊，肠胃者藿香正气。故初起定位最为关键。今之感冒，合病常见，太阳兼卫分或肠胃，或俱见，治又当合病合方。

感冒三字经：膀麻桂，卫银桑，肠苏连，胃藿香。同为表，合见常；单选一，杂合方。拘寒热，立围墙；理不明，寒温僵。效即理，重临床；杂合治，勿惶惶。

注：①膀：足太阳膀胱经。②卫：卫分。③苏连：苏连饮。藿香：藿香正气散。④寒温僵：寒温对立。

感冒起病，主要三条途径，均在黏膜。一是皮肤黏膜（太阳膀胱葛根汤证），二是呼吸道黏膜（肺卫之银翘散证），三是胃肠道黏膜（胃肠型感冒藿香正气散证），均为在表，故合病常见。既有头痛身痛腰痛骨节疼痛，又有咽痛咳喘、腹泻呕恶。此时宜合病合方，我常在葛根汤基础上加金银花、连翘、藿香，多管齐下效佳。（摘自仝小林微博）

（四）泌尿系感冒

仝小林：泌尿系感冒相对少见。病位在泌尿系黏膜。下尿路感染，黏膜虽可以归表，但是表现尿频、尿急、尿痛症状，治疗用清热利湿之八正散，若归于外感，似有所不妥。通常一般理解的外感，须用解表药外散表邪。葛根汤、银翘散、藿香正气散均有散表之药。八正散纯为清热利湿之品，虽亦属表，但泌尿系感染引起的疾病，非表证，反复泌尿系感染或可归于伏气温病的范畴。我治疗急性肾盂肾炎，表现为高热恶寒，仍用麻黄汤，但因为有尿频、尿急、尿热、尿痛等，必须合用八正散。为什么用麻黄汤或葛根汤呢？加快退热。但不用八正散，热退复升，用之，则麻黄退热在先，八正清热通淋在后。

沈仕伟：麻黄汤可能不是肾盂肾炎的治本之方，肾盂肾炎初起时有畏寒发热之表证，可是体温一旦上去恶寒便消失，这时候疾病的本质露出来了。恶寒发热不过是表象，用了麻黄汤即便退了热，但很快热复起，有时八正可能也未必控制得住，得用到清瘟败毒饮。

仝小林：恶寒之症，非常顽固，非感染控制，断难因发表而消除。但合用麻黄，确可加速退热。但治本之方，是八正散。八正散，上尿路、下尿路感染均可治疗。但麻黄或葛根，只有急性肾盂肾炎发热时，才有必要合用。清瘟败毒饮，用于治疗泌尿系感染发展到热入毒血，机会很少。感冒和泌尿系感染，都有发热，也有不发热。而下尿路感染，很少发热。所以，把泌尿系感染归于下焦外感湿热之邪。

我在治疗急性泌尿系感染上，八正散较少用，而是用《医学心悟》的萆薢分清饮，用于治疗白浊（下焦湿热证），用盐黄柏、苦参、莲子心、土茯苓等，另一个是《丹溪心法》的萆薢分清饮，用于治疗白浊（下焦虚寒证）。

（五）虚人外感

仝小林： 虚人外感，最常见的就是易感综合征，一年之内，感冒不断。玉屏风散可用于感冒间歇期的治疗，最常见的是桂枝加黄芪汤。教科书上的气虚感冒用的是参苏饮。参苏饮里，有二陈汤，偏化痰，用于老年慢性支气管炎那种气虚感冒比较合适。

1. 阴虚感冒

沈仕伟： 阴虚外感，临床较少见。阴虚津亏，感受外邪，津液不能作汗外出，表现为微恶风寒，少汗，身热，手足心热，头昏心烦，口干，干咳少痰，鼻塞流涕，舌红少苔，脉细数。治法为滋阴解表，方用加减葳蕤汤加减。临床我遇到一个干燥综合征患者，有口干、咽干、舌红无苔，外感症状，很自然认为是阴虚外感，用了加减葳蕤汤，结果外感症状一点未缓解，后来按风寒治，用了葛根汤才好的。

医案如下：患者，女，55岁。2014年1月12日初诊，既往有干燥综合征病史，服用药后控制尚平稳，近出现乏力，咽干口干，畏寒畏风，周身拘紧，面色晦暗，舌暗红苔少，脉弱。因为患者干燥综合征，咽干口干，舌无苔，我初次考虑阴虚外感，根据陈老师的方药滋阴加风药（加减葳蕤汤思路）：桑叶10g，荆芥12g，防风10g，杏仁10g，连翘10g，芦根10g，甘草10g，百合10g，太子参15g，炮内金15g，石斛30g，玄参30g，南沙参30g，天冬15g，白术15g，麦冬15g，知母10g，党参10g，瓜蒌仁20g，黄芪30g，女贞子20g，墨旱莲20g，3剂。1月15日二诊：服药后无效，诸症同前，患者畏风寒，周身拘紧，面色晦暗，明显阳虚外感，虽然患者口干喜饮，仍然用葛根汤加附子：葛根20g，麻黄10g，桂枝20g，白芍20g，炙甘草10g，生姜10g，红枣10g，淡附子10g，党参10g，2剂。1月16日服1剂，汗出，周身拘紧缓解，仍觉乏力，畏风，头昏不适；第2剂服后，汗出，畏风畏寒、周身拘紧已不明显，自觉乏力，头晕，口干无加重，舌暗红苔少，脉略滑。

仝小林： 我认为提出阴虚感冒的意义，不在于风寒感冒，而在于风热感冒。因为风热感冒碰上阴虚体质，就怕干柴烈火，要积极防范伤阴。如果阴虚之人患的是风寒感冒，那一定是按照风寒感冒治疗，无须养阴、补阴。阴岂可骤补？汗岂可骤生？所以，我认为气虚之风寒感冒，主以桂枝加黄芪汤。阴虚风热感冒，银翘散加麦冬、葳蕤，需从临床实际出发。

周毅德： 临床也可见阴虚感冒患者，主要是肺、胃、肾阴虚为主。辨证以外感主症加舌脉为主，有时要舍证取脉，中医内科方用加减葳蕤汤。不过临床上曾经用过葳蕤汤治疗阴虚感冒，效果不好。但是我觉得阴虚感冒应贯穿在其他感冒类型中，因为它包括了呼吸道、胃肠道、泌尿系的黏膜层，不能完全等同于风寒、风热、暑湿感冒。

沈仕伟：阴虚外感，当主要从外感治疗，不过要防止伤阴，而书中的加减葳蕤汤，主力是养阴，并没有针对外邪这个主要矛盾。其实老师用银翘散加玉竹、麦冬更好，说明了阴虚外感不过是风热感冒中的一个特殊类型罢了，特殊在素体阴虚。教材在阴虚感冒下特

地提到一句：是阴亏津少，外受风热，而不是风寒。

2. 阳虚感冒

仝小林：阳虚感冒，用麻黄附子细辛汤证或葛根加附子汤。但是麻黄附子细辛汤，因为细辛有很多人顾虑，不敢用到量，所以，推广较难。

沈仕伟：阳虚外感，教材方为再造散。再造散（源于《伤寒六书》）：黄芪6g，人参3g，桂枝3g，甘草1.5g，熟附子3g，细辛2g，羌活3g，防风3g，川芎3g，煨生姜（3g）。再造散其实有麻黄附子细辛汤之意，不过是用羌活、防风替代了麻黄。

三、咳嗽辨治体系探讨

【医论精华点睛】

仝小林对咳嗽的认识：急性外感咳嗽（病因有感冒、急性支气管炎），临床常见：①风寒袭肺，方药：三拗汤合止嗽散，或者华盖散。②风热犯肺，方药：桑菊饮。重则麻杏石甘汤。③温燥伤肺，方药：桑杏汤。重则清燥救肺汤。另有凉燥伤肺咳嗽，方取杏苏散加减。慢性内伤咳嗽：胃咳（胃食管反流病）：寒用良附丸，热用左金丸。咽咳（咽炎）：火郁升阳散火汤或升阳益胃汤。鼻咳（鼻窦滴流，属于内伤还是外感，再讨论）：寒饮用小青龙加苍耳子、鹅不食草、辛夷。风邪未解兼痰：华盖散合苏葶丸合苇茎汤。

【医论现场再现】

（一）中西汇通识咳嗽

王　强：咳嗽是指肺失宣降，肺气上逆作声，或伴有咳吐痰液，为肺系疾

病的主要证候之一。分别言之，有声无痰为咳，有痰无声为嗽，一般多为痰声

并见，难以截然分开，故以咳嗽并称。辨证主要有：风寒、风热、风燥、痰湿蕴肺、痰热郁肺、肝火犯肺、肺阴亏耗。

周毅德： 肺主气为五脏之华盖，上连喉咙，开窍于鼻，司呼吸，外合皮毛，直接与外界接触，外邪侵肺，从口鼻或皮毛而入，肺卫受邪，肺气失宣，清肃之令失常，则疾病滋生，阻塞气道，故肺气上逆引起咳嗽。

仝小林： 我给 SARS 起了一个名字，叫肺毒疫，病位在肺，病性为毒，病属瘟疫，这就有指导治疗的意义了。中医之病名，一定是对病机、病位、病性，甚至病因的高度概括，具有对治法处方的指导意义。而纯西医病名，可作为诊断，不可指导治疗。咳嗽，哪些是自我保护？哪些需要止咳？

王　强： 空气污染、过敏物刺激应该是自我保护。咳嗽绝大多数都属自我保护，但不一定都能保护得了，有些若不治疗就会使病情进展，那就需要止咳等治疗了。

（二）咳嗽的病因辨析

《内经》云"五脏六腑皆令人咳，非独肺也"，《素问·咳论》指出："肾咳不已，则膀胱受之，膀胱咳状，咳而遗溺。"对于膀胱咳，认为与腹压升高，盆底组织松弛有关，多见于产后妇女。肾为水之下源，肺为水之上源，肾盂肾炎患者应是下源之饮凌上源之肺而咳。比较常见的水气凌心，是肾功能衰竭导致的。肾功能衰竭的水气凌心时，可以见到肾咳之状，咳则腰背相引而痛，甚则咳涎。

《素问·咳论》曰："肝咳之状，咳则两胁下痛……肝咳不已，则胆受之，胆咳之状，咳呕胆汁。"这里的胆，是现代医学的胆，但肝是中医的肝，如百日咳、慢咳，有痉挛属性，多是从风、从肝治疗。所以，要把中医病名的现代含义搞清楚，诊断才明确，治疗针对性才强。肺源性心脏病、心功能衰竭或不全引起的咳粉红色泡沫状痰，与肺部於血有关。我们说的心咳，相当于支饮，喘咳肿卧难。悬饮嗽引胁痛即胸腔积液。为什么咳嗽则辄已？一咳起来，胁下痛就受不了呢？其实两胁下闷痛，常由于肺气不舒。想一想，肝只有一侧，而肺是两侧。

宣肺是郁证的重要治法。《素问·至真要大论》曰："诸气膹郁，皆属于肺。"肺主气，司呼吸。精神一郁，肺气先闭，膹闷郁闷、胁胀脘痞，由是而生。故治郁勿忘宣肺。麻黄、杏仁、葶苈子、苏子，皆是宣肺之药。唱歌，是宣肺开郁最有效的方法。敛肺息火则嗔满俱平，鲜究暴怒气炸肺；宣肺开郁则怨气自消，怎奈胁胀总责肝。为什么精神情绪压抑，肺癌最多？我认为，肺癌高发的最主要病因，在于精神压抑。当然，抽烟人另当别论。所以，我们治疗肺癌，要特别注意开肺气。

（三）咳嗽的治疗

王 蕾：针对咳嗽不同病位的治法：病在咽部的，或疏风，或散结，或宣透，或散郁火；病在气管的，或化痰，或解痉，或散寒，或逐饮，或敛肺；病在肺实质的，或清热，或豁痰，或化瘀。

沈仕伟：咳嗽是一个症状，它与伴随的其他症状和体征构成了证，证的基础是病，病的产生由因。我们处方时，首先是选择一个符合证的方子为骨架加减。加减的原则，首先是主症，其次是指标，再次是诱因。比如：食积之咳嗽，第一步是选食积方：曲麦二陈汤；第二部是加减，症状如咳嗽剧烈，加百部、杏仁等，指标如支气管提示炎症，加桑白皮、黄芩等，诱因如咳嗽一旦伴有便秘即加重，加大黄等。所以，中医内科的诊疗思维，可以归纳为四步：第一步：抓主症；第二步：主症的证候归属；第三步：证的疾病归属；第四步：查找病因或诱因。我有一张方子，我最早就是在医院看咳嗽看出名的，包括鼻后滴流综合征，特别是小孩，效果很好的，我的思路是从风、从痰论治，用的方子是华盖散、苏葶丸、苇茎汤加荆芥。

仝小林：我们和西医不同的是，西医没有证；我们和传统中医不同的是，所辨的病更加明确；我们和中西医结合的不同是，他们是病下分证，以辨病为主；我们是证必归病，以辨证为主。以证为向，以症为靶，以病为参，以因为本。治病必求其本，但常常本非单一。抓主症、辨证候、诊疾病、找病因，是中医临证思维的四步。

1. 鼻后滴流综合征（鼻咳）

张 予：鼻后滴流综合征是慢性咳嗽最常见的病因之一。因此，凡慢性咳嗽的患者都应考虑鼻后滴流综合征的可能。另一方面，由于鼻后滴流综合征涉及多种基础疾病，其诊断主要根据病史、相关检查和对特异性治疗反应的综合判断。因而，我们在确定鼻后滴流综合征诊断以前还应排除引起慢性咳嗽的其他常见原因。

王 蕾：患者鼻后滴流的，既有清稀的涎液，也有质黏的，还有很多主诉只是感到咽部的异物感。除咳嗽、咳痰外，可有感冒表现：鼻塞、鼻腔分泌物增加，可有频繁清嗓，咽后黏液附着，鼻后滴流感。过敏变应性鼻炎表现：鼻痒、喷嚏、水样涕、眼痒等。鼻 - 鼻窦炎表现：黏液脓性或脓性涕，可有疼痛（面部疼痛、牙痛、头痛）、嗅觉障碍等。变应性咽炎以咽痒、阵发性刺激性咳嗽为主要特征。非变应性咽炎常有咽痛、咽部异物或烧灼感。喉部炎症、新生物通常伴有声音嘶哑。还有部分是局部附着产生的刺激，局部的慢性炎症。

张 予：鼻涕辨证：①鼻涕多而清稀，色白或微黄，多属风邪外犯。②涕清稀如水样、量多，多为肺脾肾阳虚，失于温化所致，可见于鼻鼽。③流涕日久，量多，或黏白或黏黄，鼻甲肿胀，多为肺脾气虚，邪滞鼻窍。④流涕黄浊如脓，有臭味，多为胆经热盛、上灼窦窍所致；若涕黄量多，为胆、脾二经湿热所致，可见于鼻渊。咽部滤泡增生辨证：①咽部滤泡增生，色红，散在而颗粒较小，咽干者为阴虚火旺、虚火炼津所致。②咽部滤泡增生，色红赤，肿痛甚者为肝胆火热，或脾胃火热蒸灼津液所致。③咽部滤泡增生，色红赤，疼痛甚，咽部有腐物附着者，多为热毒犯及咽部。

仝小林：阴盛为饮阳盛痰，稠黏是热沫清寒，燥少黏连咳不易，湿多易出风掉旋。鼻咳，我平常用小青龙加苍耳子、鹅不食草、辛夷。

张　予：肺气虚的我会加苍、白术。若畏寒肢冷、遇寒加重者，可酌加防风、桂枝等；若鼻涕多者，可酌加半夏、薏苡仁等；若喷嚏、流清涕者，可酌加黄芪、白术、防风等。

2. 咽咳

逢　冰：仝小林三味小方：冬凌草3～6g、滁菊花3～6g、麦冬9～15g。

功效：清咽润喉。

主治：慢性咽喉炎。

辨证要点：咽咳（非气管非咽喉之频繁清嗓咳），咽干，喜冷饮。

治疗要点：以上方泡水代茶，一日一壶，小口冷服，不宜过量；有平素咽火胃寒者，可加干姜片，亦可配红茶、普洱茶；胃热者（喜冷饮）可配绿茶。这个小方，是治疗咽咳的。

王　蕾：升阳益胃汤，用于慢性咽炎，脾虚湿热，甚至是湿浊的，效果很好。个人经验，肺为娇脏，喜润恶燥，肺气宜通畅，故治疗咳嗽调畅肺气，杏仁、桔梗为佳，并加百合、玄参、麦冬等润肺之品，正如升阳散火汤中西洋参之属。

仝小林：野生冬凌草，治咽咳特效，也是吸烟者防癌之要药，每天3g，与其他茶叶同泡即可，也可预防食管癌。

3. 胃咳

仝小林：胃咳的主方我喜欢用小半夏加茯苓汤合苏连饮、枳术汤，寒可用良附丸；或者热用左金，寒用反左金。无论左金、反左金，都是辛开苦降。调理胃肠病，我常让患者服散，即将药打成细粉，混匀，每次3～9g，用温水调服。一般在饭中或饭后服，既节省药材，又可直接作用于胃肠，简便效廉，如枳术汤、小半夏汤、六君子汤、平胃散等。小半夏汤，是和胃降逆止呕之效方。我常用清半夏、生姜各15～30g，呕吐甚，加苏连饮；胃胀加枳术汤；胃有振水声加茯苓；反酸加煅瓦楞子；胃口差、大便干，加大黄黄连泻心汤；虚寒加理中。半夏，6～15g和胃，15～30g止呕，30～60g安眠（胃不和则卧不安）。半夏消痰化浊要点：苔越厚腐腻，用量越大。

仝小林：《医宗金鉴》把咳嗽分为四型，其中有一个食积咳嗽，是否和我们说的胃咳有关联？

王蕾：应是胃咳的一种，食积咳嗽，可能儿童多见。食积生痰热熏蒸，气促痰壅咳嗽频，便溏曲麦二陈治，便燥苏葶滚痰攻。

沈仕伟：胃咳，类似于反流性食管炎，主要是除了胃内容物，还有胃酸。胃酸病因，有寒有热，治疗各不同，热用左金丸，寒可用香砂六君子或理中。

4. 膀胱咳

沈仕伟：膀胱咳主要是因咳嗽引起遗尿，膀胱括约肌松弛，可在治疗咳嗽方子的基础上加一些补肾气收敛药，如金樱子、菟丝子等。

王蕾：膀胱咳，三拗治咳为主，把水之上源的邪气先透出去。久咳的，同时加益智仁、菟丝子。

仝小林：我用淫羊藿治疗膀胱咳，金水六君煎治疗什么咳？

马艳红：金水六君煎治肺肾虚寒，水泛为痰，或年迈阴虚，血气不足，外受风寒，咳嗽呕恶，喘逆多痰。加补肾收敛药可以治疗膀胱咳。

5. 心咳

仝小林：心因不能平卧，卧即引咳。心衰多用真武汤，重用葶苈子。

6. 小儿咳

郑俊谦：咳嗽是小儿常见病。小儿咳嗽的外因病邪与成人区别不大，惟内伤生冷乳食乃重要内因。发病是因为感受外邪，肺气不能清肃，气逆为咳；护理不当，饮食失调，脾湿生痰，痰盛为嗽。《素问·咳论》云："五脏六腑皆令人咳，非独肺也。"但小儿咳嗽仍在肺脾，脾为生痰之源，肺为贮痰之器。但根结在痰，肺气得宣通，痰易咳出，痰稀能出则咳嗽平，痰多黏咳不出则发热气喘。痰为百病之源，更是咳嗽之源，万不可见咳止咳，必须在宣通的基础上，加消食化痰润便之品（肺与大肠相表里），当然忌生冷、荤腥、甜黏，方可万全。

7. 风寒咳嗽

仝小林：风寒咳嗽的核心病机是风寒束肺，肺气失宣。我常在三拗汤基础上，加前百苏葶汤。我用葶苈子是宣肺，用苏子是降气。一般前胡15g，百部30g，百部治咳作用很强，属靶药。苏子15g，葶苈子15g，再加生甘草30g，止咳。

周毅德：散风热：蝉蜕，牛蒡子，僵蚕；利咽喉：山豆根，射干，锦灯笼；清肺络：鱼腥草，白花蛇舌草，黄芩；降肺气：苏子，枳壳，桑白皮，葶苈子，还可以加一些润药：紫菀，百部，冬瓜仁。

8. 风热咳嗽

仝小林：我们接着讨论风热咳嗽。风热咳嗽的核心病机是风热犯肺，肺失清肃。风热主要是病证，但在特殊季节也有风热之邪。基本治则：疏散风邪，宣散郁热。

朱向东：风热应是病证。因为此热不是外来，夏天很热但很少见到咳嗽。咳嗽多见于冬季，而冬天寒为主气，所以，风热咳嗽的因是风寒，证是风热，热的来源为内热、郁热、积热、瘀热、阳气。

王　蕾：建议风热咳，在疏风清热、宣肺止咳同时，加用沙参、玉竹等润肺药物，防止燥热伤肺。升降散中，常以郁金易姜黄，加强理气宽胸作用。另外，患者咽痒明显时，可以加入一些风药，如荆芥、防风、白芷等。

仝小林：清宣润收，是治疗风热咳嗽的大法。清解郁热，宣散风邪，养阴润肺，敛肺止咳。银翘散、桑菊饮，主要是治疗温病初期，不限于风热感冒。我常用升降散加前百苏荮汤加金银花、连翘、桑叶、菊花、薄荷辛凉解表。我们应当注意的是：风热咳嗽，不同于温病初期，因不以发热为主。防风通圣散，可用于郁热较重者。

黄飞剑：炙紫菀也是治咳很好的靶药。紫菀化痰止咳而润肺。治风热咳嗽气药少不了。大腹皮、佛手、香附、旋覆花引浊下行；升麻、葛根升清，佐五炙汤效显。所谓风热，实为湿郁浊瘀也！

9. 风燥咳嗽

沈仕伟：风燥伤肺证——桑杏汤，重则清燥救肺汤。深秋的咳嗽常可见到燥邪伤肺，凉燥——杏苏散。

王　强：燥结之咳在结而不在燥，不在水少在不通降。

黄飞剑：燥咳，由寒凝郁滞而来，咳时少痰，干咳多见，咽干咽疼，有胸闷气短的症状。五炙汤可治，在基础方中佐用效好。炙紫菀、炙杷叶、炙款冬花、炙淫羊藿、炙百部。其中淫羊藿交通心肾，又可润肺除浊。

郑俊谦：燥咳多兼肺阴不足。应养阴润肺，化痰润便止咳。沙参麦冬汤加桑白皮、地骨皮、川贝。

王　蕾：燥咳比较容易误治。有时，急性咳嗽用药过于寒凉后，容易迁延。燥咳，桑杏汤、百合固金汤都好用。

赵　昱：我治燥咳，常用白芍30g或40g，生甘草10g，每获良效！取酸甘生津、育阴敛肺之意！有时加薄荷6～12g，缓解咽痒。

仝小林：燥咳，我常用五汁饮（梨汁、荸荠汁、鲜苇根汁、麦冬汁、藕汁）。但急性咳嗽的后期，经常需要敛肺，如五味子、乌梅。

张　予：用五味子忌讳有痰。

逄　冰："敛药"应用要诀：敛药收涩味多酸，精芡气萸龙牡汗，果尿枣神乌梅津，心五肺诃白芍肝，敛即扶正减渗漏，收涩太过反缠绵。（摘自仝小林微博）

10. 顽固性咳嗽

张效科：咳嗽顽固要从风邪入内考虑，祛风不可少，三拗汤是底方。另外，要用非常规祛风药，也就是藤类抗风湿药，朱良春也有此认识，迁延性无论寒热可以考虑合用金水六君煎！外感似去，但风已入里，这往往是不愈之因。注意藤类药有非常明显的祛风作用，也就是现代医学的抗炎、抗过敏作用，对于咳嗽有良好的作用！

刘红梅：藿香正气水，《普济方》有关藿香正气散的论述：伤寒头疼，憎寒壮热，上喘咳嗽，五劳七伤，八般风疾，五般膈气，心腹冷痛，反胃呕逆，霍乱吐泻，脏腑虚鸣，山岚瘴气，遍身虚肿，妇人胎前产后，小儿脾疳。我把雾霾当四时不正之气和山岚瘴气了。道理：四时不正之气，与岚瘴、疟疾等证，皆由中气不足而后受之。而中虚之人，每多痰滞，然后无形之气，挟有形之痰，互结为患。回访效果都还不错。

郭　允：我用过养阴清肺汤合喉科六味散治好几例，也用射干麻黄汤或小青龙汤合喉科六味散治好几例。养阴清肺汤治疗阴虚热燥干咳嗽，舌红少苔或舌淡少苔，口干，咽干，少痰或无痰。喉科六味汤：荆芥、防风、桔梗、甘草、薄荷、僵蚕，六味药，主要消除咳嗽伴咽痒。

沈仕伟：患者常见咳嗽，咳痰不畅，或白或黄，咽痒咽干或咽痛，我用清肺汤（天冬、麦冬、知母、贝母、陈皮、黄芩、桑白皮）合止嗽散，效果比较好。

邬宏嘉：成都这边还是痰湿为主的多，我一般用三拗汤合止嗽散二陈汤之类的，痰多的加矮地茶、葶苈子、胆南星，咳嗽严重的加桑白皮，有阴伤的加天花粉、沙参之类的，效果还可以。

朱向东：我基本是麻杏石甘汤加前百苏苈汤加沙参、浙贝母。根据感冒时间，早期合银翘散。需要注意的是：外感咳与内伤咳完全不同，外感咳应以祛邪、恢复肺之宣降为主！

（四）咳嗽病案

1. 慢性咳嗽

仝小林：慢性咽炎的咳嗽，有相当一部分就是火郁之咳。升阳散火汤特效。

逄　冰：升阳散火汤是治疗慢性咽炎和感觉神经障碍的效方。过食寒凉或木郁土壅，胃阳被遏，阳气不能发散，或向外郁于体表，或向上郁于咽喉。我用东垣升阳散火汤，一是治疗糖尿病以四肢、胸背发热为表现的末梢感觉神经障碍，一是治疗郁火所致的慢性咽炎（似咳非咳，似痰非痰，咳声不断）诸法不效者，疗效显著。升阳散火汤治疗慢性咽炎案例：患者，女，45岁。5年前西医诊断：慢性咽炎。咽干咽痒、咽灼痛异物感，欲咳不出，干咳频频，影响工作睡眠，劳累或闻异味后加重。伴鼻塞，口干、口渴、口苦，舌暗红，苔薄黄，脉弦细。方药：葛根30g，升麻6g，柴胡9g，羌活12g，独活15g，防风9g，西洋参6g，白芍14g，生炙甘草各6g，桔梗15g。14剂，咽症明显减轻，夜间安睡。持续1月痊愈。

2. 胃咳案

张　予：近日有一病例：患者，男，59岁。因声音嘶哑2个月就诊于西医院，纤维喉镜诊断：喉肉芽生长，建议手术。术后2个月复诊，肉芽复发，来我门诊就诊。查：在左侧声带后联合可见绿豆大小淡红色肉芽。追问病史，患者有长达半年的食管反流病史。在清热解毒散结同时加入治酸药，服药 2 个月，肉芽明显减小到之前的 1/5。方药如下：金银花 30g，连翘 10g，浙贝母 10g，夏枯草 30g，玄参 15g，赤芍 15g，半枝莲 15g，白花蛇舌草 15g，荔枝核 12g，桔梗 10g，煅瓦楞子 10g，砂仁 3g（后下），法半夏 9g。

李某，男，42 岁，素体较瘦。自诉咳嗽 2 月余，遍服西药抗生素，并服中药清热解毒、宣肺止咳之剂 30 余剂，效不显著。刻下症：咳嗽痰少，胃脘痞闷，恶心欲呕，面色萎黄，食欲尚可，但食后腹胀，大便略溏。舌质淡红，苔白腻，脉沉。问及易患口腔溃疡否，答曰"几乎每月均患"。辨病为胃咳，证属寒热错杂，胃失和降，肺气不利。处方：半夏 30g，黄芩 10g，黄连 3g，党参 10g，生甘草 15g，款冬花 15g，杏仁 10g。3 剂，水煎服。服后咳嗽明显减轻，口腔溃疡已愈。上方再服 4 剂，咳嗽痊愈。

3. 膀胱咳案

泽　冰：膀胱咳案：患者，女，32 岁。咽痛、咳嗽咳痰 2 月余，咳而遗尿。服抗生素、止咳等西药未效。既往肾病综合征、紫癜性肾炎，尿蛋白 5～7g/24h。舌红苔白脉沉。痰热闭肺，膀胱气化失司。方药：杏仁 24g，桔梗 24g，川贝母 15g，百部 15g，清半夏 15g，全瓜蒌 30g，陈皮 15g，海浮石 30g，枳实 12g，木蝴蝶 9g，锦灯笼 9g，山豆根 9g。服药月余，咳而遗尿、咽痛、咳痰症状消失。

患者，女，46 岁。感冒后咳嗽 3 个月。胸片示：肺纹理略粗，余无异常。来诊时出示前医病历，知其遍服止嗽散、三拗汤、定喘汤、二陈汤之类，无效。刻下症：咳嗽频作，咳痰少，咽喉微痒，乏力懒言，咳嗽白天较重，夜间反轻。舌质淡胖嫩，边有齿痕，苔薄白微腻，脉弦细。诊毕，患者嗫嚅告诉笔者，白天一咳嗽就要小便，稍不及时则会失禁。遂辨病为膀胱咳，证属膀胱失于温煦，气化不利。处方：党参 12g，白术 12g，茯苓 15g，猪苓 15g，桂枝 12g，泽泻 30g，车前子 30g，款冬花 15g。3 剂，水煎服。二诊：咳嗽减轻，小便失禁减少，咽痒如前。继以上方桂枝增至 15g，加荆芥 12g、防风 10g。7 剂，水煎服。三诊：遗尿不作，咽痒愈，偶有咳嗽。以止嗽散原方 5 剂，药后病愈。

吴义春：咳嗽遗尿在《素问》中早有记载，云："肾咳不已，则膀胱受之，膀胱咳状，咳而遗溺。"沈金鳌、林珮琴等都主张用茯苓甘草汤，但余屡用未见其效。通过观察发现本病多见于年老体弱和产后之妇女，除咳嗽遗尿外，往往兼有头晕乏力，胸满心烦，心悸气短，脉弦滑无力等症，而无"咳则腰背相引而痛，甚则咳涎"之肾咳证。偶读方隅所著《医林绳墨》小便不禁条，云："妇人咳嗽而溺出者，宜生脉散加归、术、柴、黄芩。"才始有所悟。再细读《素问》："久咳不已，则三焦受之，三焦咳状，咳而腹满，不欲食饮，此皆聚于胃，关于肺，使人多涕唾而面浮肿气逆也""少阳属肾，肾上连肺，故将两脏，三焦者，中渎之府也，水道出焉，属膀胱，是孤之府也"句，才使我茅塞顿开。乃拟方一首：柴胡9g，当归9g，白芍9g，麦冬9g，党参9g，五味子9g，半夏9g，陈皮9g，青皮9g，紫菀9g，黄芩9g，作为心肺不足、三焦气滞、郁而化火的方剂，试用于临床常效如桴鼓。

4. 胆咳案

黄某，女，3岁。代诉发热，咳嗽，食纳欠佳4天，经用罗红霉素、阿莫西林等西药效不显著。刻下症：发热，咳嗽，喉间痰鸣，尚不会咳痰，鼻流黄涕。体温：38.5℃，舌质略红，苔薄黄。按其右上腹则患儿哭闹。问及大便，家属曰：3日无大便。辨病为胆咳，证属太阳、少阳合病，胆胃不和，肺气失于清解。处方：柴胡12g，黄芩10g，半夏6g，白芍10g，枳实10g，麻黄3g，杏仁3g，生石膏15g，谷精草12g，辛夷花3g，甘草3g，生姜3g。2剂，水煎服。患儿服1剂则热退，大便通，鼻涕少，可稍进食，仍咳。二诊：上方去枳实，加前胡6g、川贝3g，研粉冲服。5剂，水煎服。药后病愈。

5. 百日咳案

张某，男，3岁10个月。2009年5月10日初诊，痉挛性咳嗽1月余。患儿1个月前出现咳嗽，经当地医院用抗生素及止咳中成药不效。刻下症：阵发性痉挛性咳嗽日发10余次，咳时两手握拳，面赤屈腰，颈脉怒张，涕泪交迸，痉咳后呕吐痰涎及胃内容物，食少纳差，大便干。舌质红，苔黄，脉滑数。诊为百日咳痉咳期。证属木火刑金，痰热壅肺。治以清肝泻火，化痰止咳。方用镇肝止咳汤加减。处方：柴胡6g，生白芍6g，代赭石6g，青黛1g，炒僵蚕6g，胆南星3g，黄芩6g，大黄3g，甘草3g。3剂，日服1剂，水煎服。二诊（5月13日）：痉咳次数减为5～6次，呕吐痰涎减少，大便通，舌红减轻，黄苔变薄。上方去大黄，再进3剂。三诊（5月16日）：痉咳已止，精神好转，便通食增，舌淡红苔少。上方去青黛、胆南星、黄芩，加沙参10g、麦冬6g、五味子3g。4剂而愈。

按：咳嗽一证多从肺论治，见咳止咳，咳反不止。《素问·咳论》曰："肝咳之状，咳则两胁下痛……肝咳不已，则胆受之，胆咳之状，咳呕胆汁。"肝气升发而主疏泄，在生理上，肺气的肃降要靠肝气的疏泄，肺气的肃降正常也有助于肝气的条达。在病理上则相互影响，若肝郁化火，循经上行，灼伤肺络，则可出现胁痛、易怒、咳逆、咯血等肝火犯肺（木火刑金）之证。本例患儿出现痉挛性咳嗽1月有余，因热盛便干故投镇肝止咳汤加黄芩、大黄，3剂症减，6剂痉咳止，三诊去青黛、胆南星、黄芩，加沙参、麦冬、五味子养阴敛肺而收全功。

四、肺水新论

【医论精华点睛】

《金匮要略·水气病脉证并治》中明确提出了"五脏水"的概念，"肺水"是五脏水之一。《金匮要略·水气病脉证并治》云："肺水者，其身肿，小便难，时时鸭溏。"这里提出了"肺水"的临床表现之一是"其身肿"，结合现代临床，"其身肿"的形成经历了"老年慢性支气管炎—肺气肿—肺源性心脏病—心衰"这样一个病理发展过程，最终引发右心衰致水肿，与《金匮要略》之"肺水"临床表现基本一致。就是说，落实到临床实战，肺水可从"肺源性心脏病"论治，肺源性心脏病之肺水的核心病机是：肺闭心衰，络瘀水停，治疗代表方是"己椒苈黄丸和参附汤、丹参饮"。临证需要注意的是：左心衰之肺水肿，核心在治心衰；而肺源性心脏病之心衰肺水肿，核心在于开肺气，通腑泻肺，强心是第二位的。

【医论现场再现】

（一）肺水的概念

周毅德：《三因极一病症方论》："古方十种证候，以短气，不得卧，为心水；两胁疼痛，为肝水；大便鸭溏，为肺水；四肢苦重，为脾水；腰痛，足冷，为肾水；口苦，咽干，为胆水；乍虚，乍实，为大肠水；腹急，肢瘦，为膀胱水；小便秘涩，为胃水；小腹急满，为小肠水；各随其经络，分其内外，审其脉证而甄别之。"

徐立鹏：《金匮要略·水气病脉证并治》："肺水者，其身肿，小便难，时时鸭溏。"

逄　冰：肺水肿（pulmonary edema）是指肺间质及肺泡内有不正常的液体积存，其发生可以是急性的，广泛的，若不立即处理足以致死。其类型如下：①心因性肺水肿：最常见，原因为左心室功能不良。②非心因性肺水肿：又称急性呼吸窘迫综合征。③淋巴功能不足性肺水肿：如癌症或淋巴管炎。④中央静脉压升高：如循环血量过多，右心衰竭。⑤血浆中胶质渗透压降低：可能是肾或肝的问题。⑥神经性肺水肿：神经系统病变。⑦高海拔性肺水肿：常发生于喜欢爬山（2 500m）或滑雪之年轻人。

沈仕伟：肺水肿是指由于某种原因引起肺内组织液的生成和回流平衡失调，使大量组织液在很短时间内不能被肺淋巴和肺静脉系统吸收，从肺毛细血管内外渗，积聚在肺泡、肺间质和细小支气管内，从而造成肺通气与换气功能严重障碍。在临床上表现为极度的呼吸困难，端坐呼吸，发绀，大汗淋漓，阵发性咳嗽伴大量白色或粉红色泡沫痰，双肺布满对称性湿啰音，X线胸片可见两肺蝶形片状模糊阴影，晚期可出现休克甚至死亡。

（二）肺水与支饮

仝小林：是肺的原因引起的水，还是水聚集在肺？换句话说，肺水是指病因还是病位，或是兼而有之。逄冰列了很多肺水肿的原因，我们讨论要找一种最常见的病因。肺源性心脏病引起的心衰，是否为我们常见的支饮呢？仕伟，说一下支饮的症状。

沈仕伟：咳逆倚息，短气不得卧，其形如肿，谓之支饮。

仝小林：那我们是不是就按过去讲的老年慢性支气管炎—肺气肿—肺源性心脏病—心衰这样一个病理发展过程来讨论肺水呢？先列肺水的症状、证候。仕伟，你讲讲，其形为什么是"如肿"呢？

沈仕伟：如肿，说明咳喘病已经出现右心衰了，导致体循环淤血，出现肢体水肿。

逄冰：肺与皮肤相表里，肺气宣发不畅就会让人觉得"如肿"，其实是肺气郁的表现。

仝小林：胖肿之气肿，压之无凹陷，此谓之"如肿"。我理解，如肿，就是气肿。

徐立鹏：我以为，"其形如肿"，说明患者实际上没有水肿，也就是说，按之无凹陷，比如肝硬化腹水，就符合支饮的描述。首先，诊断为支饮要符合刚才仕伟说的几条表现，尤其是其形如肿，如肿一定不是真水肿。形，指整个身体。形如肿，应以胸腹变化最为明显。然后再参照喘、痞、硬、面黑、脉沉，感觉肝硬化腹水的可能性大。《金匮要略》云："膈间支饮，其人喘满，心下痞坚，面色黧黑，其脉沉紧。"并且《金匮要略》说用了木防己汤还会复发。说明支饮还有虚实之分，需要对原方进行加减。用利水剂退肿以后又能复发且皮肤不肿的病，大概肝硬化腹水是比较能对应的。

仝小林：如果是有心衰的全身水肿，是不是就是心水了？就是气"憋"的，脸会肿。大家见过严重肺气肿、肺源性心脏病的患者吧？

逄冰：喘憋得不能躺下，脸肿胖，遗尿。

仝小林：所以，肺源性心脏病的心衰引起的肺水肿，应当是我们所讨论的典型"肺水"。

（三）痰、饮、水辨析

仝小林：下面我们讨论一下痰饮的概念。比如，湿啰音是饮呢？还是水呢？还是痰呢？换句话说，怎样界定痰、饮、水？

周毅德："痰"的质地稠浊而黏，常为半凝固乳胶状态，流动性小，最易内停于肺，影响肺气的宣降，以咳嗽痰多、痰质黏稠、胸闷为主症。再可停于中焦，痰浊中阻，胃失和降，可见脘痞、食少纳呆、泛恶呕吐痰涎、苔白腻等症。痰亦可随气升降，流窜全身，如痰蒙清窍，则头晕目眩；痰蒙心神则见神昏、神乱；痰泛于肌肤则见形体肥胖；痰窜经络，可成瘿瘤、瘰疬、痰核、乳癖等。痰浊为病，颇为广泛，见症多端，因而有"百病多有痰作祟""怪病多痰"之说。

"水"质清稀为液态，流动性大，以水肿、少尿为主症。水为有形之邪，水液输布失常而常泛溢肌肤，可表现为水肿；水液停聚腹腔，而成腹水，可见腹部膨隆，叩之音浊。

"饮"是一种较水浊而较痰稀的液态病理产物，常停聚于某些腔隙及胃肠。饮邪停留于胃肠，阻滞气机，胃失和降，可见泛吐清水，脘腹痞胀，腹部水声辘辘，是为狭义的"痰饮"；饮邪停于胸胁，阻碍气机，压迫肺脏，则有肋间饱满、咳唾引痛、胸闷息促等症，是为悬饮；饮邪停于心包，阻碍心阳，阻滞气血运行，则见胸闷心悸、气短不得卧等症，是为支饮。饮邪流行，归于四肢，当汗出而不汗出，身体、肢节疼痛等，是为溢饮。饮邪客肺，肺失宣降，气道阻塞，则见胸部紧闷，咳吐清稀痰涎，或喉间哮鸣有声。

逢　冰：湿啰音是由于吸气时气体通过呼吸道内的分泌物如渗出液、痰液、血液、黏液和脓液等，形成的水泡破裂所产生的声音，故又称水泡音。或认为由于小支气管壁因分泌物黏着而陷闭，当吸气时突然张开重新充气所产生的爆裂音。湿啰音是肺部听诊时重要体征之一。痰性稠浊，而饮清稀；饮邪多停留局部，而痰无处不到。水为有形之物，多形成水肿。

（四）肺源性心脏病

仝小林：引起肺水肿的疾病，范围很广。我们可能只能以一个典型的疾病做范例，下面我们来讨论一下肺源性心脏病。

逢　冰：慢性肺源性心脏病，主要是指肺、胸廓疾病或肺血管病变引起的肺循环阻力增加、肺动脉高压，进而引起的右心室肥厚、扩大，甚至发生右心衰竭的疾病。肺源性心脏病，由慢性支气管炎、慢性阻塞性肺气肿等疾病引起。

仝小林：慢性肺源性心脏病引起的心力衰竭，主要是右心功能衰竭，部分病例，也可以出现左心功能衰竭。我们换个思路，如果说，肺水不好明确定位某一种病的话，我们就直接讨论肺源性心脏病的核心病机和主方。仕伟，可以说说你的想法。

沈仕伟：我觉得肺源性心脏病的本质在于肺动脉高压，所以我在想，肺水是否可以理解为肺动脉高压呢，这也是一个疾病的核心。

仝小林：如果是肺源性心脏病的右心衰，或全心衰，这时的病位在肺，可涉及几个脏器，还是气病在先，血病在后，水病在最后？气病，表现为气闭和气虚（衰）。血病，表现为络瘀。艳红，列一下支饮的几个方子。

马艳红：支饮宜宣肺逐饮，方药木防己汤、厚朴大黄汤、葶苈大枣泻肺汤、小半夏汤、小青龙汤、己椒苈黄丸等。

周毅德：《金匮要略》："腹满，口舌干燥，此肠间有水气，己椒苈黄丸主之。"组成：防己、椒目、葶苈（熬）、大黄各一两。上四味，末之，蜜丸如梧子大，先食饮服一丸，日三服，稍增，口中有津液。渴者加芒硝半两。本方中防己、椒目、葶苈子均可以利水。其中防己长于清湿热，椒目消除腹中水气，葶苈子能泄降肺气，消除痰水，另外大黄能泻热通便。

逄　冰：葶苈大枣泻肺汤，治"肺痈喘不得卧及支饮攻肺喘急者……葶苈之苦，先泻肺中之水气，佐大枣恐苦甚伤胃也"（《删补名医方论》）。我用此方逐水（结核性胸膜炎大量胸腔积液），葶苈子30g、大枣10枚煎汤，冲服甘遂、大戟、芫花各0.5～1g；平喘，葶苈子配苏子；利水，葶苈子配车前子；消痰导滞，葶苈子配莱菔子。

仝小林：虽然说是肺间有水气，但肺源性心脏病之肺水，需要大黄通腑。葶苈子开肺气利水。那肺源性心脏病之肺水的核心病机是否可以这样概括：肺闭心衰，络瘀水停。主方肯定是合方。

沈仕伟：己椒苈黄合参附萸肉汤？

周毅德：参芪麦味合己椒苈黄大枣汤加减？

仝小林：还有别的组合么？络瘀呢？这个络瘀，既包括血络，也包括气络。

周毅德：抵当汤加入。

沈仕伟：再合丹参饮。

马艳红：抵当汤、丹参饮、失笑散。

仝小林：丹参饮里的檀香，是辛香疏络之药，偏于气络，砂仁也是，所以，可以选择己椒苈黄丸和参附汤、丹参饮。己椒苈黄丸，汉防己，可利水也可治表水，有开玄府之功；大黄，通腑可以降肺气，加强循环，减轻肺脏负担；川椒目，利水消肿，祛痰平喘，主治水肿胀满哮喘；葶苈子开肺气利水肿。丹参饮里，丹参活血化瘀，檀香、砂仁疏通气络。加水蛭、地龙更好。这只是共性方。至于各种使肺源性心脏病加重的因素，都应当考虑进来，加上辨证论治。

（五）肺水和心水辨惑

沈仕伟：我认为肺水与心水是重叠的。肺源性心脏病引起的水肿，要么是右心衰出现肢体水肿，要么是右心衰后再出现左心衰出现的肺水肿。前者与右心衰之心水重叠，后者与左心衰之心水重叠。假如把肺水定位在肺，那便是肺水肿，则是左心衰之心水。那么肺水理解为肺源性心脏病，而非肺水肿，是否好些？疾病的早期未必有水，如老师所言，先是气，后是血，再是水。

仝小林：仕伟认为，肺水和心水不易分开。可能肺源性心脏病这个疾病的原因，是区别肺水和心水的重要依据。仕伟讲得有道理，但是，如果没有水，叫肺水就不合适了。大家有什么好的建议？直接叫肺源性心脏病？可能还是要定位在肺源性心脏病之"肺水"。我们今天的讨论很有意思，就是概念和范畴。又是中西医病名很难统一。但如果遇到这种情况，一定要限定西医病名。否则，就可能出现歧义。

沈仕伟：是否可以把肺水统归于心水范畴，因为左心衰之心水的本质就是肺水肿。而今天讨论的就当是肺源性心脏病。

周毅德：就叫肺水可以的，符合中医证候学，是肺源性心脏病的一个发病阶段，也可以认为是肺源性心脏病的典型证候。

仝小林：但是，左心衰之肺水肿，核心在治心衰；而肺源性心脏病之心衰肺水肿，核心在于开肺气，通腑泻肺，强心是第二位的。换句话说，就是这个水，是姓肺，还是姓心，核心治法会不同。病因在肺之水，一定要开鬼门，洁净腑。而病因在心之水，则未必。因为肺与大肠相表里，开窍于皮毛。

五、四焦辨证、黏膜理论与伏气温病

【医论精华点睛】

表证之四焦辨证：外感辨证有何难？顶焦皮毛先起病，辨证首选是六经；经络辨证适外治，针灸罐推样样应。温邪上受先犯肺，卫气营血要分清。湿邪最着中下焦，三焦辨证用即灵。脏腑之病辨脏腑，气血津液重在阴。顶焦辨证宜刚柔，上焦气血看心肺。中焦升降调肝胃，下焦溲衍辨阴阳。八纲总领大方向，外感内伤互观清。

黏膜辨证论感冒：感冒起病，主要有四条途径，均在黏膜。一是皮肤黏膜（太阳膀胱葛根汤类证）；二是呼吸道黏膜（肺卫之银翘散类证）；三是胃肠道黏膜（胃肠型感冒藿香正气散类证），均为在表，故合病常见；四是泌尿系黏膜。无论其初起发病恶寒、发热孰轻孰重，辨别在哪个黏膜部位至关重要。

伏气温病： 伏邪为病，最是缠绵，尤以哮喘、风湿性心脏病、肾炎为甚。每遇感冒，病必加重。病越到后期，越容易忘记病根。哮喘但知平喘，心衰只晓强心，肾衰专顾补肾，全然不记伏邪之事。伏邪在慢病，有一分伏邪，便有一分坏病。稳定期不坚壁清野，加重期不力克新感，则客邪不断，藏伏益深，病必渐重。治之，惟透邪扶正。表，指人体之表，即皮毛也。表邪，指从皮毛而入之邪气。表症，指或恶寒或恶风或伴发热等为主的症状。表证，指因表邪由皮毛而入，以恶寒或恶风，或发热、头痛、身痛、腰痛、骨节疼痛，舌淡红苔薄白，脉浮紧或浮缓等为主要临床表现的证候。伏气之温病常有表症而无表邪，也即无表证。汗法在太阳为祛表邪解表证，而在卫分、在伏气温病为退热也。有一分恶寒，便有一分表证，但未必有表邪也；有一分发热，便有一分抗争，是正气鼓动也。有无表邪区分的关键是：一个是感受风寒之病史，一个是头痛、身痛、腰痛、骨节疼痛，脉浮紧或浮缓。

【医论现场再现】

（一）表证之四焦辨证法

仝小林： 中医辨治，最复杂的，就是表证。辨证方法有六经、卫气营血、三焦等。但本质上都是一个表证，只是受邪的黏膜不同罢了。皮肤黏膜受邪，即太阳表证；呼吸道黏膜受邪，即卫分证；消化道黏膜受邪，即中焦湿热证；泌尿系统黏膜受邪，即下焦湿热证。

吴义春： 受邪的黏膜不同罢了，这个观点突破传统，这对于中医治疗消化性溃疡很有帮助。这很有现代医学的味道，但这里面需分清伏气的问题。保和丸里加连翘，我觉得就是这层意思。

外感四焦辨证心法要诀：顶焦督病起太阳，表虚桂枝实麻黄。上焦鼻咽连肺卫，银翘桑菊桔甘汤。中焦藿香正气散，解表和中理胃肠。下焦初感八正散，肾虚湿热清补良。外感心法要诀：四焦八系定病位，察色按脉别阴阳。顶焦头疼身恶寒，六经督脉系膀胱。上焦温邪先犯肺，卫气营血救阴良。中焦受邪恶或泻，藿香正气保胃肠，下焦湿热选八正，莫因恶寒求麻黄。外邪入里成伏邪，一遇外感即张狂。伏气温病类外感，直捣巢穴辨病方。外感病初起治法，顶焦（上焦）：伤寒——麻黄汤；中风——桂枝汤；寒疫——升降散。上焦：温病——银翘散、桑菊饮；热病——白虎汤；瘟疫——清瘟败毒饮。中焦：胃肠型感冒——五加减正气散；急性肠胃炎——香连丸。下焦：八正散。表，指人体之表，即皮毛也。表窍之病宜分清，顶焦麻桂走膀（胱）经。上焦银翘桑菊饮，中焦藿香正气灵。下焦八正除湿热，病位不同治亦明。

沈仕伟：义春说保和丸的连翘，解释得很有新意。桔梗起升提作用。传统认为是食积，会化热，故加连翘，可是为什么不加黄芩等药物而选择连翘？伏气温病起病类似外感，但若从表证治疗便错了。

仝小林：有一分恶寒，便有一分表证，但未必有表邪也；有一分发热，便有一分抗争，是正气鼓动也。汗法在太阳为祛表邪解表证，而在卫分、在伏气温病为退热也。外感法要：伤寒膀胱起督表，温邪上受逆心包。湿温呕泻中焦起，风寒湿痹肢节牢。瘟疫重在攻募原，伏温直捣老穴巢。凡上中下三焦之表证，因寒邪致病者，仍须逐寒，可用汗法；因温邪致病者，无论有无恶寒，均不宜汗法。

（二）黏膜辨证论感冒

仝小林：感冒起病，主要三条途径，均在黏膜。一是皮肤黏膜（太阳膀胱葛根汤类证）；二是呼吸道黏膜（肺卫之银翘散类证）；三是胃肠道黏膜（胃肠型感冒藿香正气散类证），均为在表，故合病常见。既有头痛身痛腰痛骨节疼痛，又有咽痛咳喘，腹泻呕恶。此时宜合病合方。我常在葛根汤基础上加金银花、连翘、藿香，多管齐下效佳。早年，我曾按太阳表证治过多例急性化脓性扁桃体炎之高热初起，恶寒甚无汗，高热，咽痛并不明显，无咳喘，脉浮紧数。用葛根汤加减，患者汗出热稍退1~2℃，但旋即又高热。后才发现是化脓性扁桃体炎。立即改成清瘟败毒饮合五味消毒饮，高热迅速得到控制。我最佩服的是叶天士和吴鞠通，他们发现了外感病的三个重要途径！我把它归结为四种黏膜，即皮肤黏膜、呼吸道黏膜、消化道黏膜、泌尿系黏膜。辨证论治，是中医最具特色和优势的。但绝对不可以以偏概全。中医传统上还有辨病论治、审因论治、辨症论治。只不过，我们中医历史上条件有限，辨病论治和审因论治没有条件发展起来！

沈仕伟：更新了很多陈旧的认识。扁桃体炎就是昨天讨论的伏气温病。化脓性扁桃体炎我平时常是用防风通圣散加黄连，但此药药力不如老师说的方。这种病刚入临床的人很容易当外感风寒化热用葛根汤加连翘等或用银翘散治疗，效果是不够理想的，从伏气温病治才好。

周　源：老师，看到上面的病例了，我开始临床的时候也困惑恶寒与发热谁轻谁重来判断寒与热，判断不出来。后来才学会了看咽喉，有的患者化脓了疼痛也不明显，现在一遇到嗓子疼的我一定要亲自去看。

陈弘东: 多例急性肾盂肾炎初起,恶寒甚,几层大被盖着还嫌冷。这感觉是太阳伤寒之证,为何不用辛温解表反用八正清热通利?学生此处不解。

仝小林: 弘东,急性肾盂肾炎,感染的是泌尿系统的黏膜,怎么能看成里证呢?那是地地道道的表证呀!八正散就可以治泌尿系的表证。包括消化道,胃肠型感冒侵犯的是消化道黏膜呀,恶心、呕吐、腹泻,都是表证呀。

陈弘东: 是,学生意思是相对的"里"证,能不能就像《伤寒论》中所说的先解表后清"里"。比如恶寒特别明显时,是不是应该先辛温解表而后消化道宜下,泌尿系宜利?

仝小林: 西医把感冒分为普通型感冒和流行性感冒。中医分伤寒、伤风、伤湿。但我个人,把外感统归于黏膜。即皮肤黏膜、呼吸道黏膜、消化道黏膜、泌尿系黏膜。无论其初起发病恶寒、发热孰轻孰重,辨别在哪个黏膜部位至关重要。无流行性、传染性就叫外感,有流行性、传染性就叫作瘟疫。

皮肤黏膜多伤寒(风寒),代表方是麻黄汤、桂枝汤;呼吸道黏膜多伤热(风热),代表方为银翘散和桑菊饮;消化道黏膜多伤湿(暑湿),代表方为藿香正气散;泌尿系黏膜多伤浊(浊毒),代表方为八正散。只有按黏膜分类,才不至于被恶寒轻重、发热高低这些表象所迷惑。而且治疗准确有效,辨证简便易行。

何莉莎: 肿瘤科使用靶向药吉非替尼片、盐酸厄洛替尼片治疗基因突变的肺腺癌出现的副作用正好印证了老师的黏膜亦属表理论。因为这类靶向药是阻断表皮受体生长通路起到抗肿瘤作用,患者往往出现颜面躯干部位皮疹和腹泻。研究表明,消化道黏膜与皮肤具有相同的基因表达。与老师理论不谋而合。

仝小林: 我当年治疗 SARS,很有感觉。我观察到的患者,初起之临床表现不一样,有的以太阳起病,恶寒发热、头痛身痛、骨节疼痛;有的发热恶寒、咳嗽或喘、憋气;有的腹泻。大家还记得香港的淘大花园吧,都是腹泻起病,广东好多按卫气营血辨证,而北京大多是太阳起病。后来我回忆吴又可《温疫论》,他讲伏于募原的瘟疫,发于某经便为某经之证,而邪伏于募原则一。这是什么意思呢?哪的黏膜虚弱,免疫力低下,就从哪里发么?当然从西医的角度看,也可能 SARS 病毒不完全一样。我们团队从北京开始治疗 SARS,到全国最后一例 SARS 患者送出院,一直在病房一线。

(三)论伏气温病

仝小林: 弘东问,泌尿系黏膜发病初起,要不要先解表?你们怎么看?

沈仕伟: 泌尿系黏膜发病有表症但不是表证,所以不需解表,而直接用八正散。反复的泌尿系感染，感觉用伏气温病解释是不是好点。我的看法是：外邪引动内伏的邪气发病，发病时有表症但非表证，治疗不能用常规解表法如麻黄汤治疗，如化脓性扁桃体炎、反复的泌尿系感染疾病。

仝小林：很对，伏邪为病，最是缠绵，尤以哮喘、风湿性心脏病、肾炎为甚。每遇感冒，病必加重。病越到后期，越容易忘记病根。哮喘但知平喘，心衰只晓强心，肾衰专顾补肾，全然不记伏邪之事。伏邪在慢病，有一分伏邪，便有一分坏病。稳定期不坚壁清野，加重期不力克新感，则客邪不断，藏伏益深，病必渐重。治之，惟透邪扶正。表，指人体之表，即皮毛也。表邪，指从皮毛而入之邪气。表症，指或恶寒或恶风或伴发热等为主的症状。表证，指因表邪由皮毛而入，以恶寒或恶风，或发热、头痛、身痛、腰痛、骨节疼痛，舌淡红苔薄白，脉浮紧或浮缓等为主要临床表现的证候。伏气之温病常有表症而无表邪，也即无表证。汗法在太阳为祛表邪解表证，而在卫分、在伏气温病为退热也。有一分恶寒，便有一分表证，但未必有表邪也；有一分发热，便有一分抗争，是正气鼓动也。有无表邪区分的关键是：一个是感受风寒之病史，一个是头痛、身痛、腰痛、骨节疼痛，脉浮紧或浮缓。

我举些会反复感染的疾病。例如：①反复泌尿系感染。其发作可能完全没有受寒，或熬夜了，或生气了，而且是经常反复发作。②慢性胆囊炎急性发作。可能就是吃油炸鸡蛋了，或过累了，或生气了，没有任何外感之因。这种就叫作伏气温病。

六、黄飞剑治鼻炎独重"寒湿瘀"

【医论精华点睛】

治鼻炎独重"寒湿瘀"的认识：鼻炎多寒少热，热多来自湿瘀，瘀极生湿热也。常用方为独活寄生汤加减，有兼肠炎、胃炎、风湿、气血虚、湿热等。因为鼻炎湿寒多，所以用后有效，有时也用三痹汤，气血虚者多用。

【医论现场再现】

仝小林：飞剑，以你治疗鼻炎为例，谈谈你的思路。体质、主症、核心方、用药等，大家来学习一下。

黄飞剑：老师，鼻炎多寒少热，热多来自湿瘀，瘀极生湿热也。常用方为独活寄生汤加减，有兼肠炎、胃炎、风湿、气血虚、湿热等。因为鼻炎湿寒多，所以用后有效，有时也用三痹汤，气血虚者多用。

仝小林：飞剑所说的瘀，是指什么？

黄飞剑：瘀：气瘀，湿瘀，血瘀，寒凝之瘀等。

沈仕伟：飞剑师兄，很想听听您治疗鼻炎的高见。寒湿瘀的理论，您的独活寄生汤（三痹汤：独活寄生汤去桑寄生，加黄芪、续断）好像有比较大的加减，而并非用原方，您都做了哪些加减呢？

仝小林：飞剑，你说的血瘀，就是瘀血吗？

黄飞剑：还有很多，比如邪之所凑，其气必虚，这中间也有瘀。

沈仕伟：师兄，关于鼻炎，我也谈谈自己的临床体会。门诊这类患者也不少，若为急性鼻炎 - 鼻窦炎，鼻流黄脓涕，鼻痛，甚至发热，我常从肺热、湿热论治，用防风通圣散加黄连治疗；而慢性过敏性鼻炎，我认同师兄的观点，认为虚、寒、湿为核心之病机，常运用补中益气汤加散风祛寒化湿之药，患者的症状常能得到明显改善。

周 源：黄飞剑师兄说的，诊断鼻炎需要临床"三确"，即审因精确、辨证准确、用药明确，这需要医生有丰富的临床经验。大多数医生认为鼻炎是体内"热"引起的，但飞剑师兄认为，99%的鼻炎都是由寒、湿、浊、瘀导致的。《黄帝内经》明确指出：形寒饮冷则伤肺。在用药方面，他从来不用金银花、菊花、鱼腥草等这些治"热"的药，而一般采用温性药，多用活血化瘀、健脾胃、祛寒利湿的药物。但具体到每位患者，治疗方案还不能"一刀切"。"鼻炎远比我们想象得复杂，不同的症状、不同的地域、不同的人群，需要不同的治法。"我总结了下师兄看病的关注点：舌苔、指甲、大鱼际、面色等。除非有明确的热症，一般不会用寒药。如果鼻子干，要去找原因，其他方面是否是热象，不是就要关注湿、郁、气滞和体虚。所以，他总是强调干是表象，很能迷惑人，要找到干的原因，当然鼻炎更多的则是鼻涕多。我也见过患者鼻子是干的，打喷嚏，鼻塞，吃别人的药越吃越重，方子一看全是寒药。独活寄生汤，实际说的是要祛湿补肝肾。

周 源：飞剑师兄将脾肾同补、调气化湿融在一个方子里了，有瘀热、有气滞还在用，而且力量还很大，这个没有长期实践很难做到的。

黄飞剑：刚研究鼻炎、哮喘时是因用独活寄生汤取效。后来临床实验觉得很复杂，试用过麻黄附子细辛汤、小青龙汤、苏子降气汤等，效果并不理想，突发奇想，能否就事论事，有什么症状审什么病因，有针对性的用什么药呢？结果自拟组方，发现效显。

王 强："塞"因于"瘀"，"瘀"因于"湿"，"湿"因于脾虚。故治因——健脾燥湿以绝湿源（三术一山），治症——通表窍湿"瘀"（二活、夷、卿），开胸府痰"瘀"（蒌、桂、薤），畅中焦气"瘀"（升、旋）。又湿瘀日久，略化毒热，兼而清解之（苓、板）。另外最重要的，平衡阴阳两端以获全功，即寓散于收（枣仁），寓燥于阴（石斛），而地黄、龙牡或因已显水亏之相。个人理解，请飞剑师兄及各位批评指正。

周　源：王强，所以湿瘀是标，脾虚、气机失调是本。如果气血两虚，则以黄芪建中合四物汤化裁而来的双调汤（黄芪、党参、丹参、茯苓）为主方。补中、调气、除湿、化瘀则能补而不滞，散而不伤中。脾失健运，谷气不达，九窍不和，都属胃病！

七、中风辨治思路及经验探讨

【医论精华点睛】

传统中医中风诊疗思路要点：区分中脏腑、中经络，使用活血化瘀、清热豁痰、化湿利水、醒脑开窍、养血益阴、补气固脱、回阳救逆等治法，根据辨证加减变通。

当代中医中风诊疗思路创新：注重从瘀热、毒瘀论治，通腑化痰、利水蠲饮等治法被提到重要位置；中药静脉注射剂与汤剂配合，多途径给药。

活血化瘀法在中风治疗中的使用要点：全程使用；出血性脑血管意外慎用；出血性脑血管意外早期少佐活血止血、活血养血之品，此后逐渐强化。

全小林治疗中风经验：

①无论脑出血或脑梗死，只要是有瘀热、血涌于上、痰瘀互阻（阻络阻窍）之象，即为热在气营，皆宜引血下行、清热凉营、通腑活血、化痰开窍。用桃核承气汤加小陷胸汤，加牛黄、麝香。必要时配安宫牛黄丸，痰热重的，一日2丸，可分2～4次服；若昏迷，可鼻饲；轻者1丸；这个过程一般是3日左右。中风急性期，若有麝香，疗效大增，中风中经络者，首日可予1g，此后1周，每天0.5g；1周后，视病情酌减，可每日0.2g，给15～30日。

②脑出血的早期，在清热（包括解毒）通腑化痰基础上，加破血、活血、散血之药，水蛭粉（冲服）、桃仁、三七、生蒲黄。

③补阳还五汤，是在地龙、赤芍之凉血通络，川芎、当归尾、桃仁、红花活血化瘀基础上，加四两黄芪为君药。在中风3日后，痰热大减之后用此方，黄芪从120g起步，3日后，不生痰、不壅滞，加至240g。黄芪，可看成补经络之气药，中风中经络者，大剂量用之，有起颓之效。中风中脏腑之脱证，则非参、附、萸肉不可挽狂澜于既倒也。

④头皮针，在脑梗死急性期有特效。

⑤中风心法：卒中痰厥腑不通，桃核承气合三生（饮）。脉来洪大水量多，肥痰湿浊小续命。脉压差大弦细数，滋阴潜阳镇肝（熄）风。窍闭三宝脱参附，补阳还五尾收功。

注：三生饮：生南星、生川乌、生附子。

【医论现场再现】

（一）仝小林远程诊治中风效案

仝小林：发一个 2013 年远程救治的 95 岁老人病例。男，95 岁，因头晕倒地而入院，当时手脚冰凉，后经抢救渐渐苏醒。发病半个月前已经出现神志不清、说错话、认错人等症状，跌倒了一次，自己慢慢恢复。CT 诊断：①双侧小脑幕上脑室扩张，考虑脑交通性脑积水；②双侧基底节区多发性腔隙性脑梗死；③脑萎缩。心电图诊断：①窦性心律，心率 84 次 /min，PR 间期 0.16s，QT 间期 0.36s；②正常心电图。胸部 X 光诊断：心肺未见异常。血红蛋白：63g/L。尿蛋白（+）。用药：①降压：硝苯地平缓释片；②重组人促红细胞生成素；③小牛血清去蛋白注射液；④泮托拉唑；⑤生血宁片；⑥尿毒清颗粒。

一诊处方（2013.12.23）：生晒参 30g，仙茅 30g，淫羊藿 15g，制附子 30g（先煎 2 小时），肉桂 15g，枸杞子 15g，熟地黄 30g，丹参 15g，泽泻 15g，茯苓 15g，生大黄 6g，金樱子 15g，芡实 15g，水蛭 3g（分冲）。3 剂，日 1 剂，分 4 次服用。

3 剂大效。

二诊处方（2013.12.27）：生晒参 15g，仙茅 15g，淫羊藿 15g，制附子 30g（先煎 2 小时），肉桂 15g，枸杞子 15g，熟地黄 30g，丹参 15g，泽泻 15g，茯苓 15g，生大黄 6g，金樱子 15g，山萸肉 15g，三七粉 3g（分冲）。3 剂，日 1 剂，分 4 次服用。服用 1 年，生活基本自理。

许运明：仝老师的处方对疾病的核心病机把握得极准，出手十分有力，乃态靶结合的又一典范。肉桂 15g，剂量好大！肉桂从引火归原的角度、温肾活血角度、温阳利水角度用得都令人赞叹。我们往往会担心脑梗死后继发脑出血问题，大剂肉桂会否有其弊？但实际上方中有生大黄、三七、熟地，这样的配伍既保证了大剂肉桂的各方面配伍效用，又保障了安全。该方过人之处很多，大剂参附回阳救逆，合补阳益阴、化瘀蠲饮，且补中有泻、散中有收，活血中有止血。

（二）中风治疗基本思路与策略

郑俊谦：关于脑梗死，我治疗此病用益气回阳、化痰开窍、养血活血之法。常用制附子、红参、炙麻黄、山萸肉益气回阳；姜半夏、川贝、白芥子、杏仁、莱菔子、九节菖蒲、麝香化痰开窍；当归尾、参三七、丹参、藏红花、赤白芍养血活血，其余应根据临床辨证之变化加减变通。如阳衰加干姜、细辛之类；亡阴加五味子、煅龙牡，加大山萸肉、鲜铁皮石斛剂量；发热抽动加磨羚羊角、钩藤、磨黄郁金；便干加炒瓜蒌皮、瓜蒌仁；便稀加五倍子等。苏醒后四肢活动不便加黄芪、五爪龙、紫河车等。但每方必加炙甘草、鲜铁皮石斛。注意的是，此类患者，正气已衰，不可过用豁痰、破血、通腑等攻伐之品，同时，季节、地域及已用西药之不良反应也需全面考虑，不可单一对号入座。以上是本人多年的治疗心得，篇幅有限，很不全面，在此抛砖引玉，敬请指正，以期提高。

许运明：多年来，活血化瘀是脑梗死全程治疗的基本大法，也是脑出血恢复期治疗的常法。对于急性期，无论梗死还是出血，传统以豁痰开窍（有阳开、阴开之分）结合清热、化湿等为正治。内闭外脱则加以回阳救逆固脱为主。但近二十多年的进展，通腑化痰、利水蠲饮等治法被提到了治疗的重要位置，且脑出血也主张急性期在上述基础上从瘀热、毒瘀论治（过去认为是禁忌），

也取得了不少成果。另外，对一些重度本虚的，可在治本上用血肉有情之品，这个治法不大为人们所注意，其实很重要，可与西医用白蛋白提高胶体渗透压从而减轻脑水肿媲美，我分析，仝小林教授在此类疾病的治疗中用鹿茸，就是这一治法的体现。我个人根据辨证，有时再配重剂白术。

急性脑血管病的通腑化痰法的确有相当多应用机会，这方面的中医机制已耳熟能详，不必多讲。另一方面，在微观辨证（根据 CT、MRI、生化检查）及脑外科手术所见（我虽是中医内科医生，但"利用"领导职务，多次去脑外手术室观看重症脑出血患者的开颅手术），脑出血的血肿是什么？瘀也。急性脑水肿是什么？水也，饮也。分子水平上脑出血发生的一系列细胞调节因子的紊乱是什么？毒也，升降失常也。但你不能按西医病理来用中药，你必须首先按中医整体观念辨证论治，辨明阴阳、表里、寒热、虚实，气血、痰火、湿瘀及其孰轻孰重，再考虑局部的重要病变、核心病机，然后立法选方遣药。仝小林概括为"调态"和"命靶"，我赘述这么多，也无非是"病、证、态、靶"而已。

不过，应该注意，虽说"离经之血便是瘀"，但脑出血应用活血化瘀法的时间窗、具体指征是什么？机制、意义是什么？还需要深入研究。若蛛网膜下

腔出血、脑出血伴凝血功能障碍、重度脑水肿颅内压很高时得谨慎。我二十年前在和别人合作的中西医结合专科工作时，当时就将这几种情况列为禁用。实际从中医理论和西医理论上并非就绝对不能用，但要有经验，有正确的判断和整体的方案、配伍、预后，把握适当时机，还要考虑到临床的学术、社会环境。

沈剑刚：各位的讨论非常有启发性，有关中风治疗的中药研究进展，去年我受邀请在 Journal of Neuroimmune Pharmacology 发表了一篇详细的综述。题目是 *Herbal Medicines for Ischemic Stroke: Combating Inflammation as Therapeutic Targets*，有兴趣者不妨看看。目前认为无论脑出血还是脑缺血，炎症反应在脑卒中后造成微血管通透性增强，血脑屏障破坏，是脑水肿形成、继发性微血栓形成和出血等病理状态的关键因素。脑卒中存在两期炎症反应，第一期是白细胞、星形胶质细胞和小胶质细胞所造成，使许多细胞因子、化学趋化因子、血管活性物质和自由基参与，第一期炎症反应在数小时至 24 小时内启动。第二期炎症反应是由坏死细胞诱导，细胞膜破坏，溶酶体酶释放，坏死相关物质释放入血，造成进一步脑损伤，第二期炎症反应在卒中后 3～7 天。然后在 1 周内启动内源性神经干细胞生长，移行以自发性脑修复。干细胞介导的神经再生在 2 周达峰值。可惜在 1 个月内大部分干细胞死亡！未能变成功能性神经

元。似乎炎症因子也是关键因素。

宋珏娴：许教授提的时间窗，活血化瘀治脑出血的依据、禁忌证，离经之血祛瘀为要，都是我们一直在思考、在做的，非常有见地。沈教授的这份总结太好了，我们临床一直用的痰火方，主要就是针对急性期的这些炎性因子，有很好的疗效。

仝小林：大家的讨论，很多高见。那么：①对脑出血或脑血栓形成的急性期，在通腑化痰的使用上有何区别？怎样把握时机？②破血的适应证是什么？

沈剑刚：中药对脑卒中能达到多靶点干预治疗，这是西药难以实现的。在 24 小时内以阻止炎症反应，稳定细胞膜，是治疗关键！中药在这方面大有可为。可惜目前此阶段，患者多在 ICU，很少中医药治疗介入。针对脑出血患者，3 天内应以稳定血肿块，降低颅内压，阻止炎症反应，降低血管内皮通透性为要旨。根据中医理论和中药药理研究，3 天内应通腑泄热，化痰通络，只能少量佐以活血通经，防止微血栓形成。忌用活血力强的中药，最好是活血止血和活血养血之品，3 天至 1 周，可逐渐强化活血，最好活血力强的中药不要 1 周内使用。脑出血后继发广泛微血栓形成是脑出血后脑栓塞的基础，是出血后血肿扩大，颅内压升高出现并发症的原因。所以，中药活血化瘀治疗脑出血不可一概而论之，以免贻害于患者。西方医学的临床指南是在大量随机对照

试验的基础上提出的。而中医学往往是几个专家商量后总结而成的。

许运明： 我在担任院长时，明确提出：ICU 医嘱开"禁食"并不"禁药"，中药鼻饲绝不违规。当然，中医的干预有多种途径，不限于鼻饲口服。24 小时内即以中药静脉制剂等多途径给药与汤剂配合，在统一辨证、辨病的前提下，设计中医、西医有机结合的综合治疗方案，对比抢救成功率、并发症、致残情况、中远期疗效，再有较高水平的机制性研究，是令人欣慰的。但要耐得住性子，要坚持多年持续研究。

周毅德： 临床观察，脑出血急性期患者阳明腑实证要比脑梗死急性期明显而且重。所以，在通腑化痰治疗上，前者瘀热和痰热多见，用药要重用且合用大承气汤的多；后者则是瘀热和痰湿、痰浊多见，且多合用小承气汤或调胃承气汤。时机把握应当看患者阳明腑实证的具体表现，第一时间的颅脑影像学表现，第一时间的凝血功能表现；破血的适应证，即是遇窍活血汤的临床适应证。

沈剑刚： 仝兄提了一个非常好的问题，我对补阳还五汤做过十五年以上的研究，从动物实验到临床研究看，不仅能促进神经再生而且能减少梗死面积，所以，可以在早期中风中使用，能改善干细胞微环境，促进神经再生，只要符合中医证型就可使用。不过，考虑到早期痰瘀及气机问题，宜加入理气化痰、

疏理气机、温通经络、通腑泄热之品。不过我纸上谈兵的多，看的多为中风 3 个月以上的患者。还想求教仝兄及群中各位临床大家。

仝小林： 我就今天探讨的几个问题，谈谈我的粗浅看法：①脑出血和脑梗死的早期，如何使用化痰、通腑、活血的问题。②脑出血要不要早期破血的问题。③补阳还五汤的应用时机。④针灸在脑血栓早期的应用问题。

无论脑出血或急性脑梗死，只要是有瘀热、血涌于上、痰瘀互阻（阻络阻窍）之象，即为热在气营，皆宜引血下行、清热凉营、通腑活血、化痰开窍。我喜欢用桃核承气汤加小陷胸汤，加牛黄、麝香。必要时配安宫牛黄丸，1 粒，日 2 次，连服 3 日。这个过程一般是 3 日左右。

中医讲：离经之血便为瘀血。所以，脑出血的早期，在清热（包括解毒）通腑化痰基础上，加破血、活血、散血之药，水蛭粉（冲服）、桃仁、三七、生蒲黄。

补阳还五汤，是在地龙、赤芍之凉血通络，川芎、当归尾、桃仁、红花活血化瘀基础上，加四两黄芪为君药。我喜欢在 3 日后，痰热大减之后用此方。黄芪从 120g 起步，3 日后，不生痰、不壅滞，加至 240g。黄芪，我把它看成补经络之气药。中风中经络者，大剂量用之，有起颓之效。中风中脏腑之脱证，则非参、附、萸肉不可挽狂澜于既倒也。

头皮针，在脑梗死急性期有特效。但经验不多，只有 3 例。另外，今天沈

剑刚教授提了一个中医致命的问题：面对现代医学的疾病，不是重新调研，而是简单套用，结果问题百出。

沈剑刚：您对补阳还五汤的用法很独到，与我动物实验结果吻合，目前鉴定的有效成分促神经再生多为黄芪组分。不过在岭南地区多湿热为患，重用黄芪有生内热之顾虑，而改用五爪龙。

沈仕伟：老师所用之桃核承气汤活血通腑，用于痰瘀互阻之脑出血，使大便通畅，似对减轻颅内压、减少出血有帮助。中医理论：离经之血即为瘀血，亦可作为脑出血用活血药的理论支持。问题是：太早期的出血，出血灶尚新鲜，可否认为是瘀血而用活血药，特别是破血药，如刚才沈教授的观点，看来使用的时间把握确实很关键。

周　源：前面老师提到用补阳还五汤时要先去其痰、瘀、热，在临床上单纯的虚证和实证往往比较好辨别、好治疗，但是目前的患者单纯的少，尤其是老年性疾病更是如此，瘀血、痰浊、气阴

虚同时存在，虚实夹杂，何时该补？何时该泻？补多少？泻多少？评价标准又是什么？借此机会能不能请老师就此话题谈谈。

仝小林：我说的先祛痰、瘀、热，是指在中风的急性期，特别是前3天。颜面潮红，大便不通，甚至腹胀、痰多，苔黄厚腐腻。此类患者，阴必亏，气必虚，但标实。此时，宜先治标而后治本。至于急性期过后的治疗，当然可以标本兼治。

王　霞：想请教一下老师，中风急性期安宫牛黄丸的用量用法？若有麝香该如何使用？麝香和安宫牛黄丸这类贵重的药对于急性期非昏迷患者应用几天合适？

仝小林：痰热重的，1日2丸，可分2～4次服。若昏迷，可鼻饲；轻者1丸。中风急性期，若有麝香，疗效大增，中风中经络者，首日可予1g。此后1周，每日0.5g。1周后，视病情酌减，可每日0.2g，给15～30日。

（三）中风效案举隅与析疑

1. 沈仕伟治疗中风后遗症效案

沈仕伟：患者，女，58岁。1个月前因脑梗死住院治疗，出院后一般情况好，意识清楚，口齿清晰，但遗留左侧肢体活动不利，自觉乏力，大便数日未解，舌苔厚腻中黄，左脉弱，右脉偏滑。辨证为气虚兼湿热中阻，腑气不通。综合《医宗金鉴》中风中经络理论，邪中于络

肌肤不仁，邪中于经即重不胜，用黄芪桂枝五物汤合王清任之补阳还五汤，处方：黄芪60g，桂枝15g，白芍15g，川芎8g，桃仁8g，红花8g，赤芍8g，当归8g，地龙6g，瓜蒌仁30g，枳实10g，厚朴10g，大黄10g（后下），25帖，服后左侧肢体逐渐灵活，肢体力量恢复50%，可以上下楼，大便通，每日一解。但晨起

口苦，苔转薄，左脉弱，上方增加黄芪为90g，减瓜蒌仁为20g，继服20帖，服后夜寐可，大便常，胃纳可，口苦消失，左侧肢体力量逐渐恢复60%左右。刻下但觉久站后腰部胀，舌苔转净，脉弱，上方去枳实、厚朴、大黄、瓜蒌仁，加川续断30g、杜仲30g、怀牛膝30g、桑寄生15g，30帖，服完肌力基本恢复。

2. 仝小林治疗脑梗效案与析疑

仝小林：2014年12月31日会诊，地点：某大医院神经内科监护病房。患者，男，78岁。有多次脑梗史。此次脑干梗死，来势汹，病势重，左侧瘫痪。因合并重症肺炎，转神经内科重症监护病房。体胖，腹胀，痰多，咳嗽，憋闷，大便不干。CT示：肺炎，胸腔积液。舌红苔黄厚，脉沉略数。方药：厚朴9g，枳实9g，生大黄3g，桑白皮15g，黄芩15g，淫羊藿15g，黄芪30g，鸡血藤15g，地龙15g，赤芍15g，川芎15g。9剂。

祝　捷：请教仝老师，大面积脑梗死还要防止继发出血，怎么避免过用活血药？

仝小林：祝捷的问题很好！你听说过脑出血的急性期，我的内科老师任继学用破血药治疗，疗效有突破么？这个道理是什么呢？脑血栓急性期或脑出血急性期，血壅于上，最重要的是降气，所谓"降气即是降血"。此例大便不干不秘，仍用大黄至大便稀溏，此为要点。因其有腹胀，故不用小承气，而用厚朴三物汤，消胀第一。血壅于上，再多也

不会形成有效灌注。

大小续命汤，是治疗顶焦脑系的重要方剂。老年动脉硬化，由冬寒而诱发中风者，尤为适宜。有方歌曰：小续命汤桂附芎，麻黄参芍杏防风，黄芩防己生姜草，风中诸证此方统。除去防己附芎芍，生姜改做干姜充，再加当归与石膏，风痱肢废有殊功。大小续命汤，此六经中风之通剂也。吴鹤皋曰：麻黄、杏仁，麻黄汤也，治太阳伤寒；桂枝、芍药，桂枝汤也，治太阳中风；此中风寒，有表证者所必用也。人参、甘草补气；川芎、芍药补血；此中风寒，气血虚者所必用也。风淫故主以防风。湿淫佐以防己。寒淫佐以附子。热淫佐以黄芩。病来杂扰，故药亦兼赅也。

中风心法：卒中痰厥腑不通，桃核承气合三生（饮）。脉来洪大水量多，肥痰湿浊小续命。脉压差大弦细数，滋阴潜阳镇肝（熄）风。窍闭三宝脱参附，补阳还五尾收功。

起颓汤：黄芪30～120g，天麻9g，川芎30g，鸡血藤30g，川桂枝9g，三七6g，陈皮9g，地龙粉、全蝎粉、烫水蛭粉各1g（分冲）。

方歌：起颓补气主黄芪，桂枝温经陈三七，天麻川芎鸡血藤，地蝎水蛭通络瘀。

主治：中风后遗症期，运动、感觉、言语、共济、认知障碍。患肢瘫软无力，肌肉萎缩之气虚络瘀证。

3. 任继学治疗中风效案

何莉莎：患者，男，57岁。1994年

11月7日初诊。急性脑出血3小时。患者形体丰盛，舌红，苔薄黄，左侧鼻唇沟变浅，左侧肢体轻瘫，左侧巴宾斯基征阳性，脉弦滑有力。血压210/130mmHg。CT示：脑出血。既往高血压病15年。诊断为中风；治以平肝潜阳，开窍醒神。药用：羚羊角5g（单煎），玳瑁15g，炒水蛭5g，蟅虫3g，豨莶草30g，白薇15g，石菖蒲15g，川芎10g，地龙10g，胆南星5g，珍珠母50g。水煎服，每日1剂。另予清开灵注射液40ml加入0.5%葡萄糖注射液500ml静滴，每日2次。口服醒脑健脾丹，每次4粒，每日3次。患者药后明显好转，后又以填精滋肾养肝、调理脾胃、化痰通络为法治疗1个月，诸症消失，CT复查示脑出血完全吸收。

任继学教授提出出血性中风的病机为：气血逆乱，脑之元神为瘀、痰、热、风、浊毒五邪所伤。在出血性中风病主张以"破血化瘀，泄热醒神，豁痰开窍"为法，认为"离经之血，虽清血鲜血，亦有瘀血"。因此，急性期患者，任老总以破血化瘀为要务，常在辨证基础上施以蟅虫、水蛭等峻猛之品。

72小时之内，主要治则以"破血化瘀，泻热醒神，豁痰开窍"为急救准绳。治法大体以三化汤加生蒲黄、桃仁、煨皂角水煎服，得下利而止。3天之内突出"峻猛之药急去之"，之后则以"血""热""痰"贯彻急性出血性中风治疗始终。72小时之后至三候之内，治法大体以张仲景抵当汤为本，抵当汤为太阳经蓄血证之主剂，此阶段汤药口服以6小时为1次之间隔，如患者神昏可采取鼻饲或肛门高位灌肠等方法，辅助应用清开灵注射液化营血之瘀，清开灵注射液每日2次，辅助运用28天。三候之后至六候之内，治法大体以补阳还五汤减黄芪加生蒲黄、苏木、土鳖虫、豨莶草水煎服。此时急危之候已经度过，已不可全力化瘀泻热，而应兼扶营卫通经络，以防止一味活血行气导致耗气伤营之虞，每8小时服药1次。

八、以脉领纲辨治高血压

【医论精华点睛】

现代医学的高血压与传统中医的眩晕、头痛不同：诊断标准、临床表现、干预措施等方面都有差异。中医的分型不能拿头痛、眩晕的分型去套，而是要根据高血压自身的发生发展规律去一条一条抽提核心病机，针对核心病机的证方就是治本，而靶方、靶药是治标。

中医药治疗高血压相较于西医降压药的优势：一是现代人的高血压单独为病

的不多，代谢综合征的患者很多，糖、脂、压、肥、脂肪肝兼而为病，而这种情况恰能体现中医整体治疗的优势，中药及复方含有多种活性成分，作用人体的多个靶标，实现治疗目标；二是延缓高血压并发症方面，中医比较有优势。

代谢性高血压的中医治疗要点：代谢性高血压，态是个壅态，治疗时主要还是调壅态。壅态，不等于体重指数超标，主要是指腹型肥胖。腹型肥胖又分两种：第一种患代谢综合征以及心脑血管疾病的机率概率更高，特征是肚子大，肚皮薄，胳膊腿细，瘦臀，早期多为虚胖。第二种特征是肚子大，肚皮厚，胳膊腿粗，肥臀，早期多为实胖。治法上，前者宜通腑泄浊，后者宜补肾健脾化浊。

高血压中医病因病机新识：病因大致是革、涝、旱、塞、肥、寒、虚。从病机上概括：阴（虚）、阳（虚）、寒、热、水、痰、瘀。

【医论现场再现】

（一）中医治高血压优势

仝小林：高血压病一定有头痛、眩晕么？

逄　冰：现代高血压与传统意义上的头痛、眩晕不同。首先，诊断标准不同。高血压以血压测量值诊断，而头痛、眩晕以症状作为诊断标准。第二，临床表现不同。高血压患者好多都不伴有临床症状，只是血压值高，而头痛、眩晕患者有明显症状，兼有耳鸣、呕吐等症状。第三，干预措施也不同。现代医学治疗高血压的药物种类繁多，早期应用多干涉高血压病的进程；它们的预后评价标准也不同。现代医学的降压药品种多，发展快，但仍然有许多不足之处，这才让中医充分显现出优势来。一是现代人的高血压单独为病的不多，代谢综合征的患者很多，糖、脂、压、肥、脂肪肝兼而为病，而这种情况恰好能体现中医整体治疗的优势，中药及复方含有多种活性成分，作用人体的多个靶标，实现治疗目标；二是延缓高血压并发症方面，中医比较有优势。

仝小林：对血压高，要具体问题具体分析，从病因病机着手，减轻或消除高血压之源，是治本之策。但是有两点需要反思：①降低了血压是不是可以减轻心脑损害，这种作用是不是在有效的预防并发症？如果是，降压在某些情况下就是具体的预防高血压并发症的措施。②我们的目的在于调整血压。研究靶方、靶药，就是该降压时速效，不能没有武器。中医的分型也同样是这个道理，不能拿头疼、眩晕的分型去套，而是要根据高血压自身的发生发展规律去一条一条抽提核心病机，针对核心病机的证方就是治本，而靶方、靶药是治标。

冯 玲：标、态、本，三字精炼全面。个人认为我们先要明确中医要解决高血压的什么问题？①降压西药品种繁多，服用方便，降压疗效确切，但不能根治，停药后立即反弹，中医能否治愈高血压是关键，也就是治本的问题，否则让患者天天喝汤药恐怕不能坚持。②在降低交感神经兴奋、利水、抑制肾素-血管紧张素-醛固酮系统（RASS）激活、扩张血管方面，西药作用比中药大，可以在中医辨证的指导下使用这些西药，但如何解决这些西药的不良反应是我们的优势，如抑制血管紧张素转化酶抑制剂（ACEI）引起的干咳，减轻钙拮抗剂（CCB）引起的水肿，减少利尿后的伤阴等。③对难治性高血压或服用西药血压仍不稳定的可发挥中医优势，短期内去除引起血压暂时升高的因素，往往有不错的效果。④对于高血压前期，临界高血压和1级高血压患者用生活方式干预，非药物治疗和中药完全可以治愈，这应该是我们的优势。⑤对遗传性和动脉硬化造成的高血压，个人认为很难治愈，应选择简单长期服药的策略，但对态、对症治疗是我们的优势。

仝小林：那你们认为在高血压的因、病、证、症方面，我们有哪些是可为的？比如遗传、动脉硬化，我们能做什么？我曾经看过首都机场的老少三代，血压都在220mmHg以上，用西药降至200mmHg以下就晕。在这种情况下，我们是不是重点在调态和预防并发症呢？但是，这个家族的老爷爷，血压始终在200mmHg以上，活了九十多岁呀。还有，老化——老年性高血压，脉压很大，就是我说的革脉，治疗重点在哪儿？

周 源：我们的辨证特点，我理解有几条：①传统辨证仍是基础。②注重病、症、证、指标。③注重把靶方、靶药纳入辨证体系。

朱向东：我们的辨证是以证为基、以病为参、以症为靶。

仝小林：我个人认为，降压本身就是在保护重要的靶器官，减少并发症。比如说，代谢性高血压，可能有遗传、有环境，态是个壅态。我们在健康教育上，可以让患者改善生活方式，但门诊治疗时，可能主要还是调壅态。壅态，不等于体重指数超标，主要是指腹型肥胖。腹型肥胖又分两种，其中体重指数未必超标，但腹内脂肪聚集，皮下脂肪薄，危害更大，即"小膏人"，亚洲人尤其多见。

逄 冰：第一种"膏人"，患代谢综合征以及心脑血管疾病的机率概率更高，特征是肚子大，肚皮薄，胳膊腿细，瘦臀，早期多为虚胖。第二种"膏人"特征是肚子大，肚皮厚，胳膊腿粗，肥臀，早期多为实胖。治法上，前者宜通腑泄浊，后者宜补肾健脾化浊。

周毅德：壅态的调整，单靠药物是解决不了问题的，但是找准代谢问题的关键环节，靶方、靶药的应用也是会有很好效果的！

（二）以脉领纲论治高血压

仝小林：高血压的病因大致是革、涝、旱、塞、肥、寒、虚。再简单点，从病机上概括：阴（虚）、阳（虚）、寒、热、水、痰、瘀。那我们把高血压的主脉、主症归纳一下？只要见到这个脉、这个症，基本可以定方。

沈仕伟：阴（虚）脉：细数。主症：皮肤干或口干、大便干，或伴头晕，舌红干瘦，苔少或光。病机：阴虚阳亢。方药：镇肝熄风汤。指标药：①滋阴降压：枸杞子、玄参；②平肝降压：天麻、钩藤、臭梧桐、白蒺藜。

阳（虚）脉：脉沉迟弱或沉滑。主症：体倦乏力，畏寒肢冷，或下肢水肿，舌淡胖。病机：阳气不足或阳虚水停。方药：真武汤。温阳降压：巴戟天、淫羊藿、附子、干姜。指标药：黄芪、干姜。附：阴阳俱虚：二仙汤。

寒脉：弦紧。主症：肩背肌肉拘紧或伴头痛。病机：寒凝经脉。方药：葛根汤或独活寄生汤加减。指标药：葛根、白芍、松节。

热脉：弦滑数。主症：急躁易怒，口苦，大便黏臭，舌红苔薄黄腻。病机：肝热或肝胆湿热、瘀热。方药：龙胆泻肝汤或犀角地黄汤（瘀热）。指标药：牛黄、羚羊角粉（水牛角粉）、夏枯草、黄芩、决明子、栀子、菊花、罗布麻、生大黄。

水脉：洪大（弦滑）。主症：肢体沉重，腹部水声辘辘，舌体胖大。病机：水饮内停。方药：五苓散（猪苓汤）。指标药：猪苓、茯苓、蟋蟀、粉防己。

痰脉：滑。主症：体胖或腹大，苔腻。病机：痰湿内阻。方药：半夏白术天麻汤。

瘀脉：涩。主症：面色偏黯或黧黑，唇甲青紫，肢麻或疼痛，舌暗或边有瘀点。病机：脉络瘀阻。方药：抵当汤合大黄䗪虫丸。指标药：①活血利水降压：益母草、泽兰、泽泻。②活血通络降压：地龙、水蛭（加豨莶草）。

革脉：弦硬有力。主症：时有头晕，高龄人群。病机：肝肾不足，脉络瘀阻（动脉硬化）。方药：大黄䗪虫丸加补肝脾肾之品（图缓效）。指标药：①补肝肾降压：杜仲、桑寄生、怀牛膝。②软管降压：鸡血藤、土鳖虫。

徐立鹏：我的理解：阴虚与阳亢属一类，属充血型，故治疗应扩张血管。阳虚与寒属一类，是因肌肉紧张压迫血管，导致外周循环障碍，间接引起血压升高，所以治疗以扩张外周血管为主。水可能分两种，一种是周围组织水潴留，压迫血管；另一种是血容量过高，这两种治疗均要利水。瘀影响血液循环，故被动性升压。

王　强：充血型，为何要扩血管？

徐立鹏：扩张血管分上下，充血一般是脑血管充血，但以下的血管并不扩张，所以扩张血管主要是下部血管，如腹腔中的血管。

仝小林：扩张周围血管，是不是引血下行？通腑降压，是不是引血下行？血黏的瘀血和动脉硬化的痰瘀阻络，可能不是一个治法，至少不是一个层次和阶段。

徐立鹏：是的，比如，桃核承气中的芒硝可以看作是利水，只不过利水的位置是在肠道。

黄飞剑：当今高血压症，寒湿阻络型太多，肝阳上亢型相对较少。肝阳上亢少是因为当今人们过食冰饮冰食、贪凉受寒造成的，与以往火重燥重、体虚有很大区别。阴阳两虚必有瘀，瘀滞不散是可以导致局部阳亢的。

（三）中药降压药的分类

仝小林：我们把降压中药分类整理一下，如镇脑降压、扩管降压、利水降压、解肌降压等。

逄冰：降压药物分类：

利水降压：茺蔚子、车前子、泽泻、猪苓。

补肝肾降压：杜仲、桑寄生、怀牛膝。

镇脑降压：牛黄（牛磺酸）、羚羊角、玳瑁、珍珠。

活血降压：①通络降压：地龙、水蛭、蜈蚣；②通脉降压：丹参、赤芍、川芎、毛冬青；③引血下行降压：生大黄、怀牛膝、大小蓟。

解肌降压：葛根、白芍、松节。

温阳降压：二仙汤（仙茅与仙灵脾）、附子、干姜。

清热降压：①肝热：夏枯草、龙胆草、黄芩、菊花；②肺热：桑叶、生石膏、地骨皮、栀子；③瘀热：水牛角、赤芍、生槐花、生地榆。

减肥降压：大黄、芦荟、苦瓜、荷叶。

软管降压：三七、海藻、昆布、五爪龙（邓铁涛经验）、何首乌、鸡血藤（邓铁涛经验）、土鳖虫。

养阴降压：生龟板、生鳖甲、生牡蛎、石斛。

补气降压：重用黄芪（30g以上）。

调肝降压：①平肝潜阳：天麻、钩藤、石决明；②疏肝理气：佛手、香橼、香附、郁金、生麦芽；③镇肝熄风：龙骨、牡蛎、紫贝齿、代赭石；④柔肝养血：白芍、当归。

仝小林：关于地龙降压，应该用粉，而不是煎汤。有人测过，煎汤后，蚓激酶的含量几乎测不出来。我一般用茺蔚子、益母草、泽泻。经常使用玉米须，属于指标药，一般使用30g。

郭允：最近看了一个老中医降压的经验，在辨证选方的基础上每方必加全蝎、蜈蚣、地龙，感觉很有道理，可以借鉴。

徐汝奇：我的用药：葛根、麻黄、杜仲、地龙、水蛭、怀牛膝、益母草、泽泻、草决明、山楂、北沙参、栀子、黄连、大黄、珍珠母、牡蛎、菊花、夏枯草、钩藤、豨莶草。

（四）态靶结合治疗高血压

吴义春：高血压的治疗同样应该讲究证候要素，有中医的症、证；西医的病、因。有症状者这是中医对症治疗的长处，包括头痛、头晕、手麻、面红、便秘、脾气急躁、失眠等，证主要包括阳证和阴证两大类，尤其阴证，舌淡胖者黄芪可以放胆大剂量用。西医认识高血压是水钠潴留，一线用利尿剂，中医可以用利小便的办法多管齐下降血压，结合现在药理成果，用中医辨证的方法量体裁衣，这样中西医结合治疗高血压既解决患者的痛苦，又解决指标和预后。高血压就诊的部分患者以头晕、手麻症状明显，可以加上天麻、钩藤和生麦芽；头痛加上大剂量川芎；便秘一定通便，加上瓜蒌和莱菔子或桃仁。但是部分患者耐受，没有明显症状，以血压计监测血压升高，多种降压药联合仍有波动而无没有明显症状者，可用西药利尿剂作为一线方案的思路用中医利小便的办法，用川牛膝和益母草大剂量，同时一定看舌下络脉，怒张者加三七，防止高血压靶器官损害，有点类似西医阿司匹林预防的意思，仅是个人心得。

周毅德：高血压的中医治疗首先应分虚实，实性高血压我多从肝胃胆经入手，方药多以天麻钩藤饮、大柴胡汤合温胆汤加减、龙胆泻肝汤等；虚性高血压多从肝肾脾入手，用方多以镇肝熄风汤、大定风珠合小续命汤加减，不管虚实都要加用调达气血循环药物入方中，多会事半功倍。

李　艳：右寸不足的高血压，黄芪也降压；左关浮弦，柴胡效佳。大黄、柴胡和桃仁皆降压，关键在病因病机。

仝小林：我们还是就阴、阳、寒、热、水、痰、瘀，一个一个分解。同时加上因靶、病靶、证靶、症靶。

1. 阴虚

仝小林：先说阴，阴虚，这里主要指的是细胞内液缺乏，和水的细胞外液潴留相对。核心诊断指标除了脉细或脉细数，舌干瘦红，苔少或光，细胞内缺水、皮肤干燥、体型干瘦，其他特异性的还有吗？

沈仕伟：阴虚，还有大便干、口干等。

马艳红：阴虚阳亢，头目眩晕，心中烦热，头胀痛，脉弦细。

仝小林：阴虚火旺，是哪一类高血压常见？和哪个发病机制相关联？

周毅德：老年人，脉压大。

仝小林：血压特点：多见脉压大的老年人。脉多细弦数，相当于我们病因说的"旱"，肾阴亏肝火旺。

冯　玲：老年人多以阴虚阳亢的多见，有时还需息风解痉，如僵蚕、蝉蜕、地龙等；另外，老年人动脉硬化还需加用活血之品，但以温通为主，切不可过用寒凉之品，年轻人的高血压多夹痰湿，当用化痰祛湿、健脾清热为主，有时肝火较盛之体可用龙胆泻肝汤。

高云峰：这类高血压，是否应用一些利水渗湿药？五苓散可合用不？西医收缩压高，压差大应重视合用利尿剂。老师认为可借鉴不？请教了！

仝小林：这类患者，一般不用利水，因为本来阴分就不足。

周源：还有一点，补阴，是要补到正常，还是要建立新的平衡？

仝小林：周源的提示很重要。有些不可能正常，只是求得病理状态下的平衡。那大家认为什么方合适？镇肝熄风汤如何？

沈仕伟：镇肝熄风汤治疗阴虚火旺之高血压应该是对证的。

徐立鹏：我换一个思路来理解镇肝熄风汤。本方主症头胀痛，面如醉，这是顶焦充血的表现。用芍药可扩张腹腔血管网，减少脑部的血量，降低脑部血管的压力。生龙牡、代赭石、龟板是以高渗液入肠胃，以减少血容量（相当于利水，故原方说大便不实者去龟板、代赭石）。这大概是本方能速效降压的原理。

周毅德：俞根初的"羚角钩藤汤"也应该适合阴虚高血压吧？

沈仕伟：羚角钩藤汤，传统认为是肝热生风。镇肝熄风汤适应证：头晕目胀，脑部热痛，心中烦热，面色如醉，脉长有力等。

2. 阳虚

仝小林：那我们接下来讨论阳。阳，

是指阳虚。太阳证发热，脉当浮，今反沉；少阴证脉沉，当无热，故曰反也。阳虚型高血压，最常见于慢性肾炎或继发性肾病所致肾衰，肾实质性高血压或肾血管性高血压。阳虚为什么高血压？

黄飞剑：阳虚则瘀，瘀而不通则血压高。

何莉莎：阳虚则寒凝，脉道拘急。

周源：阳气不足，血压高是一种虚性亢奋。

沈仕伟：阳虚之高血压，比较典型的一个病如慢性肾小球肾炎引起的高血压，血尿、蛋白尿、水肿、高血压。

仝小林：高血压所致肾损伤，就是血管性。这类患者肾衰晚期，水钠潴留，水湿浊毒，阳气虚损。我喜欢用真武汤合大黄附子汤，温阳利水泻浊。我也很喜欢麻黄附子细辛汤。那麻黄是做什么的，开腠理？

周毅德：宣肺，平喘，利水。

徐汝奇：麻黄有双向调节的作用，小剂量兴奋，大剂量抑制。《本经》载性味苦温，苦降、温散。

仝小林：这种肾性高血压，常常是阳虚带有水湿浊毒。我们有一个专门给尿毒症患者泡澡的方子（麻桂芎艾透葱姜，各30g，葱白4根），排毒降压都有效。为什么要泡澡？皮肤是最大的透析机，是第二肺脏，是第二肾脏，是第二心脏。那么泡澡有哪些注意事项呢？

马艳红：泡澡应该禁忌大汗淋漓，同时应该缓缓饮温水。一周一两次，不

能太过频繁。

沈仕伟：汗血同源，那么最近有大出血的患者不能洗。

仝小林：早年，我曾经用泡澡方给患者泡澡。泡出汗后，我用试管接了一管从患者脑门上滴下的汗液，到化验室查了一下。你们猜猜里面是什么成分？

周毅德：尿素氮，肌酐。

仝小林：对了一半！尿素氮和血里一样，但没有肌酐。所以，用麻黄开启腠理。发汗时，血液分布于皮表，不发汗时，血液又回归于心脏，促进血液循环。这类高血压患者，可能有肾素、血管紧张素的升高，也有水钠潴留。这是阳虚类型的。阳虚，整体功能不足，血管的舒缩功能调节能力降低而导致高血压。阳虚除了用真武汤，还有没有其他方子调阳虚之态？

沈仕伟：阳虚之高血压是否也可以考虑入济生肾气丸。

3. 寒

仝小林：寒，是指寒凝。主要表现为经络寒，特别是肌肉紧张，如肩背等。特点是肌肉僵紧，脉紧或弦。

沈仕伟：寒主收引，血管紧张度高。冬天的血压比夏天相对要高一些。

仝小林：东北等寒冷地区尤为明显。这类患者，常常有颈椎病、腰椎病、膝关节病。肌肉紧张、酸痛，属于周围血管紧张型。所以用葛根汤，我把它称作解痉降压。大剂量葛根，30～120g，有效。加一些温性藤类药，如鸡血藤、首乌藤。

黄飞剑：多有全身寒与湿，中老年居多。南湿北寒为主因。加九味羌活汤可也！

徐汝奇：葛根，是豆科类植物，含有大量黄酮类，改善冠状动脉供血非常有效。这类黄酮类物质的作用，本经叫作"起阴气"，也就是说，有类激素作用，所以昨天我说可以促进雌激素水平。

4. 热

仝小林：瘀热，是高血压的一种常见热型。常见于高血压合并血脂异常或糖尿病等，尤其是高黏血症，表现为舌质暗红，口唇深红，手掌深红。我把它叫作赤芍舌、赤芍唇、赤芍掌。这种瘀热，常常和肝热、血热并见，用犀角地黄汤加减，如夏枯草、黄芩清肝热，生蒲黄散瘀，疗效好。找准病因的全方位关照和抓住七寸的单刀直入，两者都很重要。除因降压为治本，辨证降压为治态（状态），对症降压为治标。接下来谈谈湿热，你们认为以龙胆泻肝汤为主加减可以治疗湿热吗？

冯　玲：应当分下焦湿热、中焦湿热、肝胆湿热。

逢　冰：湿热，用四妙散就行吧，葛根芩连汤也行。龙胆泻肝汤是肝胆火盛和肝胆湿热俱治的。

仝小林：那肝热呢？

逢　冰：龙胆泻肝汤加夏枯草。

沈仕伟：肝热也可以用龙胆泻肝汤。

仝小林：大柴胡汤似更应主治肝热。

5. 水

仝小林：接着讨论水。除了典型的水肿，四肢胀也是其特点。水的脉象、舌象如何？什么方子？

沈仕伟：脉滑或弦滑。

周毅德：舌胖大，水滑苔，有齿痕，脉洪大。五苓散加减，可以加茺蔚子，方中猪苓是关键靶药，还有茺蔚子、泽泻。

逄　冰：泽泻汤加茺蔚子。这个证型的高血压中医治疗相当于利尿剂的作用。

仝小林：肺脾肾是主要调整的脏器。利水、渗湿、开肺气，甚至通腑，可以用猪苓汤。

徐汝奇：真武汤或者苓桂术甘汤。但有一个药非常重要，那就是怀牛膝，葛根汤、麻黄细辛附子汤、真武汤等都不可离开怀牛膝。益母草也是水多类型高血压的有效药。

6. 痰

仝小林：接着讨论痰。痰，发展到一定程度也会变成瘀。痰的脉象？舌象？体态？

黄飞剑：瘀可成痰，痰可加重瘀。痰是标不是本。

仝小林：是的，不一定是最根本的因。但痰和血管的闭塞，关系密切。

沈仕伟：脉滑，舌苔腻，体态丰硕。

周毅德：腹型肥胖，脉沉弦滑，苔腐腻厚。

仝小林：我的区别方法是看舌苔：细腻为湿，腐为浊，腐腻为痰。好比一潭清水，混了就是浊，沉淀的就是痰，扒在河床上的就是瘀。浊和痰之间，河水流动很缓慢了，就是淤。主方？

沈仕伟：半夏白术天麻汤。

黄飞剑：独活寄生汤最全面，附子理中汤亦可。

7. 瘀

仝小林：接着讨论瘀。瘀，和微循环、动脉硬化关系密切。脉象？舌象？主方？

黄飞剑：舌质暗微红，脉相涩沉。心瘀多唇暗。

沈仕伟：脉涩，舌暗或舌上有瘀点，舌底瘀或滞。

周毅德：脉沉弦硬涩，舌紫暗红，有瘀斑或瘀点，底瘀闭。抵当汤（丸）加生蒲黄、三七、丹参、广郁金。

逄　冰：血府逐瘀汤。

（五）辨治高血压临证经验举隅

宋仁岳：给大家分享一个高血压病案。患者，女，53岁。自小随父亲（纤夫）在江边生活，常在沙滩上露宿，睡觉常以鹅卵石做枕头，3年前患高血压，服众多西药降压无效，血压一般在240/120～

140mmHg。以四逆汤3剂，血压降到几近正常，后以济生肾气丸收功。

仝小林：这病例属于典型的脏络寒，四逆汤、附子理中汤为正治。还有一种常见的经络寒，我常用葛根汤治疗。络寒则闭，经寒则挛，血压随升，非温通不能治也。

逄　冰：给大家分享一个仝老师运用小陷胸汤加减治疗代谢性高血压医案。患者，男，41岁。患2型糖尿病2年。2年前体检时发现血糖高，无明显异常症状，现血压偏高、出汗多、乏力，舌质红苔黄，脉沉滑。曾口服药物消渴丸、六味地黄丸，未服用西药降糖，未系统诊治。平素喜吃肥肉，每日饮酒5两，吸烟20支。家族史：母亲患糖尿病。血压150/90mmHg，糖化血红蛋白9.7%，胆固醇8.77mmol/L。身高167cm，体重91kg。

诊断：消渴。辨证：痰热互结。治法：消膏转浊，辛开苦降。

处方：小陷胸汤加减。瓜蒌仁30g，清半夏9g，黄连30g，干姜6g，黄芩30g，红参6g（另煎），知母30g，炒枣仁45g，生山楂45g，红曲9g。14剂水煎服，每日1剂，分2次口服。

二诊：患者遵医嘱服上方30剂后乏力明显好转，减轻90%。刻下症：眠差易醒，足心热，二便调。血压145/90mmHg。上方减红参，加钩藤30g（后下），夏枯草30g，地龙30g，怀牛膝30g。水煎服，每日1剂，分2次口服。上方15剂后血压降至130/70mmHg，糖化血红蛋白降至5.8%，胆固醇降至4.75mmol/L。嘱咐患者将二诊用药研成粉末，每次9g，每日3次冲服。随访1年，未有任何不适感。

沈仕伟：我治疗高血压主要用怀牛膝，用量100～120g，加于天麻钩藤饮、龙胆泻肝汤等方中。怀牛膝的选择是中医及中药药理均解释得通的，大剂量运用是相对安全的。现分享所积累的几个案例：

叶某，男，40岁。头晕1月余，稍有头胀，体倦乏力，血压：150/90mmHg，舌淡苔薄，脉弦滑，重按弱。用天麻钩藤饮加怀牛膝80g，天麻10g，钩藤10g，石决明30g，杜仲20g，桑寄生15g，白术15g，熟地25g，山茱萸10g，山药10g，黄芪30g。4帖，服后头晕好转，血压降为130/90mmHg，怀牛膝改100g继服上方。

张某，男，50岁。体倦乏力1月余，无头痛头晕，口甜尿黄，无口干口苦，舌淡苔薄黄腻，脉弦数明显，血压：150/90mmHg。患者自诉乏力明显，要求开补药，见其舌脉，故用龙胆泻肝汤加怀牛膝100g，用药：怀牛膝100g，龙胆草6g，炒山栀10g，黄芩10g，柴胡10g，生地10g，车前子20g，泽泻20g，甘草10g，当归10g，黄芪20g，薏苡仁20g，藿香10g，茵陈15g，滑石15g，5帖。电话随访，患者自诉身体明显轻松，口甜消失，在诊所测血压120/90mmHg。

德某，男，59岁。头晕伴四肢麻木1月余，麻木以左半身为主，既往有高血压病史数年，具体不详，平素服用替米沙坦片40mg，日1次，刻下测其血压：180/110mmHg，胃纳可，二便调，舌质偏红苔薄，脉弦滑。证属肝阳上亢，治以平肝潜阳，用方：天麻 9g，钩藤 15g，石决明 30g，山栀 6g，牡蛎 30g，杜仲 20g，怀牛膝 100g，桑寄生 30g，夜交藤 30g，茯苓 20g，益母草 15g，7 帖。服后四肢麻木及头晕明显好转，舌脉同，测其血压 150/110mmHg。继上方 7 帖，同时嘱咐其改服左旋氨氯地平片 2.5mg、日 1 次和厄贝沙坦 75mg、日 1 次。服后复诊测血压 130/100mmHg，头晕及麻木消失，左侧肢体稍觉乏力，以下肢明显，嘱其查头颅 CT：未见明显异常。继服药 1 周，服后左侧肢体乏力明显好转，已无大碍，继服 1 周巩固。

九、癔症的鉴别与辨治

【医论精华点睛】

癔症的常见类型：癔症性晕厥、癔症性失语、癔症性瘫痪、癔症性抽搐、癔症性心绞痛、癔症性气肿等。

气肿的特点：全身各部位都可以肿，按之不凹陷，光亮，随情绪波动而加重。

可以治疗气肿的四七汤：陈言的四七汤，开郁化痰方。四七汤理七情气，半夏厚朴茯苓苏，姜枣煎之舒郁结，痰涎呕痛尽能纾，又有局方名四七，参桂夏草妙更殊。喜、怒、忧、思、悲、恐、惊七情影响而致的气郁，用四味药治疗七情病，所以叫"四七汤"。

仝小林谈白金丸治疗癔症：白金丸，豁痰安神，主治癫狂。方中白矾能化顽痰，郁金开郁散结，合制为丸，则痰去窍开，神清病愈。做水丸或冲粉，均可。一般枯矾 1～3g/d，郁金 3～6g/d。可加用全蝎粉、蜈蚣粉、僵蚕粉、地龙粉等搜风剔络。一般顽痰怪证，求之于痰瘀。老年性癔症，注意温补肾阳，可合用二仙汤类。

【医论现场再现】

（一）癔症性气肿案

仝小林：今天讨论一个特殊的病例：癔症性气肿。患者，女，84 岁。2 年前丈夫去世，遂抑郁寡欢，气郁胸口，全身高度肿胀绷亮但按之并不凹陷，瘫坐如泥，腹大如鼓，脊以代头，肌肉紧张抽搐。苔白厚，舌颤，脉沉滑数结代。用利尿剂近半年，肿毫不消退反而加重。故断为气肿，实属罕见。先用四七汤加减肿大消，后从痰瘀郁虚调理肿消，且家属搀扶可行走矣。先讨论一下气肿，特点是什么？

刘新敏：肿，按之不凹陷。

周毅德：全身各部位都会肿，按之不凹陷，随情志波动而加重。

仝小林：正确！所以这个患者，请上海大医院医生，用利尿剂治疗半年。

宋　坪：为什么苔白厚？舌颤？舌颤是肝风？心脾肾虚？应当归为肾虚了，肾虚为本。我觉得颤也当分虚实。

仝小林：舌颤，是什么表现？

刘新敏：风动、气虚。虚的表现。

周毅德：气阴亏虚。心、肾和脾。

徐立鹏：老师，四七汤是哪个四七汤？肉桂、人参、半夏、甘草，还是半夏、茯苓、苏叶、厚朴。

周毅德：应该是陈言的四七汤。四七汤，开郁化痰方。四七汤理七情气，半夏厚朴茯苓苏，姜枣煎之舒郁结，痰涎呕痛尽能纾，又有局方名四七，参桂夏草妙更殊。喜、怒、忧、思、悲、恐、惊七情影响而致的气郁，用四味药治疗七情病，所以叫"四七汤"。

仝小林：人老了哪儿都颤：头颤、手颤、房颤、舌颤。气虚，不能控摄了，哪儿都颤。为什么会出现气肿？这一点，西医始终搞不懂。

周　源：气郁不通？

黄　漫：痰气交阻，怪病从痰论治，五神脏受病。

刘新敏：为什么肌肉紧张抽搐？

徐立鹏：这个患者让我想起咱们治疗"肝气窜"的那个患者。腿上起大疙瘩，一按就打嗝，这两个患者应该是一样的病机。我认为，这个患者属迷走神经功能紊乱，利尿剂自然无效。所以，用行气运肠、促进胃肠动力是治本之法。

宋　坪：气肿的物质基础是什么呢？腿上起大疙瘩，一按就打嗝，临床上可以理解。但是气肿难以理解，能有对应的西医疾病吗？估计这个患者也有情绪因素。

仝小林：看过小孩子敲打癞蛤蟆吗？"蛤蟆蛤蟆气鼓，气到八月十五，八月十五杀猪，气得蛤蟆直哭……"，气肿的原理与此相同。

马艳红：癔症？情绪抑郁肯定是诱因。

仝小林：她老公去世后，就闷闷不乐，不讲话了。艳红一语道破！

郑仲华：开始的病机应该是肝气郁结。

刘文科：考虑到前因后果就不难判断气肿了。

（二）癔症的常见类型及辨治

仝小林：大家讲讲，见到的多是什么类型的癔症？

马艳红：癔症性晕厥，瘫痪。这种患者发作是否多有情绪诱因，与神经官能症有交叉吗？氟哌噻吨美利曲辛可以用吧。

周　源：老师，我遇到一个患者因为弟弟重病而抑郁，就诊时是脾胃症状和心血管症状，心慌，高血压，同样是治疗好长时间效果不好，检查不出来问题，用抗抑郁药解决了，不知道老师这个试过抑郁药了没有？病因如果是情志，不做心理疏导药物可能不好用。有的一得病就是怕有肿瘤，然后情绪变得很糟糕。

周毅德：我做住院医师值夜班，见到一癔症患者，女，43岁，发病后会呼吸暂停，用三棱针刺涌泉，很有效！后来查房患者见到我没再犯病。

郑仲华：前段时间我们科住了一个癔症性尿潴留，老是说尿不出来，是个女患者，70多了。我现在有个患者，糖尿病并发症并不严重，但给自己预言只能活1年了。这样的患者单纯用药物治疗效果不佳，还应该加用心理治疗或中医治疗。

刘文科：都是心理症状躯体化，对有些患者真的很无奈，其实没有很严重，可她们总觉得自己快死了，不少还拒绝心理疏导。

仝小林：我见过的：癔症性晕厥、癔症性失语、癔症性瘫痪、癔症性抽搐、癔症性心绞痛、癔症性气肿。

沈仕伟：我见过以阵发性胸闷、呼吸困难，每次送到急诊抢救的癔症，最后急诊室医生都认识他了。

仝小林：发作时胸闷憋气和心绞痛一样，每次都叫120，一查心电图，阴性。

我在东海县农村，见到一个癔症性瘫痪，40多岁，女性。3年前，突然瘫痪，而且是双下肢。我一给她做神经系统检查，膝腱反射弱，但都存在，我心里就有数了，我让助手拿了粗大的三棱针，在患者眼前晃了晃，并告诉她：这病就是要放好多好多血，别怕！然后，就在十宣放血。放血到第4个指头，患者突然站起来了。

黄　漫：放血也是醒神之法。

周　源：想起来叶天士用老虎吓皇帝，异曲同工啊。在心理学上这也是一种心理暗示治疗。

仝小林：还有一位姓彭的24岁女性，癔症性晕厥，每周发作1～2次。

马艳红：我记得老师用白金丸治疗过癔症吧？

仝小林：后来这个患者，按辨证论治治疗1年，全然无效。艳红说的白金丸，1个星期彻底治愈了。所以，癔症千奇百怪。

宋　坪：白金丸，豁痰安神，主治癫狂。方中白矾能化顽痰，郁金开郁散结，合制为丸，则痰去窍开，神清病愈。

吴义春：老师，怎么用白金丸？研末冲？

仝小林：做水丸或冲粉，均可。一般，枯矾1～3g/d，郁金3～6g/d。可加用全蝎粉、蜈蚣粉、僵蚕粉、地龙粉等搜风剔络。一般顽痰怪证，求之于痰瘀。老年性癔症，注意温补肾阳，用二仙汤类。

十、便秘之临证探讨

【医论精华点睛】

仝小林对便秘的认识：实秘的通用方就是小承气汤。热秘小承气，气秘厚朴三物汤，燥秘加玄明粉，虚秘是张仲景的麻子仁丸，其中有小承气。由此观之，小承气，似可作为便秘（无论实秘虚秘）之通用方。如阳明腑实，大承气服下后，有腑气丝毫不动者，其由何在？无缝隙故也。譬如，水满瓶中，无一丝丝空隙，倒亦不出。若欲打破此时僵局，给点空气，则水自流出。故视阳明腑实之因，或疏肝，或通经，或提壶，或升降，加一味药引子，即可启动通腑之流程。厚朴三物汤，是治疗腹部胀痛、大便秘结之良方，由厚朴、大黄、枳实组成。行气除满，去积通便。方中枳实为胃动力药，厚朴为小肠动力药，大黄为大肠动力药。胃胀者，以枳实为君；小腹胀者，以厚朴为君；便秘者，以大黄为君（小承气）。病情较重者，大肠动力加芒硝，小肠动力加槟片，胃动力加青皮。

【医论现场再现】

（一）便秘概念

仝小林：今天我们来讨论一下便秘，首先我们要弄清楚什么是便秘？三日无大便亦无所苦，是不是便秘？

王　松：功能性便秘的诊断标准为：

（1）症状必须包括以下 2 项或 2 项以上：①至少 25% 的排便感到费力；②至少 25% 的排便为干球状便或硬便；③至少 25% 的排便有不尽感；④至少 25% 的排便有肛门直肠梗阻感或阻塞感；⑤至少 25% 的排便需要手法帮助（如用手指帮助排便、盆底支持）；⑥排便次数少于 3 次 / 周。

（2）在不使用泻药时很少出现稀便。

（3）没有足够的证据诊断肠易激综合征（IBS）。诊断之前症状出现至少 6 个月，且近 3 个月症状符合以上诊断标准。

林轶群：定义：①排便周期延长；②粪质干结；③虽有便意，但排出不畅。需要注意的是，患者所述之便秘与医者理解是否相同，应继续以上述定义中周期、粪质及排便感觉为线索追问下去。以下是我遇到过的患者所述非一般的便秘：①初硬后溏；②午难乍易；③时干时稀；④数日一行，行则溏泄。

源流：《内经》中与便秘相关的词有"大便难、后不利、闭"等，因《内经》肾司二便的思想，所以认为其多与肾（足少阴经）有关，治疗以针刺足少阴经为主（同时有少量与脾胃肠有关的论述）。《伤寒论》《金匮要略》中与便秘有关的词有"不大便、大便难、燥屎、大便坚、大便鞕、脾约"等，多属阳明胃燥，津液内竭，所用方剂包括承气汤类、柴胡汤类、陷胸汤类、抵当汤类及麻子仁丸等方。用方虽多，但几乎不离大黄所体现的下法。后世关于便秘的病机、治法则各有认识。如《诸病源候论》言"大便难者，由五脏不调，阴阳偏与虚实，谓三焦不和则冷热并结故也"，指出了便秘病机的复杂性。我试着以一些典型药物为线索，引出我所了解的治疗便秘的方剂和治法：

①大黄——大黄所代表的下法和各种方剂在《伤寒论》《金匮要略》中不胜枚举，可下、不可下，如何下，下后调护等细则也尽在书中。

②朴枳——我暂时述为"运法"。一指理气通腑，助肠道蠕动以排便，如厚朴三物汤中厚朴、枳实，五仁丸中陈皮的用法。二指针对湿滞之大便黏腻，排便不爽之便秘的运脾燥湿之法，如芍药汤中的槟榔，木香槟榔丸中的木香、槟榔、青陈皮等。

③玄地冬——乃增水行舟法。原方中玄参用量最大，是否说明增液汤中玄参增液通便之力最强？或者说玄参用量高于生地、麦冬的用意何在？（生白芍也有类似的作用，如伤寒中的桂枝加芍药汤。）

④肉苁蓉——温润通便法，代表方剂自然是济川煎。需要注意的是此法与大黄附子汤、温脾汤等温下法不同。大黄附子汤、温脾汤等仍是利用大黄的攻下之性，只是用附子、干姜等改其寒性。

⑤芪术——益气通便法。其中用生白术通便除在《伤寒论》中白术附子汤"若其人大便鞕，小便自利者，去桂加白术汤主之"有所提及外，现代大剂量使用生白术治疗便秘多从北京医院魏龙骧先生开始。而古书中也有对白术通便的论述。如《本草思辨录》："或谓如大便硬何？曰：小便数者，大便必硬，此小便自利，即小便数也。皮中之水不当留而留，水府之水当留而不留，脾不举其职，而肠胃与膀胱之传化咸乖矣。去桂加术，则小便节而本有之津液不随之而亡，亦脾职复而后致之津液可由是而裕；水湿外除，津液内蒸，谁谓白术之加，不足以濡大便哉。"

⑥紫菀——提壶揭盖法。叶天士常用紫菀、杏仁、瓜蒌皮等入肺之药治疗便秘，其言是遵丹溪"开提肺窍"治法。

沈仕伟：补充一类补血药：熟地、当归、白芍等。量稍大些，患者大便干结不畅的表现便会缓解。

穆兰澄：白芍也可以通便，有人用20～50g，加甘草治便秘。

马艳红：生白术通便，炒白术燥湿。

仝小林：谁来讲讲经方治疗便秘的代表方？

逢　冰：便秘治疗心法：实秘当分热气燥，虚秘气血阴阳分。热臭气胀燥羊屎，承气三物增液轮。气虚补中便无力，血虚四物首乌尊，阳虚理中锁苁蓉，阴虚脾约贵麻仁。（注：三物——厚朴三物汤；增液——增液承气汤；补中——补中益气汤；四物——四物汤；理中——理中汤；麻仁——麻子仁丸）（摘自仝小林微博）

马艳红：治疗便秘的经方有三承气汤、麻子仁丸、大黄附子汤、厚朴三物汤、猪胆汁导，还有温脾汤、五仁丸、济川煎、增液承气汤等。

许运明：桃核承气汤，现代常用于手术后便秘，也是经方。

林轶群：经方中桂枝加芍药汤、桂枝加大黄汤应该也算。

（二）便秘之分类及临床治疗

仝小林：便秘药物很多，哪些是靶药和靶方？我们分述整理一下，首先探讨一下热秘。

1. 热秘

逢　冰：实热便秘：三承气汤以及厚朴三物汤。

仝小林：热秘诊断：一硬二臭。便秘噫气多见吗？

姚成增：气秘：气不升降，谷气不行，善噫。但热秘中临床不多见。

2. 湿秘

仝小林：湿，是水分多。何秘之有？湿性黏滞，湿阻气机所致也。姜黄是湿秘之靶药吗？

黄飞剑：肠道运力差，黏着肠管。湿不只是水分多，还有阻滞气机的特性。姜黄性温，温可祛寒除湿，湿去肠自安，疗效很好，且不伤正。

黄飞剑：临床上患者主诉便秘头干尾绵或尾稀者，生白术、姜黄是主要靶药，黄芪建中汤、四物汤、血府逐瘀汤、

少腹逐瘀汤为基础方。

黄飞剑：头硬即是排便气化不足所致，因为湿滞，在滞字上做文章！凡头干、头硬、头粗难排出，尾绵、尾溏、尾稀，便后心慌者用黄芪建中汤佐血府逐瘀汤加生白术、姜黄无有不效者！

仝小林：这个初头硬后溏，是否与肠的不同位置、不同作用有关呢？谁来查查文献，直肠和降结肠的作用。

周毅德：应该是粪块在横结肠、降结肠、直肠停留时间过久所致（初硬后溏）。

林轶群：结肠的吸收功能主要是吸收水分和电解质，并能调节电解质的浓度。部分脂肪水解产物亦可被结肠，尤其是升结肠的吸收细胞吸收，在细胞内形成乳糜微粒，释放至固有膜。结肠各部位吸收能力大小不一，右（升）结肠的吸收能力最大，其次为横结肠、降结肠。

3. 气秘

仝小林：我认为气秘的诊断要点：一秘二胀，即厚朴三物汤证。大家认为

五磨饮子怎样？

许运明：我对气秘喜用五磨饮子，且颇效。辨证：粪便干或不干，但排便不爽，便后仍欲再便，腹胀。

仝小林：那五磨饮子是气秘的因方还是靶方？

周毅德：五磨饮子乃四磨汤去参加枳实、木香、白酒，应是因方。

仝小林：槟片和二丑，可以作为气秘的靶药。

4. 燥秘

仝小林：燥秘的诊断要点是什么呢？靶方呢？

王　蕾：干如羊屎。

逢　冰：增液承气汤。

仝小林：生地、玄参可以算既增液又通便的靶药。

逢　冰：给大家分享一个仝老师采用增液承气汤通便降糖的案例。患者，女，78 岁。糖尿病 6 年，便秘 1 年，2～7 日 1 行，口干苦，胃脘灼热，纳呆。舌红瘀斑苔白厚，脉沉细。焦躁，血糖居高不下，空腹 11.1mmol/L，餐后 21.2mmol/L。方药如下：黄连 4.5g，生石膏 30g，麻仁 60g，生大黄 6g，玄明粉 6g，生山楂 15g，乌梅 9g，花粉 30g，地骨皮 30g，玄参 15g，生地 30g。2 周后便通，日 1 行。血糖降至空腹 5.1mmol/L，餐后 8.3mmol/L。后以增液承气加减近 4 年，血糖控制良好。

周　源：患者，女，不大便，腹胀 4 天，腰部灼热，口干，舌淡暗，苔薄黄，脉虚弱无力。既往糖尿病，肾衰竭，透析 5 年。X 线显示肠梗阻。患者久病，就诊时坐的轮椅。方药：厚朴 30g，枳壳 15g，芒硝 9g，大黄 9g，党参 20g。因为患者腹胀服不下，嘱其煎水 100ml 频服，3 天后大便通畅，后用增液承气调理 4 天后痊愈。

5. 虚秘

仝小林：血虚便秘的诊断要点？和阴虚便秘如何鉴别？阳虚便秘和气虚便秘的鉴别要点在哪呢？

姚成增：妇人产后血虚便秘者多。血虚便秘症状：便秘，心悸，面色无华。

仝小林：五仁润肠丸适合于哪种便秘呢？

周毅德：血虚便秘。

仝小林：气虚秘、血虚秘、阴虚秘、阳虚秘的靶方是什么？

朱向东：气虚补中益气汤，血虚五仁丸，阴虚增液汤，阳虚二仙汤。

姚成增：阳虚济川煎。

林轶群：便闭有不得不通者，凡伤寒杂证等病，但属阳明实热可攻之类，皆宜以热结治法，通而去之。若察其元气已虚，既不可泻，而下焦胀闭又通不宜缓者，但用济川煎主之，则无有不达。济川煎：凡病涉虚损，而大便闭结不通，则硝、黄攻击等剂必不可用；若势有不得不通者，宜此主之。此用通于补之剂也，最妙最妙——张景岳对济川煎的论述。济川煎当归、苁蓉、牛膝、泽泻、升麻、枳壳，可照顾血虚、阳虚，加减后也可用于气虚、阴虚,而且方中升降相因,有通有补,虚性便秘都可加减应用。

仝小林:阳虚便秘,肉苁蓉配锁阳是对药。肉苁蓉一般用30～60g,锁阳15～30g,可独立通便。

逄　冰:给大家分享一个仝老师的案例。患者,女,43岁,便秘反复发作20余年。初因产后便秘,甚至月余不解,依赖导泻药。神疲乏力,晨起泛清涎,易感冒,不易汗出,畏寒肢冷,纳呆,面色萎黄,舌胖苔白脉细。方药如下:附子15g,党参15g,生白术30g,炙甘草6g,生麻黄12g,细辛3g,肉苁蓉15g,锁阳15g,当归12g,生首乌12g。服此方汤剂1个月,便秘改善。改用丸剂9g,每日分3次口服,3个月病告愈。

(三)厚朴三物、厚朴大黄、小承气汤的区别与联系

逄　冰:厚朴三物、厚朴大黄、小承气汤,三方组成药味完全相同,区别何在?全在剂量!"凡仲景方,多一味,减一药,与分两之更重轻,则异其名,异其治。"厚朴、枳实、大黄,"加芒硝则谓之大承气……无芒硝,则谓之小承气,厚朴多,则谓之厚朴三物汤……大黄多,名厚朴大黄汤。"(《金匮玉函经衍义》)

仝小林:如阳明腑实,大承气服下后,有腑气丝毫不动者,其由何在?无缝隙故也。譬如,水满瓶中,无一丝丝空隙,倒亦不出。若欲打破此时僵局,给点空气,则水自流出。故视阳明腑实之因,或疏肝,或通经,或提壶,或升降,加一味药引子,即可启动通腑之流程。厚朴三物汤,是治疗腹部胀痛、大便秘结之良方,由厚朴、大黄、枳实组成。行气除满,去积通便。方中枳实为胃动力药,厚朴为小肠动力药,大黄为大肠动力药。我用此方,胃胀者,以枳实为君;小腹胀者,以厚朴为君;便秘者,以大黄为君(小承气)。病情较重者,大肠动力加芒硝,小肠动力加榔片,胃动力加青皮。

十一、探索治水的辨病方

【医论精华点睛】

仝小林论治水与辨病方:左心衰竭的核心病机为:心阳虚衰,肺瘀水停。其心水治法:强心散瘀,泻肺平喘。辨病方:参附萸肉汤合葶苈大枣泻肺汤。右心衰的核心病机为强心活血利水,其导致的心水治法:强心利水,通腑活血。辨病方为:参附萸肉汤合五苓散、桃核承气汤。因为在右心衰竭时,胃肠道瘀血很重,要胃肠通则气血活。而且,肠胃通,肾脏灌注才能增加,还可以减少毒素吸收。肝硬化、

肝癌引起的肝腹水的核心病机总结为这样八个字：肝癥络闭，血阻水停。肝癥，导致肝络瘀闭，血阻不能回肝，血不利则为水。而这个血阻，主要是消化道，故脾络、胃络、肠络等相继瘀闭。血不利则为水，腹水成矣。治法：化瘀消癥，通腑活血，益气健脾利水。大黄䗪虫丸合五皮饮、当归补血汤。

【医论现场再现】

仝小林：今天晚上讨论的主题是：辨病方及与水肿的关系。

（一）治水方要略

沈仕伟：以方来说明水的治法，大概有以下方法：①给水以去路：给水以去路可以细分为发汗、利小便，发汗利水代表方如越婢汤、越婢加术汤等，利小便的代表方如五苓散等。②通过主水的脏腑如肺、脾、肾来调节，宣肺利水代表方如《金匮要略》之甘草麻黄汤，健脾利水如实脾饮，温肾利水如真武汤、济生肾气丸等。气虚水停则益气利水，用防己黄芪汤、防己茯苓汤；阴虚水停则育阴利水，用猪苓汤；心虚水泛则强心利水，用葶苈大枣泻肺汤；血瘀水停（血不利则为水）则活血利水，用当归芍药散加益母草；气滞水停则理气利水，用四逆散合五皮饮（陈皮、大腹皮、生姜皮、桑白皮、茯苓皮）。另外，利小便的治法也分轻中重，轻如五苓散，中如茯苓导水饮，重则峻下逐水，用疏凿饮子。

（二）水肿辨病方

仝小林：中西医结合界一直在探讨辨病方，但感觉始终没有很好的思路。大家分析一下，寻找辨病方会遇到什么瓶颈呢？

逄冰：辨病方主要针对的是疾病，但是患有同一疾病的患者，可以表现出多种证型，每一个患者，都会表现出不同的主症，所以只是针对疾病进行选方，是不够周全的。

仝小林：我认为，最关键有两个问题。①要将疾病分成若干阶段，而不是一方包打天下。②西医的病机是否和中医的病机相吻合。

于淼：中医认为一个病的成因有多种，多采用辨证论治的方式诊疗，如果突然换成辨病的模式，必定不适应，但相信随着讨论的深入，理论的递进，辨病方必定会完善和成熟，成为得心应手的武器。

仝小林：逄冰和于淼说的，是个性，即个体化治疗的层面。但是，只要是同一种疾病，就一定会有共性，这个共性的方子，就是辨病方。一种疾病，在发展的不同阶段，其核心病机是不一样的。因此，辨病方应当是针对疾病的阶段，而不是全程。比如，仲景的伤寒，是流行性出血热，仲景将其分为六个发展阶段，每个阶段又有其提纲，这个提纲，就是这一阶段的核心病机。我们为什么苦苦地寻找辨病方？就是要彻底改变千人千面！要把辨病和辨证恰到好处地结合起来。西医走向个体化，是大势，中医走向群体化，也将是大势。都是学科的重大进步。我始终认为，只有在现代，有现代医学诊病的共同标准，中医才有寻找共性的条件。在古代，仁者见仁，智者见智，难有共同标准，何谈共性辨病方。今天我们明确了一个寻找辨病方的基本原则和基本步骤，即先限定是疾病的哪个阶段，其次确定这一阶段的核心病机。就像我在糖尿病的研究上，先限定郁、热、虚、损四大阶段，再确定那个阶段的核心病机，最后确定辨病方，我在 SARS 分期上，也是如此。这个阶段，应当是疾病发展的自然进程。

1. 心水辨病方

仝小林：仕伟，先说说你总结的前面讨论的辨病方？

沈仕伟：肺水：如肺源性心脏病的肢体水肿等，小青龙汤合葶苈大枣泻肺汤。心水：如心衰引起的肺水肿，参附萸肉汤合苓桂术甘汤。心衰引起的胸水：十枣汤合葶苈大枣泻肺汤。肝水：如慢性肝炎肝硬化导致的腹水，轻者用东垣之中满分消丸合胃苓汤，重则疏凿

饮子。肾水：如急性肾炎用越婢汤；慢性肾炎：脾虚失运用实脾饮，阳虚水泛用真武汤。阳虚气化失司：济生肾气丸；三焦壅滞：轻者茯苓导水饮，重者疏凿饮子；特发性水肿：防己黄芪汤合五苓散，或防己茯苓汤。

仝小林：胸水，是放到心水里面好呢？还是单独考虑好呢？

沈仕伟：我列的胸水，前面加了限制，是心衰引起的胸水，所以列入了心水中，若单看胸水，单列出也很好，因为胸水的病因也很多。

王　强：胸水除心衰外，肺结核、肿瘤、低蛋白、其他胸膜炎等临床都很常见，五脏水不能概括，故应单独考虑。从西医病机考虑应该包括，左心衰导致肺水肿，水在肺而因在心。

仝小林：王强的建议，把胸水单拿出来。那么，左心衰和右心衰的核心病机和方子是不同的。我们既要考虑复杂的病因，同时，也必须归类，不可能一个胸水的辨病方有好多个，这就是能掰开，也能收拢。我们先以心水为例，大家谈谈，心水的定义是什么？哪些情况可以导致心水？其核心病机是什么？

逄　冰：急性左心衰竭（acute left heart failure）是由于心脏瓣膜疾病、心肌损害、心律失常、左室前后负荷过重导致急性心肌收缩力下降、左室舒张末期压力增高、排血量下降，从而引起以肺循环淤血为主的缺血缺氧、呼吸困难等临床症候群。急性肺水肿是最主要

表现，可发生心源性休克或心搏骤停。本病的病理生理基础为心脏收缩力突然严重减弱，心排血量急剧减少，或左心室瓣膜性急性反流，舒张末压迅速升高，肺静脉回流不畅，由于肺静脉压快速升高，肺毛细血管楔压随之升高，使血管内液体渗透到肺间质和肺泡内形成急性肺水肿。

急性右侧心力衰竭即急性右心衰，是指由于某些原因，使右心室心肌收缩力急剧下降或右室的前后负荷突然加重而引起的右心排血量急剧减少所致的临床综合征。急性右心衰竭多见急性大片肺梗死和急性右室梗死。急性右心衰竭的病理生理：①急性右心衰竭可致左室充盈不足，引起左室排出量下降致低血压或休克。②由于动脉压急剧下降，可反射引起肺血管收缩，肺循环阻力增高，从而进一步降低左室充盈压，形成恶性循环。③急性右心衰竭时的急性右室扩张是由于右室壁薄，顺应性大，当其收缩力急剧降低或急性右室前后负荷增高时，右室可扩张到原容量的 2 倍，以维持其正常的舒张末压。④当右室代偿不全时，可出现右室舒张末压增高和周围静脉压增高，出现体循环静脉淤血。治则包括病因治疗，减轻心脏负荷，增加心排血量，与急性左心衰竭不同，急性右心衰竭的病因治疗十分重要。由于发病原因不同，尽管有相似的临床表现，但临床处理截然不同。

仝小林：大家思考一下，左心衰可

否以参附萸肉汤合葶苈大枣泻肺汤为辨病方，而右心衰以参附萸肉汤合五苓散为辨病方呢？左心衰和右心衰的共同点是心衰，参附萸肉汤就是针对这一共性。大家认同吗？

左心衰和右心衰在治疗上均强调增加心排血量，减轻心脏负荷，利尿，这些是共性。右心衰更强调病因治疗，因为发病原因更多样，造成体循环淤血，症状表现在全身。而左心衰是肺淤血，症状主要是呼吸困难，比较严重的会造成急性肺水肿。所以病位主要在心肺。

仝小林：我治疗急性左心衰，山萸肉在 60～120g。

逄　冰：张锡纯先生称山萸肉为"救脱之圣药""救脱之力十倍于参芪也"。

仝小林：此话真实不虚。我曾治一21 岁女性，急性左心衰，大汗淋漓，脉疾数（心率 160 次/min）。用山萸肉 120g，1 小时后，汗收脉静。山萸肉与淫羊藿，人参与附子，桂枝与云苓，丹参与三七，杏仁与大黄（宣肺通腑），是治疗心衰的理想药对。

仝小林：那我们再分析一下，左心衰和右心衰的核心病机。右心衰竭的核心病机：心阳虚衰，血瘀水停。左心衰竭的核心病机：心阳虚衰，水饮聚肺？停肺？壅肺？哪个更好？

逄　冰：右心衰因为表现出来水肿的症状，所以治疗侧重于治水。左心衰还是偏重于瘀血的。

沈仕伟：核心病机中，似乎水饮要

比血瘀重要。我同意心衰患者是有瘀血表现，但是经典方中不用血分药也可以。我觉得还是从临床实际考虑的吧，假如加入血分药如丹参等等，效果是比单用水药好，特别是急性心衰，那便要并重。

逄 冰：核心病机中，除了强调痰、瘀等证候要素，要更突出"虚"的表现。因为心衰应该属于虚实夹杂证，以虚为主。

仝小林：心衰引起的肺水肿，是用饮好呢？还是用痰好呢？

周毅德：水饮射肺会更形象些。

逄 冰：用饮更好，比较类似于支饮。痰湿饮瘀留心肌，痰湿饮瘀霾伤阳，清升浊降阴霾散，少阴气化心脏痊。

仝小林：饮和淤血或瘀血，怎样合在一起表达呢？

沈仕伟：饮和瘀可以分开表达，左心衰：心阳虚衰，水饮停肺，脉络瘀滞。

仝小林：可否将左心衰竭的核心病机归纳为：心阳虚衰，肺淤水停。那么右心衰竭和左心衰竭的治法是什么呢？右心衰，是淤好？还是瘀好？

周毅德：瘀好。

仝小林：那么，右心衰引起的心水治法是否应为：强心活血利水。左心衰引起的心水治法是否应为：强心散瘀蠲饮。那么，辨病方呢？

马艳红：病机是水停，治法用蠲饮，妥不妥？

王 强：是否右心加"消肿"、左心加"平喘"二字。

仝小林：艳红和王强提得好！左心

衰竭之心水治法：强心散瘀，泻肺平喘。辨病方：参附葶肉汤合葶苈大枣泻肺汤。右心衰之心水治法：强心利水，通腑活血。辨病方为：参附葶肉汤合五苓散、桃核承气汤。因为在右心衰竭时，胃肠道瘀血很重，要胃肠通则气血活。而且，肠胃通则肾脏灌注才能增加，还可以减少毒素吸收。今天晚上的讨论，就是以心水为示范，探讨辨病方。这是中西医融合之进步！是在传统中医个体化诊疗的个性基础上，对疾病规律和疾病阶段规律的共性的抽提。如果这条路走通了，中医和西医之融合，便没有障碍。在西医诊断的疾病面前，大家的认识是可以统一的。在这个统一基础上，寻找辨病方，即治疗的共性，是中医发展的重要途径。因为这种共性，不仅仅有利于中医传承、有利于中西医融合，更重要的是可以大大提高疗效。而从疾病阶段的核心病机入手，是寻找辨病方的捷径。

2. 肝水辨病方

仝小林：下面讨论肝水的核心病机和主方。首先要考虑肝脏本身的病理生理状态，其次是肝脏和相关脏腑的关系。我们讨论的肝，首先应当明确，是现代医学的肝脏，而不是藏象的肝。中医藏象的肝，是很难确定辨病方的。

肝硬化是引起腹水的主要疾病，肝硬化患者一旦出现腹水，标志着硬化已进入失代偿期（中晚期）。出现腹水的早期，患者仅有轻微的腹胀，很容易误认为是消化不良，因此，对慢性肝炎尤其是肝硬化患者，如果近期感觉腹胀明显，腰围增大、体重增长、下肢水肿，应该及时到医院检查。腹水形成的主要原因为：门静脉压力升高、白蛋白降低、肾脏有效循环血量减少、内分泌功能紊乱等。

腹水只是一个症状，不是一个病，很多疾病都可能出现腹水。除肝硬化引起腹水外，血吸虫病、重症病毒性肝炎（急性、亚急性重型肝炎）、门静脉和肝静脉阻塞、肝癌等都可能出现腹水。另外，除肝脏疾病外，其他脏器的疾病，如右心衰竭、缩窄性心包炎、肾病综合征、腹膜炎（如结核性、化脓性）和腹膜肿瘤等，也可引起腹水的发生。

仝小林： 我们临床上常见的肝腹水，除了肝硬化、肝癌以外，还有哪些？肝硬化腹水主要涉及哪几个系统和器官？

沈仕伟： 腹水，除了肝硬化、肝癌原因，还可见于营养不良蛋白低导致血浆胶体渗透压低而导致，右心衰致体循环淤血在严重情况下也会出现腹水，即肝硬化腹水就是回去的路堵了，肝硬化导致门静脉高压而出现腹水，当然还有水钠潴留等因素。

仝小林： 如果只是说肝硬化腹水，中医是无法开方子的。但如果你说，肝硬化腹水的核心病机是肝藏络闭，血阻水停，这辨病方就自然出来了。中医经常只是在西医无效时的一种选择，但肝硬化腹水的治疗，中医非常有效，大家认为治法是什么？

沈仕伟： 活血消癥，通络利水。

仝小林： 要不要通腑？要不要健脾？要不要益气？

逢　冰： 要通腑，六腑通则气血活，健脾益气也要，配合（香砂）六君子汤。

马艳红： 肝硬化胃肠瘀血，需要通腑，见肝之病当先实脾。

仝小林： 哪个方子做代表方子好呢？仕伟比较一下疏凿饮子和茯苓导水汤。

沈仕伟： 我举一段自己整理的《医宗金鉴》的话来比较两方的差别：水肿，外散内利两解峻者，用疏凿饮子，即椒目、赤小豆、槟榔、木通、羌活、秦艽、大腹皮、茯苓皮、泽泻、商陆也。外散内利两解缓和者，茯苓导水汤，即泽泻、猪苓、白术（四苓汤）、茯苓皮、桑白皮、大腹皮、陈皮、生姜皮（五皮饮）、木瓜、木香、槟榔、砂仁、苏叶、麦冬也，即四苓汤合五皮饮加木瓜、槟榔、木香、砂仁、苏叶、麦冬。

仝小林： 分析得很好！再分析一下大黄䗪虫丸，缓中补虚，通络消癥。

沈仕伟： 大黄䗪虫丸：五劳虚极羸瘦，腹满不能饮食，食伤、忧伤、饮伤、房室伤、饥伤、劳伤、经络营卫气伤，内有干血，肌肤甲错，两目黯黑，缓中补虚，大黄䗪虫丸主之。

仝小林： 治法：化瘀消癥，通腑活血，益气健脾利水。大黄䗪虫丸合五皮饮、当归补血汤。

沈仕伟： 这个治法相对更好，因为中医历来重视正气，肝硬化到失代偿，正气必虚，而活血利水药，犹如猛将，要有君主来把持，健脾就是王道。

仝小林：我喜欢大剂量丹参、赤芍养血活血，莪术、三七化瘀，商陆、马鞭草利水。但这是个人经验。辨病方，要统一到经方上来的原因，是大家比较容易接受和统一。我治肝硬化腹水的几个（三味药小组合）处方：生黄芪30～60g，灵芝15g（或灵芝孢子粉1.5g），虫草3根研粉冲服（益气扶正）；丹参15～30g，赤芍15～30g，阿胶珠9g（养血活血）；商陆9～30g，马鞭草30g，云苓30～120g（逐水利水），醋龟板30g，醋鳖甲30g，生牡蛎30g（滋补肝肾，软坚散结）；莪术15～30g，三棱15～30g，三七9～15g（化瘀消癥）；酒大黄3～9g，厚朴6～15g，枳实9g（行气通腑活血）；水蛭粉、土鳖虫粉、黑蚂蚁粉各1.5g冲服（祛瘀通络）；炒白术、炒谷芽、炒麦芽各9g（健脾消积）。方名：马鞭芪虫消（腹）水煎。马鞭芪虫消水煎方歌：三七棱莪腹水消，商苓利水马鞭草，通腑活血小承气，芪芝虫丹赤芍胶，龟鳖牡蛎术麦谷，水土蝼蚁肝络摇。肝硬化腹水，看似水淤（细胞外液水钠潴留），实则肝肾之阴（细胞内液）大亏；看似臌胀，实则

元气大亏。龟板、鳖甲、牡蛎既可软坚散结，更可咸寒滋肾阴；黄芪、灵芝、虫草既可益元补气，又可健脾安神。

逄冰：仝小林治疗腹水案。

案例一：患者，男，77岁。因上消化道出血诊为肝硬化失代偿，Ⅱ型呼吸衰竭，肺间质纤维化伴感染，冠心病，心脏瓣膜病，高血压3级，糖尿病，门静脉栓子形成。刻下症：腹水、双下肢轻度水肿，腹泻，恶心，憋气，头晕心慌，纳差，眠差。处方：陈皮15g，清半夏15g，党参15g，云苓120g，泽泻60g，炒白术15g，马鞭草30g，虎杖15g，三七15g，莪术30g，桃仁15g，生黄芪45g，早中晚睡前各服1次。35剂后腹水消失、下肢水肿减轻。

案例二：患者，男，60岁。1年前诊为肝癌晚期。3个月前出现大量腹水伴双下肢高度水肿，用利尿剂效果不佳。现肝区胀痛、腹胀如鼓，移动性浊音阳性，面色晦暗，大便不成形，苔黄腻，脉弦滑数。处方：商陆15g，云苓120g，莪术60g，三七30g，茵陈45g，赤芍30g，丹参30g，酒大黄6g，泽兰泻各30g，生黄芪45g。服药半个月后移动性浊音消失。

十二、凉燥的辨证论治

【医论精华点睛】

仝小林论燥病治疗心法：燥为空气水少，然分凉燥温燥。温燥热多水少，身觉

烘热，更年期多见，养阴清热为治疗大法，当归六黄汤类恒效。凉燥冰伏热少，身冷皮燥，四肢燥痹多见，乌头桂枝汤类恒效。余常见有治四肢燥痹（凉燥）者，不问燥由何来，一概养阴。殊不知病不在水少，而在冰多热少，热不能化水气而燥病成矣。这里所说的，是内伤杂病中的凉燥证。所以，通阳化气是治疗内伤杂病中凉燥的通治大法。

【医论现场再现】

仝小林：谁总结一下温病中关于凉燥的经典论述？

沈仕伟：外感凉燥，恶寒无汗，头微痛，咳嗽痰稀，鼻塞咽干，苔白，脉弦，方用杏苏散。《温病条辨》：秋燥之气，轻则为燥，重则为寒，化气为湿，复气为火。

仝小林：凉燥是怎样产生的？什么机制呢？

王强：秋气当降，水湿当收。感寒，表闭塞不通，水气不调，故发此病。虽有寒证，多轻微，痰少去二陈。关于凉燥症状，但见其寒，未见其燥。

仝小林：空调病算凉燥吗？

沈仕伟：夏天应该更多是暑，空调导致的感觉像阴暑。

仝小林：阴暑，感寒而未必燥。空调病，轻者是典型的凉燥，重者就是风寒感冒。

王强：那外感凉燥，既然说燥，为什么杏苏散内用二陈呢？

仝小林：一般凉燥初起，很少有痰，不必用二陈。

沈仕伟：明白了，外感凉燥，毕竟是外邪，当散邪，故轻宣凉燥。而内生凉燥，因阳气不足，故当温通。

于晓彤：仝老师凉燥理论是对传统凉燥概念的创新。传统中医学认为，燥病是由外感燥邪或津伤化燥所引起的，具有口鼻干燥、眼干口渴、干咳少痰、皮肤干涩甚至皲裂、毛发不荣、小便短少、大便干结等特征的一类疾病，有内燥、外燥之分。外燥由外感六淫燥邪所发，致病具有干燥、收敛等特性，多发于秋季，从口、鼻入于人体，根据发病与夏末之余热或近冬之寒气的结合又分为温燥和凉燥；内燥为内生"五邪"之一，指机体津液不足，各组织器官和孔窍失其濡润，而出现的干燥枯涸的病理状态。仝老师在借鉴古人治疗燥病经验的基础上，打破传统燥病分类方法，用凉燥、温燥概念重新归类具有干燥特征的内科杂症，审因论治，临床疗效大大提高。临床中我们常观察到很多老年患者，尤其合并有糖尿病的患者，常出现四肢冰凉，甚至疼痛、周身皮肤干燥、皲裂等燥邪偏盛症状，按传统燥病治法，滋阴生津，患者症状非但不改善，反愈发加重。于是在辨证求因，明确为凉燥致病的基础上，进一步参照现代医学研究，指出上述症状的出现多与肢体微血管的病变相关，尤其是糖尿病患者该病的发病率尤高。病变的血管微循环障碍，血流对组织细胞灌注量减少，肢端缺血，温度降低，四肢皮肤也因此出现干燥、皲裂的表现，并因为患者无伤津耗液之处，此证当为冰伏热少所致，治疗当用辛行温通、活血化瘀之品。

仝小林：燥病治疗心法：燥为空气水少，然分凉燥温燥。温燥热多水少，身觉烘热，更年期多见，养阴清热为治疗大法，当归六黄汤类恒效。凉燥冰伏热少，身冷皮燥，四肢燥痹多见，乌头桂枝汤类恒效。余常见有治四肢燥痹（凉燥）者，不问燥由何来，一概养阴。殊不知病不在水少，而在冰多热少，热不能化水气而燥病成矣。这里所说的，是内伤杂病中的凉燥证。所以，通阳化气是治疗内伤杂病中凉燥的通治大法。

周毅德：人身气机贵于流动，一息不停，惟五气外侵，或七情内扰，气机窒塞，疾病乃生。凉燥之病，气机愆滞，络脉瘀滞应是基本病因观。不知大家是否认同？

仝小林：脉络瘀滞，常常是局部凉燥的成因，可以看作是特殊类型，表现为脏腑热经络寒，我们治疗时就是把它看成整体热而局部寒。所以，内生凉燥又可分成局部和整体。金匮肾气丸，就应该是津亏凉燥的代表方；而真武汤就应该是津充凉燥的代表方。糖尿病到了并发症阶段，络脉受损，痰湿瘀血阻滞，阳气不达，而出现凉燥。此时，脏腑热与经络寒同时并见，治疗上当治经络寒与清脏腑热同时进行。

沈仕伟：那如果津不亏，阳气亦足，却发生了凉燥，下肢动脉闭塞，皮肤发凉干燥，是因为脉络瘀滞吗？

仝小林：仕伟一直纠结的是因气血不通而导致的燥，很类似血痹（黄芪桂枝五物汤）之燥、经络荣卫气伤（大黄䗪虫丸肌肤甲错）之燥。我们可以把这类燥，叫作不荣之"血燥病"，与津亏之"温燥病"、寒盛之"凉燥病"相区别。很类似路志正教授提出的燥痹。我们还是回到凉燥上来，内生凉燥的病位在哪？

于晓彤：我觉得内生凉燥病位在络，属于络寒。

仝小林：为什么说在络呢？在脏可以吗？如果说内生凉燥可以由脏寒产生，机制何在？证候表现如何？

沈仕伟：阳气不足，症候除了肢体干燥，还可以有口干、咽干、阴道干、关节痛等。内脏相应出现燥的症状，如消化道萎缩性胃炎，肺：干咳、气短等。

刘新敏：脏寒可由于脾肾阳虚。症状包括口干，眼干，鼻腔干，皮肤干，小腹凉，腰凉，手足凉，月经愆期，量少。

仝小林：内生凉燥，由阳虚内寒所成。表现在内，为脏腑之燥，表现在外，为躯体之燥。所以，外感凉燥分为温燥、凉燥，内伤凉燥亦分为温燥、凉燥。那产生凉燥的必要条件是什么？为什么同样是阳虚内寒，有的生燥，有的不生燥？要怎么治疗呢？

沈仕伟：老师您说过，凉燥病不在水少，而在冰多热少，热不能化水气而燥病成矣。为何冰多热少成了燥，而冰少热少没有成燥？为何有些成了阳虚内寒，而有些成了燥？

仝小林：仕伟说的问题的本质是：凉为什么有的会产生燥？有的不会产生燥？首先是燥证，同时变现为凉证。可能有两种情况：一是寒不盛而水少；二是水不少而寒盛。若细分，可以分成内生寒燥和凉燥。冰天雪地的东北的燥，是寒盛生燥，可称寒燥；而类似秋天，水本不足，加上凉而化气减少，所生之燥，可称作内生凉燥，也就是寒盛水不少和水少天凉。前者，但温阳祛寒，即可除燥；后者，温经兼以养阴。体质本燥加之本寒（次寒，即凉）者，津亏之凉燥，阴阳两顾可也。体质大寒而津充之凉燥，但温阳化气可也。所以，燥是冰多热少，不能通阳化气，水太寒了而生燥，燥在脏腑，可以用黄芪建中汤、金匮肾气丸、真武汤、二仙汤；燥在经络，可以用乌头桂枝汤、黄芪桂枝五物汤、当归四逆汤。

十三、中西医汇通辨识消渴与糖尿病

【医论精华点睛】

仝小林论消渴与糖尿病：瘅，热也。消瘅、脾瘅，都是热。消瘅是一开始就瘦的类型，而脾瘅是一开始就胖。所以，起病之因不同，类型不同，发展的过程不同，治法不同。糖耐量受损，一部分可归于脾瘅，一部分可归于消瘅。二者均可发展至消渴。换句话说，糖尿病，西医分1型、2型，中医分消瘅、脾瘅。脾瘅的发病过程为：肥胖—脾瘅—消渴并病；消瘅的发病过程为：消瘅—消渴—消渴并病。消瘅，突出一个"燥"字；脾瘅，突出一个"浊"字。燥在津液、阴液、血液；浊在糖浊、脂浊、蛋白浊、尿酸浊等。

【医论现场再现】

（一）糖尿病的中医认识源流

仝小林：大家好，今天我们来讨论一下糖尿病，首先讨论一下中医对糖尿病的认识。先把中医对糖尿病认识的脉络搞清楚，就知道传统与现实的认识差距和问题点了。糖尿病是一个病，不像咳嗽是一个症。中医讲的病和西医讲的是同一个病，这种情况在内科领域不是很多。

逢　冰： 唐朝医家甄立言把消渴症称为"消渴病"，其主要依据是"尿甜"，也就是现在说的"尿糖"。

逢　冰： 有病口甘者，病名为何？何以得之？岐伯曰：此五气之溢也，名曰脾瘅。夫五味入口，藏于胃，脾为之行其精气，津液在脾，故令人口甘也；此肥美之所发也，此人必数食甘美而多肥也，肥者令人内热，甘者令人中满，故其气上溢，转为消渴。——《素问·奇病论》

仝小林： 把刘守真关于消渴的主要条文发一下。

逢　冰： 若饮水多而小便多者，名曰消渴。若饮食多而不甚饥，小便数而渐瘦者，名曰消中。若渴而饮水不绝，腿消瘦而小便有脂液者，名曰肾消。如此三消者，其燥热一也，但有微甚耳。——《三消论》

仝小林： 三消，最早的提出者是谁？

为什么刘守真把三消说成是燥热。

马艳红： 《太平圣惠方》明确提出三消之说，消渴、消中、消肾。之前医家多指消渴、消瘅等。《太平圣惠方·三消论》："夫三消者，一名消渴，二名消中，三名消肾。一则饮水多而小便少者，消渴也；二则吃食多而饮水少，小便少而赤黄者，消中也；三则饮水随饮便下，小便甘而白浊者，腰腿消瘦者，消肾也。"

逢　冰： 刘河间《三消论》："三消渴者，皆由久嗜咸物，恣食炙煿，饮酒过度，亦有年少服金石丸散，积久石热结于胸中，下焦虚热，血气不能制石热，燥甚于胃，故渴而引饮。若饮水多而小便多者，名曰消渴；若饮食多而不甚饥，小便数而渐瘦者，名曰消中；若渴而饮水不绝，腿消瘦而小便有脂液者，名曰肾消。如此三消者，其燥热一也，但有微甚耳。"

（二）糖尿病之西医分型与中医证型

仝小林： 大家把西医对糖尿病的分型，简单说一下。看看中医有哪些包括不进来。

逢　冰： 1 型糖尿病、2 型糖尿病、妊娠期糖尿病和其他特殊类型的糖尿病（肝源性、胰源性等）。

仝小林： 胰源性的、肝源性的、类固醇性的糖尿病，在机制依据上，有何新认识？

逢　冰： 消瘅的病名主要散在《黄帝内经》5 篇中。《灵枢·本藏》："心脆则

善病消瘅热中……肺脆则苦病消瘅易伤……肝脆则善病消瘅易伤……脾脆则善病消瘅易伤……肾脆则善病消瘅易伤。"《灵枢·五变》曰："人之善病消瘅者，何以候之？少俞答曰：五藏皆柔弱者，善病消瘅……此人薄皮肤而目坚固以深者，长冲直扬，其心刚，刚则多怒，怒则气上逆，胸中蓄积，血气逆留，髋皮充肌，血脉不行，转而为热，热则消肌肤，故为消瘅。此言其人暴刚而肌肉弱者也。"《素问·通评虚实论》云："凡治消

瘅、仆击、偏枯、痿厥、气满发逆，甘肥贵人，则高粱之疾也。"

仝小林：瘅，热也。消瘅、脾瘅，都是热。消瘅是一开始就瘦的类型，而脾瘅是一开始就胖。所以，起病之因不同，类型不同，发展的过程不同，治法不同。

仝小林：糖耐量受损，一部分可归于脾瘅，一部分可归于消瘅。二者均可发展至消渴。换句话说，糖尿病西医分1型、2型，中医分消瘅、脾瘅。

马艳红：脾瘅可以是代谢综合征、糖尿病前期、早中期。

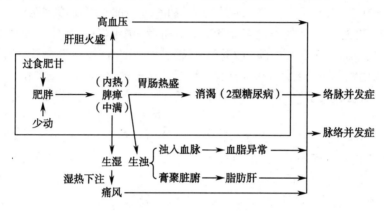

仝小林：这张脾瘅证候演变规律图，可以解释"其气上溢"。什么叫"其气上溢"？这里的气，是否可理解为水谷之气。碳水化合物、脂肪、蛋白等，均是人体所必需的营养物质。但吃得过多，身体承载不了，就"上溢"，所以，血糖、血脂、血压、血尿酸，都高了起来。实际上就是代谢综合征。"有病口甘者，病名为何？何以得之？岐伯曰：此五气之溢也，名曰脾瘅。夫五味入口，藏于胃，脾为之行其精气，津液在脾，故令人口甘也；此肥美之所发也，此人必数食甘美而多肥也，肥者令人内热，甘者令人中满，故其气上溢，转为消渴。"这里，为什么叫五气？脾瘅为什么叫

"转为消渴"？

逄　冰：核心病机是"中满内热"。

刘文科：是五谷之气的意思吧。开始只是代谢紊乱，时间长了，慢慢就发展为消渴。

仝小林：对的。脾瘅型糖尿病，开始是胖的，但是三多一少以后，就转瘦了。所以说，转为消渴。

马艳红：脾瘅不完全是消渴的前期吧，包含更广泛吧？

仝小林：是的，脾瘅，是从肥胖发展过来的，当然不仅仅是糖尿病前期，也包括糖尿病期。文科，请把消瘅的发展过程发一下，供大家讨论。

刘文科：消瘅—消渴—消渴并病：

脾虚胃热—气津两伤—肝肾阴虚—阴阳两虚—脾肾阳虚。

仝小林：消瘅，突出一个"燥"字；脾瘅，突出一个"浊"字。燥在津液、阴液、血液；浊在糖浊、脂浊、蛋白浊、尿酸浊等。文科，解释一下，为什么消瘅的主证是脾虚胃热？

刘文科：先天禀赋不足，脾肾本虚，代谢运化能力低，易积滞生热。《灵枢·五变》曰："人之善病消瘅者，何以候之……

此人薄皮肤而目坚固以深者，长冲直扬，其心刚，刚则多怒，怒则气上逆，胸中蓄积，血气逆留，髋皮充肌，血脉不行，转而为热，热则消肌肤，故为消瘅。"

仝小林：说明消瘅型糖尿病，性格类型易郁而化热，特别是营分、阴分燥热。所以，其发展过程常见阴虚燥热、气阴两虚、肝肾阴虚等。所以，消瘅型糖尿病早期，应有一个肝郁血燥型，而消瘅型糖尿病期，应有阴虚燥热型。

十四、甲亢辨治经验谈

【医论精华点睛】

仝小林甲亢中药辨治心法：甲亢和甲减的大致治法：和法，是主基调。亢奋的，属免疫乖戾，宜清泻；低下的，属免疫低下，宜温补。解郁疏肝活血通络要配合使用。夏枯草，为清肝散结要药。对甲亢合并甲状腺肿大、甲状腺结节及淋巴结肿大属肝胆郁火者，最为适宜，剂量从 30g 起，最大用至 120g，未见明显毒副作用。免疫乖戾可以用免疫抑制剂，如雷公藤。也可以使用小柴胡类方，调节免疫。甲亢时，除夏枯草、黄芩类清肝以外，要注意养阴，如生地、玄参、生牡蛎等，必要时加用西洋参等补气之品。若有结节，可用浙贝、王不留行子、莪术、三七。黄药子可用，但要特别注意肝毒性。

【医论现场再现】

仝小林：大家好，今天聊聊单纯中药治甲亢，仲华有没有单纯中药治疗甲亢的经历和体会？

郑仲华：老师，我平时大多是配合西药治疗甲亢，但是对于桥本甲状腺炎、亚急性甲状腺炎等倒是单独用中药治疗的较多。

仝小林：桥本效果如何？

郑仲华：有些效果不错，但也有效果不是很好的，主要是有些抗体降到一定程度就不行了。还是没有足够的信心，对于指标很高的甲亢感觉不能很快降下指标，但中西药同时用还是效果挺好的。

（一）甲亢的病因

徐立鹏：老师，甲亢的病因好像目前医学界还没有定论，您怎么看？

仝小林：情志因素很强烈。当然还有遗传。

郑仲华：对，情志特别影响效果。老师，我刚才看了您治疗的病例，我认为还是我在药物用量上把握得不好。

仝小林：情志：在女性，多走三联；在男性，多走肝胃。仲华觉得哪个药量不足？

（二）甲亢用药及用量

郑仲华：夏枯草。我没用过老师用的量。

仝小林：你用多大剂量？用大量有何顾虑？

郑仲华：30～40g。没想过有什么顾虑，没那么胆大。

仝小林：夏枯草的功效，郭允谈一谈。

郭　允：夏枯草，清肝泻火，软坚散结。夏枯草在我老家是做茶叶用的，家家夏季都会采，用作败火茶，没毒性。

仝小林：我用夏枯草，主要治疗高血压和甲亢。肝热型高血压，夏枯草配黄芩。

郑仲华：老师用夏枯草治疗高血压，用多大量？

仝小林：30～120g。同时常配天麻、钩藤。

郑仲华：那是治疗甲亢的用量大呢？还是高血压用量大？

仝小林：我的体会，夏枯草没有特别的毒副作用，差不多，完全根据病的程度。

郑仲华：老师，您现在治疗甲亢患者全是单纯中药治疗，还是有些配合西药治疗呢？另外，治疗甲亢时，夏枯草最大量用到多少呢？

仝小林：因为来看甲亢的，多数已经上了西药。只有个别没有用西药的，就纯中药治疗。我最大用至120g。

郑仲华：那用中药后，停西药吗？

仝小林：逐渐减量，有的停药。

徐立鹏：老师，有些患者甲状腺功能都正常了，但抗体死活不降，这是什么问题？该怎么处理？是否表示疾病还在发展中？

仝小林：说明免疫反应一直持续存在。

徐立鹏：该怎么处理呢？用雷公藤？

仝小林：免疫抑制剂，如雷公藤。但也可以使用小柴胡类方，调节免疫。

徐立鹏：明白了，谢谢老师指点！

（三）免疫乖戾与免疫低下

仝小林：免疫乖戾，怎样理解？与免疫低下有何不同？

郑仲华：免疫乖戾应该是不符合规律，难治。

沈仕伟：一个紊乱，一个低下。

仝小林：都是免疫紊乱，免疫失调。但乖戾，是亢奋状态下的失调，而低下，是不足状态下的失调。所以，治疗上差别很大。

郑仲华：那甲亢患者的抗体高是否就是免疫乖戾？而甲减患者的抗体高就是免疫低下？

仝小林：是的，基本属于乖戾。乖戾怎么治？什么法？低下怎么治？

郑仲华：乖戾应该是泻法，低下应该是补法。

黄　漫：和法为主旨。

郭　允：乖戾应用清肝法，低下用温阳法，以偏纠偏，达到阴平阳秘。

仝小林：甲亢和甲减的大致治法：和法，是主基调。亢奋的，清泻；低下的，温补。解郁疏肝活血通络要配合使用。

郑仲华：三联征是指哪三联？

张蓉芳：甲状腺结节、乳腺增生、子宫肌瘤。

郑仲华：明白了，临床上确实这三个部位疾病往往会同时出现。

仝小林：亢奋时多耗阴伤气，低下时多阳虚水停。为什么说，情志病：在女性，多走三联；在男性，多走肝胃。

黄　漫：女子以血为本，男子以气为本。

仝小林：黄漫回答得很好！情志受冲击后，男性多肝癌、胃癌，女性多乳腺癌、子宫癌。

郭　允：女子多阴柔内敛，气郁多见；男子多阳刚，肝气横逆多见。阳刚气盛，阴柔内敛，男女秉性不同所致。

仝小林：再回到刚才的病例。甲亢时，除夏枯草、黄芩类清肝以外，要注意养阴，如生地、玄参、生牡蛎等。必要时加用西洋参等补气之品。

张蓉芳：老师，我记得您也用黄药子。

仝小林：当然，若有结节，可用浙贝、王不留行子、莪术、三七。黄药子可用，但要特别注意肝毒性。

郑仲华：老师，如果用黄药子，可以用多大量？

仝小林：一般用黄药子，为防止肝毒性，可加五味子、赤芍或茵陈类，剂量为9～15g。

（四）刚柔辨证治甲亢

黄　漫：刚柔用药是否有意义？

仝小林：黄漫说的刚柔，想表达什么？

黄　漫：就是免疫性的患者多纠结，在用药中加入刚柔辨证的思路。

仝小林：因为甲亢和甲减多与情志相关，加入刚柔辨证，很好！

黄　漫：在我看，神经内分泌是不可分割的。老师的刚柔辨证是神经科患者用药的总纲。

张蓉芳：不可能分，请教一下刚柔辨证要点？

李　艳：人格内向隐忍或者过于完美偏多，体质为阳的多亢，体质为阴的多低，做性格测试就可判断，病情迁延也有应激因素。

黄　漫：亢盛以柔，低下则刚。

张蓉芳：甲亢宜柔？

黄　漫：按老师的意思，我的理解，酌情加入刚柔药。总的用药，我的体会就是柔肝补肺。

仝小林：刚柔辨证，主要用于顶焦。一个是神：偏燥狂用柔法，偏抑郁用刚法（舒散）。一个是经：偏痉挛用柔法，偏瘫痿用刚法。神，形而上；经，形而下。

（五）甲亢辨治经验举隅

沈仕伟：我举个仝师案例，单纯中药治甲亢：患者，男，39岁。2个月前体重减5kg，FT_3：11.33pg/ml，FT_4：3.06ng/dl，TSH：0.005mIU/L。甲状腺超声示：甲状腺弥漫性改变。易饥，消瘦，手颤，眠差，大便4次，舌红苔黄腻，脉细弦数。方药如下：夏枯草120g，玄参30g，浙贝15g，生牡蛎30g，王不留行30g，枯矾6g，五倍子9g，三七6g，黄连15g，黄芩15g，黄柏15g，煅龙牡各30g，炒枣仁45g，生姜3片。加减3个月后增重6.5kg，TSH<0.03mIU/L，FT_3：5.33pg/ml，FT_4：2.39ng/dl。

祝　捷：向仝老师请教三个问题：一是治甲亢的病例您用的120g夏枯草，您怎么让患者熬？二是长期使用枯矾6g，有无见过毒副作用？三是您治疗肾衰、肾病综合征时，生大黄、酒大黄的选择是根据患者的大便情况吗？

仝小林：大锅熬呀！枯矾一般用1~2个月左右。是的，包括熟大黄。一个是泻的程度，一个是泻的时间。

祝　捷：泻的时间怎么理解？

仝小林：熟大黄，泻下在6~8小时；酒大黄，泻下在8~10小时。

仝小林：甲亢已经服用甲巯咪唑，不必停药，可在甲功正常后，递减甲巯咪唑，直至停药。中药调整甲功和改善症状很明显。一个是清，大剂量夏枯草；一个是收，枯矾、五倍子。

十五、淋巴证治经验汇要

【医论精华点睛】

仝小林淋巴治要：两大河系，血液淋巴。皆属于心，红白分明。血液为母，滋养生息。淋巴为父，刀枪剑戟。淋巴周流，免疫平衡。菌毒癌瘤，淋巴奋起。肿痛痒革，战事告急。实则少阳，虚则少阴。太少阳少，少阳轴心。柴胡类方，配以膏针。风寒湿痹，免疫怪病，硬皮牛皮，体痹脏痹。少阴寒热，免疫调平。皮表瘀火，尤必分清，治差毫厘，药反无功。伏邪为病，淋巴最凶。识此机要，挥斩妖龙。

【医论现场再现】

仝小林：淋巴治要：两大河系，血液淋巴。皆属于心，红白分明。血液为母，滋养生息。淋巴为父，刀枪剑戟。淋巴周流，免疫平衡。菌毒癌瘤，淋巴奋起。肿痛痒革，战事告急。实则少阳，虚则少阴。太少阳少，少阳轴心。柴胡类方，配以膏针。风寒湿痹，免疫怪病，硬皮牛皮，体痹脏痹。少阴寒热，免疫调平。皮表瘀火，尤必分清，治差毫厘，药反无功。伏邪为病，淋巴最凶。识此机要，挥斩妖龙。

在讨论之前，先感谢大家对我的关心。我已经完全康复。头颈部的淋巴管、淋巴结的红肿热痛，从昨天起完全消失了。唯独血象证实是个 EB 病毒感染。

王 蕾：仝老师，我科常遇到的是颌下和颈部的淋巴结肿大的患者，往往在清热解毒利咽治疗后缓解。当然还有部分不明原因发热的患者，一旦找到肿大淋巴结，毫不迟疑去穿刺，常有意外收获。

仝小林：我觉得这类炎症疾病，有许多是升阳散火汤证，淋巴结肿大是意外？肿瘤？

王 蕾：是的，淋巴瘤居多，也有如腺癌之类的肿瘤的。

周毅德：师父又创造了新的升阳散火汤：柴胡，玄参，升麻，葛根，夏枯草，龙胆草；新的五味消毒饮：野菊花，地丁，猫爪草，鱼腥草，马勃。

仝小林：头颈部淋巴结炎，夏枯草、猫爪草、鱼腥草很好用。

宋 坪：是否可以理解为，淋巴液是液体凝滞住变成了淤需要通；情绪导致的郁是气凝滞住了需要散。

仝小林：淤火，一定是检查出淋巴结肿大，所以，除了清热解毒外通法很重要，用药像路路通、刺猬皮、橘络、新绛、丝瓜络等。

沈仕伟：淋巴结，说得通俗些便是一个战场，淋巴细胞与病毒在战斗。外力按揉干涉，似乎不需要。体内的大药是什么，其中之一便是这些淋巴细胞。

仝小林：我是这样考虑：第一，我不像癌症不至于扩散；第二，淋巴结肿大，因为不通呀！不通则痛。记得我母亲（西医），给患者治疗急性乳腺炎就是揉开，开始时剧痛，揉开了立刻就好了。所以，我把肿痛的淋巴结揉开了。宋坪你知道我怎么揉开的吗？我子时痛醒了一看表，凌晨一点，正好是亥焦子胆么，然后开始揉，大约揉了1个小时，自觉整个头颈部很热，微汗，越揉越舒服。我们应该好好发展一下淋巴系统的中医认识和治法，选择好相对应的靶方和靶药。有条件的可以好好研究风湿免疫系统疾病的淋巴形成作用，可能对发生在半表半里的淋巴系统疾病，特别是疑难的风湿免疫系统疾病的治疗有新的突破。

沈剑刚：淋巴系统的病变从中医而言，与经气运行密切相关，理论上与太阳、少阳、阳明及太阴和厥阴均有关，与气、血、痰、火、瘀等病理产物相关。网络般的淋巴管道，我们索性就直呼其"淋巴络"如何？要总结、挖掘淋巴络的专方专药。

仝小林：您的看法很正确。淋巴系统和血液系统的关系最为密切。但是淋巴系统的三阴三阳归属还是应归在少阳和少阴。您认为呢？

沈剑刚：个人认为淋巴络应当与血络的病因病机有所不同。理论推导有几方面需要考虑：①其经气津液运行明显慢于血运，因而易成痰核，痰气郁结易于化热。②其发病及反应往往是继发性反应，虽与外邪有关，却非于太阳经反应之迅速，往往会有太阳及阳明病变，应与少阳相似。③虽然其津液分布与三焦似乎有关，而其部位分布在颌下，四肢也有，非三焦所能包含。因而，同少阳胆经关系更密切些。

黄飞剑：淋巴系统炎症靶方：白花蛇舌草、瓜蒌、薤白、山慈菇、皂角刺、徐长卿。淋巴结肿大靶方：三棱、莪术、浙贝母、昆布、海藻、板蓝根、川牛膝，临床治疗过百例，在基础方中佐用百发百中。

逄冰：升降散加减治疗反复发作性坏死性淋巴结炎案：患者，男，12岁。曾3次高热2月余不退，抗生素无效，激素可退热。体温38.7℃，淋巴结蚕豆大，质硬，疼痛拒按，便秘，舌红绛。辨证为热毒炽盛气营两燔。方药：蝉蜕10g，僵蚕10g，生大黄3g，全蝎5g，蜈蚣2条，土茯苓30g，败酱草20g，野菊花20g，生石膏30g，芦根30g，赤芍20g，丹皮15g，三棱3g，莪术3g。加减服用19剂热退结消便通。（摘自仝小林微博）

林轶群：对于老师们讨论的淋巴结肿痛能否按摩有些不成熟的看法和猜想，望老师们指正：以急性炎症为例，能不能认为按摩的矛盾主要在于局部按摩这种刺激对于炎症的影响，是促其扩散? 使其疏通? 还是刺激炎症反应性加重? 对于这种矛盾我暂时想到从两方面去考虑: ①什么情况下按? 按摩虽然是外治法, 但辨证论治还是需要的。我暂时想到的比较有指导意义的就是分清虚实。若患者体质坚实, 全身情况亦属实证, 局部红肿热痛, 周围软组织绷紧坚硬, 压力较高, 此时按摩导致炎症扩散 (这个用词有待斟酌) 未必是坏事 (这里涉及两个问题, 怎么按? 这在后文详述。按摩刺激是否会导致炎症扩散? 我没去考证是否有这样的研究, 先假定会导致扩散)。假如患者正气充实, 足以胜邪, 此时使炎症 (或邪气) 扩散, 就可理解为疏通。用沈师兄将淋巴结比作战场的比喻来解释可能比较好理解: 淋巴结是个易守难攻的关隘, 但其地理条件受限, 无法派大量士兵驻扎。若我方兵力强盛, 但同一时间能在关隘作战的士兵有限, 虽不致败退, 但战事必然胶着。若能将敌军分流到各个据点, 我方就能利用兵力优势快速消灭敌军。注意, 这个前提是我方兵力强盛, 如果兵力衰少, 尽是些残兵败将, 那么这样做无异于引狼入室! 不过, 如果患者体质虚弱, 全身情况属虚证, 局部不红不痛, 周围软组织软弱无力, 压力较低, 是否就不能按摩了呢? 这就涉及下一方面: ②怎么按? 上周吴兴全老师的建议我是赞同的。因为我也经常使用这种方法治疗病性比较单纯的属实证的咽喉肿痛、扁桃体肿大。

我是在颌下寻找结节、压力较高的点、痛点等进行按压, 这时患者会有一种难以忍受的酸胀疼痛, 它不同于一般的按压疼痛, 有的老师称为"过敏性疼痛"。有的时候这种痛感还会向患处放射, 大部分咽喉肿痛患者能马上见效, 1~2 天疼痛就能基本消失。

这里需要注意几点: ①是寻找结节、压力高的点、痛点按压, 而不是直接按压肿大的淋巴结。②像吴老师说的, 从远端到近端, 从健侧到患侧, 这是按摩推拿的基本原则。③周师兄说的顺着淋巴回流的方向按 (关于这一点我也有些想法, 等等细谈), 当初学习这种治疗方法时, 推拿老师的解释是缓解周围组织紧张度, 改善炎症周围环境, 使气血畅通, 有利于代谢废物从血液 (结合昨天的讨论, 应该还有淋巴液) 中运送排除。还是用战场来比喻。一个关隘鏖战连连, 周围环境必然遭到破坏, 道路毁坏, 既不利于前线的伤兵回撤, 也不利于后线的士兵和补给前运。这样持续下去, 久战不胜, 一则士气低落 (病痛影响患者心理、情绪), 二则关隘失守 (这就是真正的炎症扩散了)。而修补战道、加强防事, 改善战场周围环境, 虽然不能直接消灭敌军, 但能使战事向有利于我方的方向发展。以上说的都是治疗实证的按摩方法, 那么虚证呢? 虚证患者周围肌肉萎软无力, 那么是否可以用一些轻柔的揉、拿、推、拍等手法促进气血运行, 恢复肌肉弹性? (参考中风偏瘫肌肉萎缩的康复手法）这样先安未受邪之地，是否能预防炎症扩散、邪气深入？同时，如果顺着淋巴回流方向推能促进淋巴液回流（淋巴液中的所有成分都能随着按摩回流？未经考证，先假设为能），那么逆着淋巴回流方向推能否减缓淋巴回流？这样相当于多一层逆向瓣膜，多设一层关隘，为其他治疗（如内服汤药）扶助正气争取时间。以上，除了一些治疗小病的经验，大多是些纯理论的空想，缺少实践的检验，望各位老师多多指点。总结一下，淋巴肿大，外治可施，辨证施治，先分虚实，实者疏而导之，虚者固而强之。

十六、风湿痹证的成因与论治要点

【医论精华点睛】

仝小林论风寒湿痹：寒为本邪，风为先锋，风寒相抟，侵袭腠理，汗闭不出，湿气成矣。汗液蕴久而为黏汗。痹之所得，湿不必参；而痹之所成，湿必存焉。经络之风湿如此，脏腑之风湿亦如此。治之之法：湿在经络，发汗为主，渗利次之；脏腑风湿，渗利为主，发汗次之。经络脏腑之湿共存者，分消走势。湿为水之轻，水为湿之渐。但湿久黏滞，水久混浊。治久存之水湿，发汗则微微似欲汗出，黏滞之湿方随汗出；消水则缓慢渗利，混浊之水方从溲泄。经络之湿，有皮肌筋节之辨；脏腑之湿，有顶上中下（四焦）之分。但湿在经络，总由汗法，透邪外出，恢复腠理排汗之常态；湿在脏腑，总由渗利，除湿调脏，杜绝产湿之根源。

【医论现场再现】

（一）风湿痹证的主要成因

仝小林：郭允谈谈西医是怎么认识水液代谢的？

郭　允：水液代谢，是指水液的生成、输布以及水液被人体利用后的剩余水分和代谢废物的排泄的过程，这是一个极其复杂的生理过程。一般以微循环和渗透压为指导，受心脏、血管、肾脏、肝脏功能的调节。水进入人体的方式主要为饮水、食物；排出方式为尿液、呼吸、汗液和粪便。其中主要以饮水、尿液为主要代谢途径。肺的呼气运动中，也排出了少量的水气。水是机体中含量最大的组成成分，是维持人体正常生理活动的重要物质，水是人体的六大营养物质之一。体液是由水、电解质、低分子化合物和蛋白质组成，广泛分布在细胞内外，构成人体内环境。水在细胞内外液中含量多。细胞外液对于营养物质的消化、吸收、运输、代谢及废物的排泄均有重要作用。

仝小林：郭允，皮肤的水代谢功能与风湿有什么关系？有说皮肤是第二心脏，有说是第二肾脏，你怎么看？

郭　允：皮肤通过排汗，调节血液容量，辅助肾脏排泄，皮肤通过微微出汗达到祛除风湿作用。

仝小林：那为什么要微微汗出？不知道大家是否注意到，微微似欲汗出，所出者为黏汗；而发其汗大汗出者为清汗。

郭　允：微微汗出目的是邪去正存，邪去而不伤正。

赵林华：汗孔开口于皮肤，皮肤会影响汗孔之开合和汗液的排泄，因而能调节人体的水液代谢和体温的高低。腠理是渗泄体液、流通气血的门户，有抗御外邪内侵的功能。腠理与三焦相通，三焦通行的元气和津液，外流入于腠理，以濡养肌肤，并保持人体内外气液的不断交流。

仝小林：林华，腠理是什么？相当于现代解剖和生理的什么组织结构和功能？

赵林华：腠理，即肌肉和皮肤的纹理。腠，指肌肉的纹理，又称肌腠，即肌纤维间的空隙；理指皮肤的纹理，即皮肤之间的缝隙。腠理泛指皮肤、肌肉、脏腑的纹理及皮肤、肌肉间隙交接处的结缔组织。

仝小林：为什么大汗出，则风气去而湿气在？风气和湿气不都同是邪气吗？

逢　冰：风为阳气，易于表散；湿为阴邪，重浊黏滞不易速去。大汗使风邪去而湿邪还在。

仝小林：风寒湿三气杂至，合而为痹。风寒湿这个湿，是病因还是风寒伤了皮肌后继发而生？阳邪之风和阴邪之湿，是怎样合在一起的？暑湿的湿，是阳邪还是阴邪呢？

沈仕伟：应该是继而发生。伤了风寒，机体的水液代谢紊乱后而生湿。暑湿的湿应该属于阳。

仝小林：那南北方风湿病的治法有何不同？

黄飞剑：南方利湿、渗湿、化湿；北方解郁、祛寒、渗湿。

沈仕伟：我觉得风湿病，应当分寒湿与湿热，具体疾病包括一些关节疾病如风湿性关节炎、类风湿关节炎、骨关节炎、痛风性关节炎等，还有腰痛病等。

仝小林：我们这里所指的应当主要是风湿性关节炎和类风湿关节炎，而不是现代医学包括上百种疾病的风湿免疫病。这类风寒湿三气杂至的疾病，北方多见，冬季加重。东北那么冷，湿从何来？若没有湿，单纯的风寒可以导致风湿病吗？可以引起哮喘、支气管扩张、老年慢性支气管炎吗？如果可以的话，那么湿从何来？内湿？外湿？

郭　允：可以，风寒伤阳，生内湿。风湿病的湿，不一定患者要感受外湿，而更多的是患者表现出湿的症状而得名。

黄飞剑：阳虚易生寒湿，寒湿也亦导致阳虚，临床必须分清楚！寒必兼湿，湿必带寒，有偏重，都可致哮症与喘症及支气管扩张。

郑俊谦：阳不足以胜阴，水谷不化精微，变生痰饮水湿。

仝小林：飞剑，请解释一下寒邪和湿邪如何杂合在一起致病的机制？

黄飞剑：在南方湿重于寒，在北方寒重于湿，两气不可严格分开，利湿与祛寒往往同时进行，只是偏重不同！我们想一个疾病，如哮喘，患者多是因寒邪诱发，没有湿邪，但发病后痰非常多，痰亦属于湿的一部分，也就是说因寒而生湿。

仝小林：宏潇，风湿性关节炎的发病率南北方情况如何？

刘宏潇：国内尚无明确报道，不过临床上南方类风湿是多些，阴冷潮湿之地关节肿痛症状更为严重些。同时，南方长江上游之四川盆地，中游之丘陵，下游之平原，病因侧重皆有不同，先天禀赋不足发挥重要作用。个人认为风湿病多为正气不足、复感外邪所致。风湿病以关节肿痛为主要表现者，是以祛风、化湿、清热及活血通络为基本治法。

仝小林：正气不足确是内因。我们今天讨论痹证是不是风寒一定要夹湿？南方阴冷潮湿，完全符合《内经》风寒湿三气杂至合而为痹的理论。那北方寒冷的冬季，有无可能是风寒之邪导致风湿性关节炎？

沈仕伟：老师说痹证的成因风寒致病是不是一定要夹湿的问题，行痹和痛痹中，还是以风寒为主，湿邪的元素并不占主要，或者说可以不夹湿。

刘宏潇：个人认为，风、寒、湿、热等外邪只是诱发因素，若正气存内，邪不可干。西医风湿病学亦强调环境在风湿病中的重要作用，只是仍病因未明。

仝小林：皮表之湿或经络之湿的治法和内湿的治法又有何不同？

黄飞剑：解表时必兼利经络之湿，内湿重时兼渗之。

刘宏潇：利湿法分为祛风胜湿、健脾化湿、芳香化湿、淡渗利湿等，根据邪之所处，审证求因，辨证施治。

（二）风湿痹证的治疗要点

仝小林：我认为不必把湿看成必备之病因。寒为本邪，风为先锋，风寒相抟，侵袭腠理，汗闭不出，湿气成矣。汗液蕴久而为黏汗，故微微似欲汗出者，病理之黏汗也。此时，但发汗可也，湿虽内生，郁在皮腠，不必利湿、渗湿也。

飞剑说："在南方湿重于寒，在北方寒重于湿，两气不可严格分开，利湿与祛寒往往同时进行，只是偏重不同。"这个说法我把他称作"无痹不存湿"。但这说的是结果，是病理之状态，是治法。换句话说：痹之所得，湿不必参；而痹之所成，湿必存焉。经络之风湿如此，脏腑之风湿亦如此。治之之法：湿在经络，发汗为主，渗利次之；脏腑风湿，渗利为主，发汗次之。经络脏腑之湿共存者，分消走势。湿为水之轻，水为湿之渐。但湿久黏滞，水久混浊。治久存之水湿，发汗则微微似欲汗出，黏滞之湿方随汗出；消水则缓慢渗利，混浊之水方从溲泄。经络之湿，有皮肌筋节之辨；脏腑之湿，有顶上中下（四焦）之分。但湿在经络，总由汗法，透邪外出，恢复腠理排汗之常态；湿在脏腑，总由渗利，除湿调脏，杜绝产湿之根源。

十七、髓病辨治集要

【医论精华点睛】

仝小林髓系论治心法：髓系分成体髓经，三气杂至体痹成。久留不去舍脏腑，脏腑风湿乃发生。疼麻在痹瘫在痿，体为痹所痿髓经。寒凝乌头桂枝汤，热肿桂芍知母平；血痹黄芪桂枝五，湿着当归拈痛灵。风药驱邪给出路，藤药纵横走络经；久病入络倚虫药，痹久益肾蠲痹行。脏腑风湿勿忘透，透出伏邪脏病轻。督冷髓寒葛根汤，热耗髓体大补阴；湿热困督选清燥，痿躄瘫软唤补中。马钱强肌又止痛，起痿黄芪壮督茸。

仝小林论马钱子剂量：马钱子粉，《药典》规定为 0.6g，临床以 0.6g 起步，逐步加量至 1.2g，余最大量曾用至 3g，大剂量应用一般不超过 1 周，起效和早期中毒剂量大约在 2.4～3g 之间。其中毒表现为兴奋性增强，多言多语，好动。所以，在治疗肌肉疼痛和肌萎缩时可从 0.6g 开始逐步加量。多次频服也是减少毒性、保持血药浓度、防止中毒的重要措施之一。

【医论现场再现】

（一）马钱子使用经验

郑俊谦：运动神经元病、重症肌无力这两种病都属于中医之痿证，我门诊中重症肌无力轻中期都能治愈，特别是儿童。运动神经元损伤的成人多难治，门诊慕名来求诊病例很多，都有明显好转！小儿马钱子用量 0.2～0.6g，成人 1g，临证加减变通之。马钱子不入煎，是冲服。此疾病是恩师刘老（刘弼臣）的重点攻关课题。

马钱子在这个剂量内兼重用补气

药，我治愈很多例患者。通过科研和临床实践未见明显毒副作用，主要是根据临证情况逐步加量，并不能超过上述剂量。当然必须嘱咐药房单包及嘱咐患者与患者家属，不可想病速愈擅自增加剂量。小儿应从 0.2g 用起。根据科研成果和临床实践，治疗此病，轻症 1 个疗程在 3 个月以上。欲想治愈此病必须做到两个坚持一个加强，即坚持治疗和坚持服药，加强护理预防感染。当然定期复诊随时临症加减变通亦非常重要。

徐立鹏：请问郑老师，在治愈以后能停用马钱子吗？

郑俊谦：治愈后可以停服中药并嘱注意忌口，预防复发。

仝小林：郑老师的经验很好！郑老师说的治愈是指治愈儿童的重症肌无力吗？

郑俊谦：是的！所有症状消除为临床治愈，包括成人。这是恩师刘老（刘弼臣）的经验。本人临床实践心得供各位老师参考之。治愈后再服用 1 月停药。我曾经请教过邓铁涛老师，他不用马钱子，但重用五爪龙，我在临床上也加用后效果也很好！特别在治疗成人运动神经元损伤症时加五爪龙 100g 效果好，当然没有去马钱子。五爪龙功用为补气化痰，补气作用超过黄芪。

郭　允：刘弼臣教授治疗小儿重症肌无力的总原则：虚则补之，损则益之。治疗时以固护脾气为本，波及肝肾以滋肾养肝，益气通络。对于肌无力危

象者，以补肺益脾、升阳举陷为大法。脾肾阳虚者，益气温阳，培补脾肾。刘老用制马钱子剂量为 0.2～0.4g（小儿），临床随证调整剂量，总之不超过这个范围。具体细节大家可参考《刘弼臣用药心得十讲》。

仝小林：郭允做学问很踏实。发两个小方：鹿茸粉 3g，鲜牛脊髓粉（冷冻干燥）6g，黄芪粉 9g，混匀分两次冲服。功效：益髓补脑。主治：脊髓空洞症、截瘫、脊髓炎、脊髓小脑变性症等引起的肢体瘫痪、麻木疼痛、肌萎萎缩、躯体感觉障碍等症。辨证要点：阳虚型瘫萎迟缓，智衰语迟。治疗要点：同时服用金匮肾气丸或地黄饮子。

通脊益髓丹：鹿茸片 60g，龟板胶 120g，金毛狗脊、骨碎补、补骨脂、干地黄各 90g，三七、官桂各 60g，黄芪 180g，牛脊髓 120g（焙干研粉）。上方 1 剂，制成水丸。每次 6g，每日 3 次，兑一匙黄酒送服为佳。主治：脊髓空洞症、脊髓侧索硬化症、进行性肌营养不良、脊髓空泡变性、截瘫等。

再发几个病例。九分散，出自清·费山寿《急救应验良方》。马钱子通络止痛，张锡纯言其"开通经络透达关节之力实胜于他药"。马钱子粉，《药典》规定为 0.6g，临床以 0.6g 起步，逐步加量至 1.2g，余最大量曾用至 3g，大剂量应用一般不超过 1 周；起效和早期中毒剂量大约在 2.4～3g 之间，其表现为兴奋性增强，多言多语，好动。所以，在治疗

肌肉疼痛和肌萎缩时可从 0.6g 开始逐步加量。多次频服也是减少毒性、保持血药浓度、防止中毒的重要措施之一。

验案举例 1：患者，男，11 岁。2007年 11 月摔跤后出现双下肢无力，呈进行性加重，以致行走困难。于 2008 年初至宣武医院住院治疗，诊断为"肾上腺脑白质营养不良"，出院时病情未有明显缓解。刻下症：下肢痿软乏力，双足疼痛，行走活动受限，自幼智力发育迟缓，近 1 年来曾出现 2 次抽搐，发作时牙关紧咬，口吐白沫，瞬间即止，而后玩耍如常。舌质红，苔微黄略腻，脉弦滑数。处方：四妙丸加减。黄柏 15g，苍术 15g，怀牛膝 30g，生薏苡仁 60g，黄芪 90g，云苓 30g，鸡血藤 30g，首乌藤 30g，全蝎 6g，僵蚕 9g。服上药 10 剂后，患者自觉双下肢较前有力，行动也较灵活，仍有双足疼痛。上方将生薏苡仁加至 90g，黄芪加至 120g，全蝎加至

9g。连续服药 3 月余，双足已无疼痛，下肢仍有乏力，但比以前灵活，小腿肌肉略有萎缩，纳食不香，舌淡红，苔黄白相间，微腻，舌下络脉瘀滞，脉沉细弦。患者湿热之邪已基本化解，但病起日久已由脾及肾，故拟脾肾双补、气血同调之法：黄芪 120g，当归 30g，鹿角胶 15g，牛胫骨 1 根，生薏苡仁 30g，怀牛膝 30g，全蝎 6g，白芍 30g。30 剂后症状大大改善。

验案举例 2：患者，男，8 岁。进行性肌营养不良 2 年半，查 AST：232U/L，CK：12 254U/L，步履不稳，齿迟，平素易伤风感冒，四肢末热。舌红，苔花剥，脉滑。生黄芪 30g，鸡血藤 30g，首乌藤 15g，茵陈 15g（先煎 1 小时），五味子 15g，生大黄 3g，柴胡 6g，黄芩 9g，白芍 9。加减服药 2 年，病情稳定，肌肉无明显萎缩。复查 AST：47.9U/L，CK：426U/L，继观。

（二）五爪龙使用经验

仝小林：哪位把五爪龙的药学知识给大家查一查。

徐立鹏：五爪龙，又名乌蔹莓、乌蔹草、五叶藤、母猪藤。五爪龙的药理作用：①抑菌。②其水煎剂对钩端螺旋体有抑制作用。③抗炎。④抗体外血

栓形成和血小板黏附。⑤增强细胞免疫。⑥解热。

仝小林：毒性如何？常用量为多少？

徐立鹏：这个无毒，郑俊谦老师说用 100g。

郑俊谦：没毒，可以用到 100g。

（三）仝小林使用马钱子经验

仝小林：我们再说说马钱子吧。我发一个病例，患者，男，47 岁。1997 年

诊为 2 型糖尿病。后逐渐出现双下肢疼痛麻木不堪忍受，夜间常因下肢持续

剧烈疼痛无法入睡，几欲轻生。曾用水杨酸、布洛芬、卡马西平等多种止痛西药，效果不佳，亦曾用中药蜈蚣、全蝎等，止痛时间较短，不久即失效。刻下症：手足及双下肢冰冷，夜间明显，覆盖2～3层棉被仍无法缓解，如浸寒冬冰水之中。周身乏力，视物模糊，大便干，两日一行，口干口渴，胃脘痞闷不舒。初用乌头汤合黄芪桂枝五物汤加减治疗近2月，制川草乌从各15g增至各45g，收效甚微，仍觉下肢疼痛剧烈，无法忍耐，故调整处方为：九分散合乌头汤、黄芪桂枝五物汤加减。生麻黄30g、制乳香、制没药各9g、制马钱子粉1.5g（分冲）、制川乌、制草乌各60g（先煎8小时）、黄芪60g、川桂枝60g、白芍30g、鸡血藤30g。嘱将1剂药分5次服用，随时观察服药后反应，一旦出现口麻、胃部不适、恶心或多言某一项反应时，可停药并及时与医生联系。患者服药7剂后复诊。自诉严格按医嘱煎服中药，服至第3剂时下肢疼痛即减轻大半，肢体凉、麻缓解60%左右，手足已有温暖感。7剂服完，疼痛、凉、麻等顽固之症竟全然消失，且服药期间未出现任何不良反应。疼痛明显缓解后，血糖亦随之下降。

我发的这个病例用了1.5g马钱子。《药典》里规定的剂量是多少呢？0.6g。中毒的剂量是多少呢？立鹏先说说中毒的症状。

郑俊谦：小儿从0.2g用起，不超过0.6g，成人不超过1g。不提倡单独应用。

徐立鹏：中毒症状主要是强直性惊厥。

郭 允：马钱子中毒表现：呼吸加强、心跳变慢、肌肉强烈收缩、痉笑、全身痉挛、角弓反张、窒息，以至中枢神经麻痹死亡。

仝小林：我觉得郑俊谦老师说的1g是比较有效而且安全的剂量。我平时使用时成人也是1g/d，分2次冲服。但我曾经用过几例1.5g/d的未见到毒副作用，说明也应该是安全的。我遇到过一例导致轻度中毒的，是一个肌萎缩的住院患者，40岁左右。我给他开的是0.9g/d，分冲。护士交代的也很清楚。但4天的药分成4小包后又包在一个大包里了。结果患者以为大包就是一天的量，一次服2小包，一日2次。那个患者服后很兴奋，特别多言多语，他平时很少说话。你们再查查马钱子的炮制方法，这个很重要。

徐立鹏：马钱子有酒炙，有水煮，前者的减毒效果好。砂炙马前子或称炙马前子，为净马钱子用砂子炒至膨胀内部棕黄色时取出入药者，毒性减小；油炙马钱子又称油马钱子，为净马钱子在植物油中炸至膨胀内部棕黄色时取出入药者，毒性减小；水炙马前子为净马钱子用水煮沸，水浸后切片晾干入药者，因水煮温度低，不能大大减少其毒性，用量宜小。制马前子为砂炙、油炙、水炙马前子的统称。

仝小林： 开药时为制马钱子粉。

郑俊谦： 马钱子单味服用效果差并容易中毒。还要告诉各位老师，我的患者多，马钱子是请药厂特备的，有的地方买不到。看这种病必须认真告知病情发展，治疗大约多长时间，病程进展情况，药必须自煎，告知怎么服药，包括忌口。马钱子需专人保管。初诊时并发一张注意事项。

仝小林： 非常必要！不可孟浪！

我再发个病例。患者，男，43 岁。患者 1 个月前无明显诱因出现左眼睑下垂，经北大医院检查，诊断为"胸腺瘤伴重症肌无力"，2008 年 1 月 25 日行胸腺瘤摘除术。术后口服醋酸泼尼松 40mg，日 1 次，症状未控制。刻下症：左眼睑下垂，抬举无力，周身乏力，下肢尤甚，劳累后出现气短，口干甚，恶风多汗，纳差，便溏，3～4 次 / 日，眠差。舌淡，苔白稍厚，脉沉，略滑数。方药：黄芪 120g，川桂枝 30g，白芍 30g，鸡血藤 30g，炒白术 15g，防风 9g，知母 30g，生地黄 30g。服药 1 月，患者周身乏力明显好转，恶风、多汗较前减轻，现头汗较多，左眼睑下垂，口干欲饮，心烦易怒，遇寒热不适则腹痛如绞，便溏，2～3 次 / 日，眠差，舌红，苔白腻，脉弦滑数。调整处方：黄芪 120g，白术 15g，枳实 30g，云苓 60g，知母 30g，黄柏 30g，生地黄 30g，30 剂。嘱醋酸泼尼松减为 35mg 每日 1 次。三诊患者左眼睑下垂的症状基本消失，周身乏力明显改善，惟双下肢仍感无力，双侧髋部肌肉麻木，头部及上身多汗，大便成形，纳眠可。继续服药 2 月，诸症消失。

（四）清燥汤是髓病辨病方

仝小林： 郭允，你把李发枝老师治疗痿证的病例找找，特别是使用清燥汤治疗的。

郭　允：《脾胃论》卷下《湿热成痿肺金受邪论》："六七月之间，湿令大行，子能令母实而热旺，湿热相合而刑庚大肠，故寒凉以救之。燥金受湿热之邪，绝寒水生化之源，源绝则肾亏，痿厥之病大作，腰以下痿软瘫痪不能动，行走不正，两足欹侧。以清燥汤主之。黄连（去须）、酒黄柏、柴胡（以上各一分）、麦门冬、当归身、生地黄、炙甘草、猪苓、神曲（以上各二分）、人参、白茯苓、升麻（以上各三分）、橘皮、白术、泽泻（以上各五分）、苍术（一钱）、黄芪（一钱五分）、五味子（九枚）。"李老师常用此方加减治疗颈椎病、艾滋病合并空泡性脊髓病等出现痿证者。处方剂量：党参 15g，苍术、白术各 15g，黄芪 60g，升麻 10g，柴胡 10g，陈皮 10g，当归 10g，黄柏 12g，黄连 3g，猪苓 15g，泽泻 20g，茯苓 15g，生地黄 12g，麦冬 10g，五味子 10g，神曲 12g，葛根 30g，草薢 30g，炙甘草 10g。

案例1：椎间盘脱出（脊髓型）。任某，男，48岁，农民。2001年5月5日初诊，下肢痿软无力，进行性加重2个月，在某骨科医院诊为颈4～5、5～6椎间盘脱出（脊髓型），并建议其手术治疗。因惧怕手术风险而求余用中药治疗。刻诊：形体消瘦，下肢痿软无力，行走不便，需人扶持，足底如踩棉花感，饮食二便尚可，舌淡红，苔薄白，脉沉。给予上方7剂，二诊时下肢较前有力，行走不需人扶持，此后以上方加减续服，症状逐渐减轻，共服药4个月，症状消失，行走如常而愈，可惜未做CT复查。

案例2：艾滋病合并空泡性脊髓病。张某，女，38岁，农民。因四肢肌力持续下降1周，住某传染病院，经脑CT、MRI检查，诊断为艾滋病合并空泡性脊髓病，因无适当药物只能劝其出院，遂转至乡卫生院持续治疗（此前患者曾有有偿供血史，但未做HIV筛查，此次住院，确诊为AIDS）。2007年7月24日初诊：卧床不起，双上肢尚能活动，但不能抬高，肌力2级，有触电感，双下肢痿软无力，肌力为0，语声低微，周身无力，大便数日一行而干，尿黄。舌质红，苔薄白，脉弦。处方：党参20g，苍术、白术各15g，黄芪80g，升麻10g，柴胡10g，陈皮10g，当归12g，黄柏12g，黄连3g，猪苓15g，泽泻15g，茯苓15g，枸杞30g，甘草15g，6剂。另嘱其同时服治艾滋病抗病毒药。2007年8月7日二诊：双上肢已能高抬，肌力3级，双下肢已能伸蜷，肌力3级，精神较前好转，上方加葛根30g，扁豆30g，萆薢30g，7剂。2007年8月14日三诊：患者已能在床上翻身，面色红润，语言清晰有力，上肢已能高举，下肢抬起有力，但不能站立，饮食增加，易汗出，大便4～5天一行但不干，小便正常。舌质淡，苔薄白，脉沉。上方去扁豆、萆薢，加山萸肉30g，7剂。此后，以上方为基础加减出入，病情持续好转，每周都有进步。9月11日，可以下地行走，但不稳，有共济失调表现。10月2日患者可以上楼，但下蹲后不易站立，四肢肌力正常。10月23日，下蹲后可以站立，步履如常，继以上方加淫羊藿15g，巴戟天30g，怀牛膝20g，续服至11月27日停药，随访至今，一切正常。

仝小林： 李发枝老师是临床大家，临床经验很丰富。大家注意到没有，这两例有典型的实热表现吗？郭允说说这两例有湿热的表现吗？

郭　允： 湿热不明显，甚至看不出。

仝小林： 那为什么用这个方子呢？

郭　允： 这两个患者应该因湿热而受病。

郑俊谦： 案例2，大便数日一行而干，尿黄，舌质红，脉弦，必有湿热。

郭　允： 郑俊谦老师，这些征象不能诊为湿热。因为方中有黄柏、黄连，记得李发枝老师说凡出现此种症状就属于李东垣所说燥金受湿热之邪，他就选这个方子。

郑俊谦：仝老师这例用升阳益胃汤、补中益气汤加减？

仝小林：还是清燥汤的底子。这两个病例都说明清燥汤是髓病的辨病方。郭允为我们比较一下，清燥汤和补中益气汤、升阳益胃汤的异同。

（五）清燥汤与补中益气汤、升阳益胃汤的异同

郭　允：清燥汤和补中益气汤、升阳益胃汤的异同：三方均重用黄芪、人参、白术、甘草等益气健脾的药物，均具有补益功能。清燥汤治疗脾胃气虚，阳气不升，湿郁化热伤阴之证。升阳益胃汤治疗脾胃气虚，阳气不升，湿郁化热之证。补中益气汤治疗脾胃气虚，阳气下陷或气虚火郁之证。

（六）痿证与强直性脊柱炎

刘宏潇：风湿病痹证多见痿证少见，冯兴华教授多从脾胃论治。强直性脊柱炎痿证较少，以强直性脊柱炎命名，病因以肾虚血瘀为主。

周毅德：诸痿喘呕，皆属于上。《素问·痿论》既言"五脏因肺热叶焦发为痿躄"，又说治痿独取阳明，指出了痿躄的根本原因。

刘宏潇：痿证在强直性脊柱炎中少见，强直性脊柱炎多以腰痛、后背痛及外周关节肿痛多见，肌肉痿弱不用者少。以我之见，以腰痛为主症的脊柱关节病都可归为此范畴。

仝小林：仕伟把强直性脊柱炎的基本病因病机给大家复习一下。

沈仕伟：强直性脊柱炎是自身免疫性疾病，一般认为可能与泌尿、生殖道、沙眼衣原体、志贺菌、沙门菌等肠道感染有关，这些病原体激发了机体的免疫应答和炎症应答，造成组织损伤而引起疾病。也有研究说是寡基因遗传病。90%的患者 HLA-B27 阳性。肌腱、韧带和关节囊等附着于骨关节部位的非特异性炎症，纤维化以至骨化，为本病的基本病变。病理表现为滑膜炎，软骨变性、破坏，软骨下骨板破坏等，反复的炎症导致最后脊柱"竹节样"变。

周毅德：简单说来强直性脊柱炎的病因是由于寒湿外袭，湿热浸淫，跌打损伤，瘀血阻络，气血运行不畅，或先天禀赋不足，肾精亏虚，骨脉失养所导致。中医对强直性脊柱炎的认识一直可以追溯到古代，在《黄帝内经》中就对强直性脊柱炎疾病有所记载，认为此病属于五体痹之一。人体的五脏与五体是表里相合的。如果病邪长久停留在体表而不离去，就会侵入与体表部位相对应的脏腑。所以，骨痹长久不愈，如果重复感受邪气，病就会向内影响到肾；筋痹长久不愈，如果重复感邪气，病邪就会向内影响到肝；脉痹长久不愈，如果再受邪气侵犯，病邪就会向内影响到

心；肌痹长久不愈，再感受邪气，病邪就会向内影响到脾；皮痹长久不愈，再被邪气侵犯，就会向内影响到肺。所谓五脏痹病，是内脏在各自所主季节里重复感受风、寒、湿、邪而形成的。

仝小林：《内经》的原文是什么？

周毅德：《素问•痹论》："帝曰：内舍五脏六腑，何气使然？岐伯曰：五脏皆有合，病久而不去者，内舍于其合也。故骨痹不已，复感于邪，内舍于肾。筋痹不已，复感于邪，内舍于肝。脉痹不已，复感于邪，内舍于心。肌痹不已，复感于邪，内舍于脾。皮痹不已，复感于邪，内舍于肺。所谓痹者，各以其时重感于风寒湿之气也。"

刘宏潇：《素问•骨空论》说："督脉为病，脊强反折。"《素问•痹论》说："肾痹者，善胀，尻以代踵，脊以代头。"

仝小林："骨痹不已，内舍于肾"，相当于现代的什么病？

沈仕伟：像强直性脊柱炎。

刘宏潇：对，强直性脊柱炎是其中一个病。

仝小林：再问一下，痿证和脊髓病有必然联系吗？

郭　允：没必然联系。

仝小林：《素问•痿论》："肝气热，则胆泄口苦筋膜干，筋膜干则筋急而挛，发为筋痿。脾气热，则胃干而渴，肌肉不仁，发为肉痿。肾气热，则腰脊不举，骨枯而髓减，发为骨痿……有所失亡，所求不得，则发肺鸣，鸣则肺热叶焦，故曰：五脏因肺热叶焦发为痿躄，此之谓也。"

髓系证治心法：髓系分成体髓经，三气杂至体痹成。久留不去舍脏腑，脏腑风湿乃发生。疼麻在痹瘫在痿，体为痹所痿髓经。寒凝乌头桂枝汤，热肿桂芍知母平；血痹黄芪桂枝五，湿着当归拈痛灵。风药驱邪给出路，藤药纵横走络经；久病入络倚虫药，痹久益肾躄痹行。脏腑风湿勿忘透，透出伏邪脏病轻。督冷髓寒葛根汤，热耗髓体大补阴；湿热困督选清燥，痿躄瘫软唤补中。马钱强肌又止痛，起痿黄芪壮督茸。

十八、五体痹辨治枢要

【医论精华点睛】

仝小林治痹经验：我治疗痛痹，无论其寒热，喜欢在原有辨证方基础上加九分散，把它作为止痛药。一般用生麻黄 6～9g，制乳香、制没药各 6g，制马钱子粉 0.6g（分冲）。因制乳香、制没药对胃有刺激，汤药宜饭后服。若痛剧加川乌 15～60g（先煎 2 小时）及芍药甘草汤。

仝小林用藤类药：藤者，枝蔓也，为经络之药。经络受寒，温经通络，鸡血藤、首乌藤之属；经络郁热，凉经散络，忍冬藤、络石藤之属；关节风湿，红肿热痛，雷公藤、天仙藤之属（配生甘草可减肝毒）。

【医论现场再现】

（一）五体痹与现代医学的疾病

仝小林：宏潇、毅德、仕伟说说《内经》中的五体痹相当于现代哪些病？

周毅德：类风湿性疾病。

郑仲华：类风湿关节炎等结缔组织病中的骨关节病。

刘宏潇：五体痹是一个大的范畴，风湿病亦是一个多系统受累的自身免疫病。

仝小林：皮痹、肌痹、脉痹、筋痹、骨痹相当于现代哪些病？

刘宏潇：概念可广义，可狭义。如皮痹——系统性硬化，肌痹——皮肌炎；狭义来看，如类风湿累及肺引起肺间质病变为肺痹，累及血液系统为血痹。

沈仕伟：肌痹类似皮肌炎，皮痹类似硬皮病，脉痹类似脉管炎即血栓性静脉炎。我发一个我整理的五痹总结，大家对对看。皮痹，则皮虽麻尚微觉痛痒也。脉痹，则脉中血不流行，而色变（类似静脉曲张）也。肌痹，则肌顽木不知痛痒也。筋痹，则筋挛节痛、屈而不伸也。骨痹，则骨重酸疼不能举也。

郑俊谦：骨痹相当于现代医学的类风湿关节炎、骨关节炎、强直性脊柱炎、大骨节病、多发性骨髓瘤等。筋痹相当于现代医学的坐骨神经痛、肩周炎、腱鞘炎以及一些创伤、慢性劳损等因素引起的肌腱粘连而活动不便的病证。

周毅德：皮痹，银屑病、皮肌炎、硬皮病；脉痹，脉管炎、糖尿病周围神经病变、静脉曲张；筋痹：风湿病、类风湿病；骨痹：强直性脊柱炎。

刘宏潇：系统性硬化以雷诺为主要表现者可归为脉痹。很多风湿病都有雷诺，或有血管炎者都可归为脉痹。五体痹是《内经》对痹证很科学的分类方法。现在对临床风湿病学有重要指导意义。

仝小林：那五脏痹又相当于现代什么疾病呢？

刘宏潇：很难与现代医学一一对应，风湿病本就是一个多系统受累的疾病，《内经》对痹病认识亦是一个整体。如类风湿就可出现各系统损害，可归为五脏痹辨证。

仝小林：宏潇的风湿科对类风湿和强直性脊柱炎都有大的项目研究，能否简单介绍一下你们的成果？

刘宏潇：成果谈不上，中西医结合风湿病学方法学上存在较多问题，该学科起步亦较晚。风湿病是大内科的垃圾筒，涉及病证广泛，多系统损害，应用治法方药广泛。风药在类风湿关节炎中应用多些。中医在现代中西医风湿 病中有自身的优势和定位。

（二）痹证的治疗方剂

仝小林：说说治痹的方子。

刘宏潇：宣痹汤、当归拈痛汤、独活寄生汤、四神煎、四妙丸、蠲痹汤、四妙勇安汤、当归四逆汤、乌头汤、黄芪桂枝五物汤、大秦艽汤，等等。

沈仕伟：小续命汤、三痹汤、五痹汤。

周毅德：独活汤、羌活胜湿汤、肾着汤、羌活除湿汤，等等。

郭　允：桂枝芍药知母汤、白虎加桂枝汤、麻杏苡甘汤。

仝小林：仕伟，全面归纳一下痹证的治疗方子。

沈仕伟：实痹，风寒湿痹：小续命汤、当归四逆汤、乌头汤、大秦艽汤、五痹汤、蠲痹汤、独活汤、麻杏苡甘汤、四神煎；热痹：白虎加桂枝汤、四妙勇安汤、升阳散火汤；寒热错杂：桂枝芍药知母汤；湿热痹：四妙丸、当归拈痛汤、宣痹汤；寒湿痹：羌活渗湿汤、肾着汤、羌活除湿汤。虚痹：黄芪桂枝五物汤、独活寄生汤、三痹汤（独活寄生汤去桑寄生，加黄芪、续断），黄芪益气汤（为补中益气汤加红花、黄柏）。

仝小林：蠲痹汤和朱良春的益肾蠲痹汤有何区别？

刘宏潇：朱老善用虫药，《百一选方》中的蠲痹汤偏于走上肢。朱老益肾蠲痹汤偏补肾活血。

沈仕伟：朱老的益肾蠲痹汤方药组成：炮穿山甲 15g，乌梢蛇 9g，炙蜂房 10g，土鳖虫 10g，炙全蝎 3g，熟地黄 60g，淫羊藿 30g，全当归 20g，骨碎补 20g，鸡血藤 30g，徐长卿 15g，甘草 6g。蠲痹汤：羌活、防风、当归、白芍、片姜黄、黄芪、炙甘草。

郑俊谦：当下治疗当属朱老（朱良春），他有三味主药：穿山龙、川乌、鬼箭羽。

仝小林：郑老师介绍一下您对这三味药的理解或经验。

郑俊谦：穿山龙，祛风除湿，活血通络。川乌，温经散寒，镇痛蠲痹。鬼箭羽：破血通络，解毒消肿，蠲痹止痛。这三味药在风湿病治疗中占有重要位置，穿山龙尤以其性平，在五痹诸证均可用之；寒证配以川乌，热证佐以鬼箭羽，寒热夹杂则并用之，结合辨证，有相得益彰之功。

仝小林：非常好！穿山龙、川乌、鬼箭羽三药的应用值得好好学习！

（三）仝小林治痹经验举隅

仝小林：我治疗痛痹，无论其寒热，喜欢在原有辨证方基础上加九分散，把 它作为止痛药。一般用生麻黄 6～9g，制乳香、制没药各 6g，制马钱子粉 0.6g

（分冲）。因制乳香、制没药对胃有刺激，汤药宜饭后服。若痛剧加川乌15～60g（先煎2小时）及芍药甘草汤。

治痹良方九分散：九分散出自清代费山寿《急救应验良方》。取马钱子20g（去皮、毛），麻黄120g（去节），乳香120g（去油），没药120g（去油）。上药各研，再合研极细末，瓷瓶收贮勿令泄气。每服2.7g，黄酒调下。活血祛瘀止痛。我用其治疗痹痛效佳。服后若觉心中不安、周身发麻，此是药力所为。

怎样使用藤药？藤者，枝蔓也，为经络之药。经络受寒，温经通络，鸡血藤、首乌藤之属；经络郁热，凉经散络，忍冬藤、络石藤之属；关节风湿，红肿热痛，雷公藤、天仙藤之属（配生甘草可减肝毒）。凡经络关节之不通宜用麻桂；疼痛宜用乌头；气虚宜用黄芪。虚实寒热配伍，全在加减变通。黄芪既能补脏腑又善补经络，其补经络之力远胜人参，堪称经络补气之圣药。黄芪桂枝五物汤，温补经络治周围神经病变，常用30～60g；补阳还五汤通补经络治偏瘫，起步120g，其力甚雄。黄芪是消蛋白尿特效药，与抵当汤合用其功立现，我喜用生黄芪，因其补而少腻也。

验案举例：黄芪桂枝五物汤加减治疗十年肢端硬皮病合并干燥综合征。患者，女，57岁。双上肢皮肤发硬冷痛，眼干口干不欲饮，舌体僵硬干红无苔，脉沉细。处方：黄芪30g，桂枝9g，白芍30g，太子参12g，黄精15g，南沙参30g，麻黄6g，淡附片9g，细辛3g，鸡血藤30g，水蛭9g，土鳖虫9g。加减服药半年皮肤变软。此后2年秋冬季服水丸2月，现双上肢关节活动正常，表情自如，舌体灵活。

化瘀定痛散：主治各种外伤、内伤引起的瘀血疼痛。包括痹证疼痛。组成：制马钱子、生麻黄各3g，生大黄6g，三七、血竭、制乳香、制没药、苏木、冰片各9g。上药共研细粉。用法：根据瘀血和疼痛程度，每次服1～2g，每日1～2次，黄酒或温水送服。根据辨证，还可配以相应汤药。

乌头桂枝汤加减治疗下肢剧痛：患者，男，44岁。患糖尿病16年，并有高血压病史。刻下症：双下肢肌肉关节剧痛，四肢凉冷，麻木，夜尿多。舌紫暗苔白腻。方药：制川乌、制草乌各9g（先煎2小时），川桂枝9g，白芍15g，生麻黄9g，当归15g，鸡血藤30g，首乌藤15g，络石藤30g，五加皮9g，生薏苡仁60g，牛膝9g，服药7剂后痛大减，加减继服20剂，疼痛若失。后改水丸服半年，疼麻木凉等消失。乌头桂枝汤主治寒疝腹中痛。《金匮要略》：乌头以蜜2斤……初服2合，不知即服3合，又不知复加之5合。其知者如醉状，得吐者为中病。《金匮要略直解》："其药势翕翕行于肌肉之间，恍如醉状，如此则外之凝寒以行，得吐则内之冷结将去，故为中病。"可知有效剂量和中毒剂量常常是有重叠的，把握火候是用毒药之关键。

十九、女性三联征治疗新识

【医论精华点睛】

仝小林论三联征：三联征不仅仅是气血不足，有些还是阴阳两虚。但增生中还有因郁而瘀、而结的，并非都是虚证。但总的说来不外虚实两类。郁而结，虚而结；郁者散之，虚者补之。散郁我喜欢用四逆散加减，加郁金，减白芍、甘草。散结常用夏枯草、三棱、莪术、王不留行子、浙贝母、生牡蛎。白芍常在肝郁化火时保留，作用主要是敛肝。化瘀、破瘀常用三七、桃仁、土鳖虫、水蛭。治疗子宫肌瘤时，我常用莪术配三七。此时三七多在9g以上。凡刺激胃的药，均可饭中服或饭后服，或加怀山药。

【医论现场再现】

仝小林：刘新敏老师，先谈谈你们对女性三联征的研究结果。

刘新敏：我们共分析了225例女性三联征患者，包括子宫肌瘤150例，非子宫肌瘤70例。子宫肌瘤患者中合并乳腺增生、甲状腺结节、乳腺增生-甲状腺结节的比例分别是89.3%、55.3%、52.7%，高于子宫内膜异位症等其他疾病。非子宫肌瘤患者分别是73.3%、32%、28%。肌瘤患者中子-乳-甲三联征的患病率高于子-乳、子-甲与单独子宫肌瘤。三联征与肌瘤个数有关，与年龄和大小无关。三联征患者中，雌孕激素位于中位数以上者分别为54.4%、62%。非三联征患者分别为38%、39.4%，有统计学差异。对于其他生殖激素和甲状腺激素的比较，则无明显差异。结论：子宫肌瘤、乳腺增生病、甲状腺结节具有联

合患病的特点，我们称之为仝氏菱形增生综合征。三联征的形成可能与内分泌失调有关，雌、孕激素可能对三联征的形成有潜在的作用。为了进一步验证，我们正在做黄体期激素的观察，目前看来似乎相关性也很高。

仝小林：你为什么把它称作"仝氏菱形增生综合征"。三种疾病间有怎样的潜在作用？

刘新敏：女性三联征是您先发现的，我们先提出的。肌瘤与雌孕激素有关，乳腺和甲状腺上也都有雌孕激素受体，因此考虑有潜在作用。

仝小林：女性生理上甲状腺、乳腺、性腺有何关联？

刘新敏：三者都受下丘脑和垂体的调节。很多因素可能影响下丘脑和垂体，导致内分泌紊乱，比如情绪。

仝小林：这类患者在精神情绪、性格方面有何特点？

刘新敏：很多肌瘤患者易生气，发脾气，但三联征患者是否更严重还没有总结出来，正在做调查。

赵林华：甲状腺结节患者来诊时，我基本都会问问是否爱生气或压力大，大多数都是爱生气的，也有一小部分甲状腺患者跟房屋装修有关。

仝小林：我很早就注意到女性忧郁症易患小三联。记得有一次去义诊，来了一位40岁左右的女患者。我摸她脉弦，再看她满脸愁容、一副苦大仇深的样子。我问她，你有甲状腺结节、乳腺增生、子宫肌瘤吗？她吃惊地说，您是算命先生吧？怎么您全知道？

沈仕伟：看来三个病都跟气郁有关系，气郁血瘀到癥瘕，在中医的理论方面是没问题的，我查了下西医《内科学》，没查到性激素与甲状腺结节的关系。

李　艳：此类人经常处在应激状态，或者刺激过大、过久，或者敏感，有些有贫血史；短期应激HPA轴亢进，长期应激免疫低下。情志因素有时是因，有时是果。慢性应激的人儿茶酚胺都会低水平，尤其5-HT下降，抑郁发作。我发现广东多发地中海贫血，产后失血者多数伴有肌瘤、卵巢囊肿、甲状腺瘤、乳腺纤维瘤。这些患者睡眠差，情绪无明显原因也容易波动，大便不太通畅，与血虚气虚关系密切。还有职业应激，如护士、审计类、银行类、计算机类、教师等耗气职业女性尤其多发，有些家庭主妇气血虚弱者也明显见到此类疾病。

仝小林：此类病总的治疗原则是开郁化痰散结，破瘀通络，但还是要症、证、病、因结合。要从丘脑、垂体、甲状腺、性腺等激素水平以及影像学方面进行研究，并做治疗前后的对比观察。

周毅德：是的，有部分三联患者的头颅核磁共振表现鞍区饱满，垂体微腺瘤，垂体瘤的也不在少数，有垂体微腺瘤或垂体瘤的，乳腺和卵巢大多是囊肿的多，实性结节的少。我们常用的方药有夏枯草膏、半夏厚朴汤、四七汤、桂枝茯苓丸、大黄䗪虫丸，并依症加减如三七、莪术、浙贝母、生牡蛎、马鞭草、昆布等，升降散也会临证使用。

李　艳：囊肿是细胞壁破坏再溶，有些虚实夹杂者结节伴发囊肿。囊肿可见卵巢、肝、肾、乳腺、肝经所过器官，气血虚是基础，增生是结果，不虚不增生，凡是增生之处多半是毛细血管密集之处，血运不足为本，肿瘤多半先虚后增生。

仝小林：你们提出的问题的确很有研究价值。仕伟提出四联征，毅德发现垂体病和囊肿可能相关，李艳发现许多气血虚弱和三联征的关系。不光是气血不足，有些还是阴阳两虚。但增生中还有因郁而瘀、而结的，并非都是虚证。但总的说来不外虚实两类。郁而结，虚而结；郁者散之，虚者补之。

散郁我喜欢用四逆散加减，加郁

金，减白芍、甘草。散结常用夏枯草、三棱、莪术、王不留行子、浙贝母、生牡蛎。白芍常在肝郁化火时保留，作用主要是敛肝。化瘀、破瘀常用三七、桃仁、土鳖虫、水蛭。治疗子宫肌瘤时，我常用莪术配三七。此时三七多在9g以上。凡刺激胃的药，均可饭中服或饭后服，或加怀山药。

刘新敏：三棱多大用量？三七粉也能用到9g吗？

仝小林：15～30g。三七粉，冲服，一般1～3g；三七块煎汤，剂量可大。

再给大家分享一个我治疗子宫肌瘤的方子——三味小方：

组成：莪术15g，三七9g，枯矾1.5g。

功效：化瘀消痰。

主治：子宫肌瘤。

辨证要点：肌瘤小于3cm可用此方；关注有无合并甲状腺结节和乳腺增生，即小三联征。注意虚郁之辨证。

治疗要点：经期仍可服用，注意经量变化；郁滞者加广郁金；肾虚者加枸杞子；甲状腺结节加浙贝；乳腺增生加王不留行子。

二十、效法回乳治增生

【医论精华点睛】

回乳外治法：单味芒硝贴乳头，三次可见效，快则一次即可，尤其是对乳导管横向生长者效果最佳，具体方法是把芒硝捻成碎末，外加透皮贴。内服汤药回乳可用《济阴纲目》的免怀汤加炒麦芽回乳，哺乳时间长乳汁不太多的人单用中药生麦芽、炒麦芽配山楂、五味子煎水代茶饮即可。治乳腺增生以疏肝养血、通络散结为主。常用柴胡疏肝散合消瘰丸加减。疼痛重则加金铃子散、紫草；结节重加法半夏、山慈菇、莪术；怕冷加淫羊藿、鹿角霜；烦热加百合知母汤。甲状腺功能减退患者和绝经后乳腺增生患者也常用二仙汤加减。生山楂30g，八月札15g，皂角刺30g，莪术30～60g，三七3～6g，浙贝母30g，生牡蛎30～60g，为治疗乳腺结节增生的靶药，可随证选用。

【医论现场再现】

（一）内服外用巧回乳

韩先军：针对回乳，我有一个经验可供大家参考：单味芒硝贴乳头，三次可见效，快则一次即可，尤其是对乳导管横向生长者效果最佳。

仝小林：先军，以往芒硝外用回乳都是暴露乳头，贴到乳头周围。你的经验是"贴乳头"？请解释一下具体操作。

韩先军：以往回乳时我也用芒硝贴乳房而暴露乳头之法，但因用药面积大，患者觉得麻烦，我就偶发奇想尝试只贴乳头，经试验后收效甚佳，很多患者都在治疗2～3次后就回乳结束，具体操作如下：把芒硝捻成碎末，外加透皮贴。

夏仲元：外敷芒硝宜用布袋或薄棉袜装药敷在乳房上，芒硝通过高渗吸水消除肿胀，类似硫酸镁的作用，结块后换药。乳头为乳管开口处且敏感，宜避开。如乳腺炎乳房皮肤红肿严重，可用25%左右浓度的芒硝液湿敷，有消肿退热作用，待红肿好转再加手法排乳（回乳不当，乳汁淤积也是诱发浆细胞性乳腺炎的诱因）。

沈仕伟：针对回乳，我也有一个方子可供大家参考：免怀汤，组成为当归、红花、川牛膝、赤芍（方义：通其月经，则乳汁不行）。

仝小林：仕伟用《济阴纲目》的免怀汤，再加炒麦芽，是个回乳的好经验方。大家可以琢磨一番将其上升为"通经回乳"的理论。

夏仲元：哺乳时间长乳汁不太多的人单用中药生麦芽、炒麦芽配山楂、五味子煎水代茶饮即可。麦芽含麦角碱，有间接影响沁乳素分泌作用。

仝小林：回乳多用炒麦芽，夏老师为什么同时用生麦芽？

夏仲元：文献中生的炒的都有，故我常以麦芽与山楂按2:1的剂量入药。

（二）辨证靶药消增生

黄飞剑：生山楂30g，八月札15g，皂角刺30g，为治疗乳腺结节增生的靶药，少有不效者。

仝小林：这种靶药值得重视。我的经验是莪术、三七、浙贝、生牡蛎对乳腺增生效佳。夏老师治疗乳腺增生常用哪些方子？最喜欢用哪几味靶药？

夏仲元：我治乳腺增生以疏肝养血、通络散结为主。常用柴胡疏肝散合消瘰丸加减。疼痛重则加金铃子散、紫草；结节重加法半夏、山慈菇、莪术；怕冷加淫羊藿、鹿角霜；烦热加百合知母汤。甲状腺功能减退患者和绝经后乳腺增生患者也常用二仙汤加减。

仝小林：夏老师用淫羊藿，一般多大剂量？有没有发现肝毒性？

夏仲元：淫羊藿剂量10～15g不等，用量不大，亦不长期用，至今未发现肝毒性。

二十一、急慢危重病治疗策略琐谈

【医论精华点睛】

仝小林：治病撬动疾病的支点很重要。慢病用量策略：久病多虚，峻补不若缓补；久病入络，短治不若长治；久病致变，治变不若防变。危急重症的用量策略：首剂加倍；多次分服；中病即减或中病即止；脾胃弱者，小量多次分服；先汤后丸。我用仲景方之汤剂用量经验：治疗急危重症，短程大量，一两按 15g 折算；治疗慢病，一两按 9g 折算；调理或预防，一两按 3g 折算。当然，要因时、因地、因人制宜。

【医论现场再现】

（一）慢性病的特点

朱向东：冰冻三尺非一日之寒。慢性病的潜伏期非常长，如果我们稍加注意一下身体发出的信号就能够做到早发现、早预防、早治疗。

徐立鹏：我觉得可给慢病先下个定义。病程长的就一定算慢性病？仝老师常说蛇打七寸，可能有些病之所以拖得时间长，是因为没抓住"七寸"，只要抓住"七寸"，可能几剂药就能痊愈。曾有个失眠好几年的老太太来就诊，仝老师治疗一疗程病情就显著改善了。

仝小林：是的。治病撬动疾病的支点很重要。找不准支点，空使蛮劲。

周毅德：慢性病，世界卫生组织称之为非传染性疾病（Non-communicale Disease，NCD），在中国称之为慢性非传染性疾病。它是以生活方式和环境危险因素为主引起的以肿瘤、心脑血管疾病、糖尿病和慢性阻塞性肺疾病为主的一组疾病，包括恶性肿瘤、心脑血管疾病、慢性肺疾病、精神疾病、糖尿病、职业性疾病、营养代谢性疾病和遗传性疾病等。

仝小林：慢病是很难一时治愈，病程较长或终身难愈的疾病。我常拿"螳螂捕蝉黄雀在后"来做比喻。蝉，是第一个层次；螳螂，是第二个层次；黄雀呢？是第三个层次。后面还有呢！一个小孩子，拿了一个弹弓子，瞄准了黄雀。

周毅德：这应该就是仝老师常说的"撬动"。后面就是一串连锁反应。

仝小林：为什么说看同一个患者十个中医能开出十个方子？因为看的是不同层面呀！从哪儿撬动？要看中医的水平！

（二）慢性病治疗策略

仝小林：现代的慢病、老年病需要慢调的疾病很多。慢调的要点有三：一是宜用"围方"，即大包围，针对多系统、多疾病、多层面；二是剂型上，宜选用丸散膏丹；三是宜守法守方，采用蚕食策略。

蚕食，张口虽小，昼夜不停，逐步削噬。在治疗上用蚕食法，就是不求一日千里，但求日日进步。常用于慢病、老年病，针对多系统、多脏器、多层面的复杂疾病，而采用小剂量、广覆盖、多靶点、长疗程的手法。

王 强：慢性病去除病因也很重要，否则一边舀水一边进水，久不能舀干，患者信心大减，终不能愈。

周毅德：慢病，起效、显效时间与病程之间有一种对应关系，仝老师称之为"慢病效阈"。在"阈"的范围内，通过剂量调整，可适当"提速"。但剂量过大，反而可能"减速"。何也？坚冰欲速化，过热反激；欲速则不达，过犹不及也（引自仝老师的《方药量效学》）。

孙 鑫：慢病治疗还应以常规剂量为主，即使治疗宫寒很重的患者，也不能妄用大剂量小茴香之类，譬如"冰上投火"，其效可想而知，故应该缓缓图之。但是到底要用多大剂量来治疗疾病，我觉得应该和病种、患者体质都有关系，需要我们一点一点摸索体会。

仝小林：治病，无论中医西医，到了一定境界就是艺术。用量在人，该大则大，该小则小，据病而变。

孙 鑫：正如仝老师说的，"慢病之治，需小剂量、多靶点、宽覆盖、长疗程。不求一蹴而就，但求日日见功。不求立竿见影，但求累积获效"。

仝小林：冰冻三尺，化宜需缓。慢病用量策略：久病多虚，峻补不若缓补；久病入络，短治不若长治；久病致变，治变不若防变。

（三）急危重病的治疗原则

周 源：以下为一肾衰的医案，可供大家讨论。

李某，男，64岁，退休工人。1988年12月28日初诊。患者于2个月前发现纳差，乏力，心慌，恶心吐逆时作，查尿蛋白（++），以慢性肾炎、肾功能不全收入住院。入院后查尿素氮112mg/dl，肌酐10mg/dl，血红蛋白6.5g/dl，诊断为肾功能衰竭（尿毒症期），继发性贫血。经输液及口服药物治疗1月余，疗效不明显，并渐增皮肤瘙痒，小便量减，水肿，大便不畅，病情进行性加重，后复查尿素氮124mg/dl，肌酐17.4mg/dl，血红蛋白6.2g/dl，且合并高血压、冠心病、心房纤颤等，无法行血液透析疗法，西医束手无策，嘱其回家筹办后事。其家眷在希望断绝之际，试求中医一治，邀请赵绍琴老先生会诊。

会诊时患者面色㿠白，周身水肿较甚，吐逆频作，气喘吁吁，手足发冷，舌质红，苔白厚腻，脉濡软且滑，沉取三五不调，按之有力。询问之，尽食膏粱厚味。全是湿热积滞互阻、三焦不畅之象，先以芳香化浊、疏调气机、清热凉血为法治疗，并嘱其清淡饮食。方药：荆芥 6g，防风 6g，藿香 10g（后下）、兰草 10g（后下），黄连 2g，苏叶 10g（后下），生地榆 10g，茜草 10g，白鲜皮 10g，地肤子 10g，草河车 10g，灶心土 60g，大黄 3g。服药 5 剂，吐逆减轻，又进 5 剂，病情大转，恶心吐逆、皮肤作痒皆止，水肿见轻，略有食欲，精神转佳。

1989 年 1 月 9 日又请会诊，舌红苔白且干，脉滑数，沉取不稳，虽有起色，病势仍较重，用清化湿热，凉血化瘀，佐以甘寒益气养阴之品。处方：荆芥炭 10g，防风 6g，白芷 6g，大黄 5g，生地榆 10g，赤芍 10g，丹参 10g，茅芦根各 10g，刺儿菜 10g，沙参 10g，西洋参 3g（单煎另服），麦冬 10g。服药 10 剂，复查尿素氮 54.4mg/dl，肌酐 6.5mg/dl，患者出院。

3 月 8 日因伤风咳嗽发烧，而出现胸腔积液，肺水肿，喘促不能平卧，脉滑数，苔白，治以宣肃化痰，方药：苏叶子各 10g，前胡 6g，浙贝母 10g，麻黄 2g，荆芥穗 6g，防风 6g，白芷 6g，生地榆 10g，桑白皮 10g，地骨皮 10g，大黄 2g。

服药 7 剂，伤风愈，喘平咳嗽止。4 月 3 日查尿素氮 46.3mg/dl，肌酐 5mg/dl，血红蛋白 9.6g/dl，下肢水肿见轻，饮食二便正常，仍以前方加减。处方：苏叶子各 10g，浙贝母 10g，荆芥 6g，防风 6g，白芷 6g，生地榆 10g，炒槐花 10g，丹参 10g，茜草 10g，赤芍 10g，大黄 5g，焦三仙各 10g，水红花子 10g。以此方为主加减服药 1 月余，病情平稳，再查尿素氮 34.5mg/dl，肌酐 4.6mg/dl，血红蛋白 9.5g/dl。后在家人陪同下外出旅游 2 周，并安全返回，病情未现反复。

按：此患者系尿毒症晚期，水肿、尿少、肤痒、吐逆频作，合并冠心病、心房纤颤，不能透析，西医畏之。经赵老治疗，患者积极配合，以清淡饮食，禁食蛋白，下地活动，仅服 5 剂，病状大减，又进 5 剂，病情大转。中途因伤风出现肺水肿、胸腔积液，服药 7 剂很快平息。前后共治疗半年，已经能外出旅游。尿素氮由 124mg/dl 降至 34.5mg/dl，肌酐由 17.4mg/dl 降至 4.6mg/dl，血红蛋白由 6.2g/dl 增至 9.5g/dl，说明中医能够治疗尿毒症，而并不仅透析一途。其治疗要领，先以芳香化浊，清热凉血，候湿浊已去，再以凉血清热，活血化瘀，佐以甘寒益气养阴而取效甚佳。

仝小林： 此案当属重症，但病例的有些情况没有交代清楚，如是急性或慢性肾功能衰竭？是否因外感而加剧？为什么血红蛋白能升高？一般而言，慢性肾功能衰竭，即使肌酐下来，血红蛋白也很难升那么多。

周　源：本案属慢性肾衰，病情比较重，血红蛋白上升有可能是用了西药。

仝小林：对于慢性肾衰，因扁桃体炎症而加重的患者只需轻剂升降散，肌酐即大幅下降。这是控制了诱发因素，仍属巧力。

周　源：确为巧力，赵老乃御医之后，用药很轻。

仝小林：以前我们用长效青霉素，也可使肌酐大幅度下降。

徐立鹏：我提一个想法请大家指正：多数急危症的患者胃肠的吸收功能都很差，在这种情况下，轻剂的有效成分少，能被吸收的更少，所以用重剂是必然的。

仝小林：我们在治疗急危重症时，如果胃肠功能较弱者一定会考虑消化吸收情况。请你们找一下曹颖甫、蒲辅周等以轻剂擅长的医案。

郑俊谦：蒲老治疗痛经（剧痛）：党参 6g，吴茱萸 3g，法半夏 6g，当归 6g，桂枝 6g，白芍 6g，炙甘草 1g，大枣 3枚，生姜 3 片，1 剂痛轻，5 剂愈。

仝小林：为了保证用药安全，我在超《药典》剂量治疗急危重症时，通常嘱病人 1 剂药分 3～6 次服，或首剂先半量试服。慢性疑难疾病，采取递进式给药，视病情变化渐增，有效后维持一段时间再递减。使用可能有副作用的剧毒药时，一定要定时检查安全指标。如附子，注意查心电图；雷公藤，注意查

肝肾功、血尿常规等。

我在治疗急危重症时，会考虑少量多次给药。怎样确定一日内服药次数？凡急危重症，药宜分 4～8 次服，每 3～6 小时服 1 次，既可保持高效血药浓度，还可减少毒副作用，如麻黄汤、大承气汤，药量虽大，可保安全，随症施量，易于掌控。慢病一日分 2～3 次服。预防或调理之丸散膏丹，可一日一服。呕吐或脾胃极度虚弱患者，可频频饮服。

如何选择汤丸？"汤者荡也，丸者缓也"，此为选汤用丸之基本原则。我治病时急危重症用汤，急病缓解后或慢病则用丸散膏丹。盖由急病急治，大剂短程，首剂倍量，速战速决；慢病所成，冰冻三尺，需蚕食缓进，方可步步为营。蜜丸、服散、膏方、水丸，皆适宜慢调。消化道疾病，服散、蜜丸，可直达病所，疗效尤佳。

我用仲景方之汤剂用量经验：治疗急危重症，短程大量，一两按 15g 折算；治疗慢病，一两按 9g 折算；调理或预防，一两按 3g 折算。当然，要因时、因地、因人制宜。

徐立鹏：多次频服，的确是运用重剂的要诀。

郑俊谦：多次频服，在小儿治疗急性病时常用，这样可保持药物在体内的有效浓度。

仝小林：举个重症感冒病例。患者，女，17 岁。夜间入寐后未关闭空调，晨起头痛头晕，周身疼痛，恶寒无汗，卧床

不起，咽痛，无发热。因患者第2天要参加考试，要求在1天内收效，故选重剂，处方：生麻黄24g，杏仁24g（后下），川桂枝60g，白芍60g，炙甘草30g，金银花60g，芦根120g，藿香24g。1剂分4次服用，药后1个小时，一直微微汗出，半天后，诸症若失。为巩固疗效，上方减量一半，分4次再服1剂。第2天，参加考试，若无其病。

这是应患者之需，必须一天就好。这提示我们应该打破我们的定势思维，疾病的治愈可能还有提速之余地，而剂量可能是关键。非常遗憾的是，古人有时并没有把药物最小起效量、最大有效量、合理用量搞清楚。大家想一想，我们书上哪个药能够明确告诉我们它的最小起效量、有毒量、最大有效量、合理用量？

在急危重症治疗上，可能有较大的剂量探索空间，注重有效性、安全性，找到合理的最佳剂量，是我们探索的目的和目标。同时也应该重视剂型的选择，现在有好多医生，只开汤药，从不用丸散膏丹，这是需要改进的。《神农本草经》将中药分为上、中、下三品，以现代医学来看，上品应为药食同源的养生之药，用量范围较宽；中品应为无毒或小毒的治病之药，用量范围可适度放宽；而下品应为毒剧之药，用量宜慎之又慎。若处方不论上中下品，一律10g、15g，则是未得本经要领。

总之，危急重症的用量策略：首剂加倍，多次分服，中病即减或中病即止；脾胃弱者，小量多次分服，先汤后丸。

仝小林：提速的原则是什么？病剧人弱宜"单省"，病轻人强"重复"胜。老弱久病食即弱，胃不胜药补难行。一分胃气一分补，小量递进缓收功。闲来读小品①，原汁原味方。消渴热中求，知母解肌良。服药节度篇，方量法度彰。老弱宜"单省"，"重复"②少壮强。

注：①《小品方》，为南北朝时期陈延之所著的一部著名的方书。②"单省"：小方轻剂；"重复"：大方重剂。

二十二、五脏水的辨识与治疗

【医论精华点睛】

仝小林：支饮就是肺水，相当于肺源性心脏病心衰，对应的方子为小青龙合葶苈大枣泻肺汤。心水（心衰）的话，参附萸肉汤合苓桂术甘汤比较合适。肝水可选茯苓导水汤，重者用疏凿饮子。肾水可选真武汤。在水病的治疗上，离不开的就是气和血。气分病有胀有肿。胀即为气肿病，肿就是水肿，其病机是大气不转，有实有虚。至于血与水，关系就更加密切。有先病血而及水，有先病水而及血。标本不同，预后不同。没有病气而血不病者，也没有血病而水不病者。我治顽固性水肿常加提壶之药，若阳明腑实加升提之药，中气下陷加下沉之药，经络壅塞之证加通腑之药，脏腑壅塞之证加经络之药，其意全在以药引子开壅，打破僵局。

【医论现场再现】

（一）水的分类

仝小林：今天我们来讨论一下水饮。

周毅德：中医学的水饮理论认为若脏腑功能紊乱，气血运行失常，津液不能正常的代谢，则转化为水饮之邪，潴留于人体脏腑经络隐蔽空隙之间形成水饮病。《伤寒论》水病特点：一是病从外感而发；二是多因失治、误治而成；三是津液理论融于六经理论体系之中；四是存在独有的水病类型。

仝小林：《金匮要略》中如何论述痰饮、支饮、溢饮、悬饮、伏饮等？

逄　冰：《金匮要略·痰饮咳嗽病脉证并治》："夫饮有四，何谓也？师曰：有痰饮，有悬饮，有溢饮，有支饮。问曰：四饮何以为异？师曰：其人素盛今瘦，水走肠间，沥沥有声，谓之痰饮；饮后水流在胁下，咳唾引痛，谓之悬饮；饮水流行，归于四肢，当汗出而不汗出，身体疼重，谓之溢饮；咳逆倚息，短气不得卧，其形如肿，谓之支饮。"

仝小林：是否可以从病因上将其与现代医学接轨？比如肺水、心水、肝水、肾水。你们认为是按《金匮要略》的支饮、溢饮、悬饮、痰饮、伏饮分好呢？还是按肺水、心水、肝水、肾水好呢？

周毅德：直接叫胸水、腹水比较直观。胸水可以再分为肺水、心水。腹水可以再分为肝水、脾水、胰水、胆水、肾水。

仝小林：那支饮对应现代医学为何？主方为何？

周毅德：相当于现代医学的肺水肿，肺源性心脏病合并心衰。

逄　冰：小青龙汤。

马艳红：木防己汤、葶苈大枣泻肺汤。

仝小林：逄冰、艳红的答案合起来，才是正确的。支饮就是肺水，相当于肺源性心脏病心衰，对应的方子为小青龙合葶苈大枣泻肺汤。

王　强：肺源性心脏病主要以右心衰表现为主，也可出现全心衰，除喘咳等原发症状外，还有体循环障碍表现，如肢体水肿，故当合并皮水或溢饮。小青龙合葶苈大枣泻肺汤恰可涵盖喘与肢肿两大主症。

仝小林：心水（心衰）的话，参附黄肉汤合苓桂术甘汤比较合适。张锡纯先生称山萸肉为"救脱之圣药""救脱之力十倍于参芪也"。我曾治一21岁女性，急性左心衰，大汗淋漓，脉疾数（心率160次/min）。用山萸肉120g，一小时后，汗收脉静。山萸肉与淫羊藿，人参与附子，桂枝与云苓，丹参与三七，杏仁与大黄（宣肺通腑），是治疗心衰的理想药对。

心衰治疗心法：心衰重在扶阳气，通胃肠。温阳用附子，通阳用桂枝，壮阳用淫羊藿，补气用人参，敛气用山萸肉，活血用丹参、三七，利水用泽泻、云苓，通腑用宣白承气，肠胃通则气血活。

肝水可选茯苓导水汤，重者用疏凿饮子。肾水可选真武汤。

周　源：皮水实者用五皮饮，虚的用防己黄芪汤。

仝小林：水是否要分表里？即表（皮）水、里水。

沈仕伟：《金匮要略》言"皮水，其脉亦浮，外证胕肿，按之没指，不恶风，其腹如鼓，不渴，当发其汗"，方用防己茯苓汤或蒲灰散。"皮水为病，四肢肿，水气在皮肤中，四肢聂聂动者，防己茯苓汤主之。厥而皮水者，蒲灰散主之（蒲黄滑石）。""里水者，一身面目黄肿，其脉沉，小便不利，故令病水。假如小便自利，此亡津液，故令渴也，越婢加术汤主之。"里水，越婢加术汤主之，甘草麻黄汤亦主之。

（二）水的治法

仝小林：水的治法有哪些？

逄　冰：利水，发汗，逐水攻下三法。《素问·汤液醪醴论》曰："平治于权衡，去宛陈莝，微动四极，温衣，缪刺其处，以复其形。开鬼门，洁净府，精以时服，五阳已布，疏涤五藏，故精自生，形自盛，骨肉相保，巨气乃平。"

仝小林：洁净府是指什么？是发汗利小便吗？

周　源：通过对文字、《内经》原文等方面的探讨，我认为"开鬼门，洁净府"是指以通利大便的方法清肃肺脏，治疗水肿，否定了自唐代王冰以降所谓发汗利小便的注释，"净府"当指肺脏。

沈仕伟：身以上发汗，身以下利小便；发汗、行气、利尿、健脾、温肾利水。

郑俊谦：攻泻逐水、宣肺利水、健脾利水、温肾利水、行气利水、活血利水、清热利水、养阴利水，提壶揭盖。

马艳红：峻下逐水，疏凿饮子；强心利尿，苓桂术甘汤合十枣汤；滋阴利水，猪苓汤；温肾利水，金匮肾气合真武汤；发汗利水，越婢汤。

周毅德：治本之法包括温肾化气、温胃化饮、健脾行水、温肺化饮、通利膀胱、疏畅肝气、温心降逆、疏通三焦、疏通经络；治标之法包括发汗散饮、利水除饮、泻水逐饮、扶正散饮、活血利水、行气导滞、清泻郁热、和解化饮、涌吐痰实、养阴利水。

沈仕伟：大概可分两条路，一是给水以去路：具体可细分为发汗、利小便。

发汗利水代表方如越婢汤、越婢加术汤等；利小便的代表方如五苓散等。二是通过主水的脏腑如肺、脾、肾来调节。宣肺利水如《金匮要略》之甘草麻黄汤，健脾利水如实脾饮，温肾利水如真武汤、济生肾气丸等；气虚水停则益气利水，方用防己黄芪汤、防己茯苓汤；阴虚水停则育阴利水，用猪苓汤；心虚水泛则强心利水，用葶苈大枣泻肺汤；血瘀水停（血不利则为水）则活血利水，用当归芍药散加益母草；气滞水停则理气利水，用四逆散合五皮饮。另外，利小便的治法也分轻中重，轻如五苓散，中如茯苓导水饮，重则峻下逐水，用疏凿饮子。茯苓导水汤即四苓汤合五皮饮加砂仁、木香、木瓜、槟榔、苏叶、麦冬。

马艳红：《金匮要略•水气病脉证并治》根据不同病症，将水气病分为风水、皮水、正水、石水、黄汗五种类型，又有五脏水及水分、气分、血分之别。主要与肺脾肾功能失调有关，又与三焦、膀胱关系密切。治本则宣肺、健脾、温肾，治标则发汗、利小便。

逢　冰："病有血分，水分，何也？师曰：经水前断，后病水，名曰血分，此病难治；先病水，后经水断，名曰水分，此病易治。何以故？去水，其经自下。""寸口脉迟而涩，迟则为寒，涩为血不足。趺阳脉微而迟，微则为气，迟则为寒。寒气不足则手足逆冷，手足逆冷则荣卫不利，荣卫不利则腹满肠鸣相逐。气转膀胱，荣卫俱劳，阳气不通即身冷，阴气不通即骨疼。阳前通则恶寒，阴前通则痹不仁。阴阳相得，其气乃行，大气一转，其气乃散，实则失气，虚则遗尿，名曰气分。"

仝小林：何为气分、水分、血分？。

马艳红：气分病是阳气衰弱、阴阳相失、大气不转所致，与水气的形成同出一源，在证候上则表现为胀和肿，无形与有形的区别。二者可相互影响与转化，如气分病日久不愈，可转为水气病。"血不利则为水"，血行不利，血脉壅塞，渗出脉外而为水，则为血分。先病水肿，水液排泄不利者为水分。

仝小林：在水病的治疗上，离不开的就是气和血。气分病有胀有肿。胀即为气肿病，肿就是水肿，其病机是大气不转，有实有虚。至于血与水，关系就更加密切。有先病血而及水，有先病水而及血。标本不同，预后不同。没有病气而血不病者，也没有血病而水不病者。我治顽固性水肿常加提壶之药，若阳明腑实加升提之药，中气下陷加下沉之药，经络壅塞之证加通腑之药，脏腑壅塞之证加经络之药，其意全在以药引子开壅，打破僵局。

郑俊谦：仲景云："诸有水者，腰以下肿当利小便，腰以上肿当发汗愈之。病水腹大，小便不利，其脉沉绝者，有水，可下之。"

仝小林：大家怎样理解这段原文？

于　淼：这段话可不可以理解为哪个顺路就走哪条路？实际上肾病综合

征患者应尽量开通他们的排水系统，如发汗、利尿。但发汗易伤阳伤阴，阳随阴泄，所以度的把握很重要。

仝小林：善！现代医学证实，出汗可以排出大量毒素。我们在治疗尿毒症肾病综合征的患者时，每周发汗一次，可以排出大量毒素。我曾检测过尿毒症患者的汗液，肌酐虽为零，但尿素氮却和血中一致，说明发汗不仅排水又能排毒。不当局限于腰以上肿当发其汗之训，但需要把握一个度，我们的经验是尿毒症患者的发汗治疗，每周一次。

药浴治肾衰：生麻黄、桂枝、川芎、生姜各30g（装入宽松纱布袋中），加水5 000ml，煎煮30分钟；将药汁连同纱布袋一同倒入放好热水的浴缸中，药浴，至周身微汗，出浴；盖被保暖，使汗继出，并喝热水以补充水分；每周一次。药浴治肾衰机制：肺为水之上源，肾为水之下源，肾衰时排毒、排水障碍，可通过肺来代偿。尿毒症时，患者皮肤表面可形成尿素霜，此乃机体从皮肤排毒之明证。因此，药浴对尿毒症可起到辅助治疗作用。注意：①不可大汗，严防感冒；②不可太频，一周一次；③注意补水、保暖。经常药浴，可使患者皮肤营养改善，肌肤润泽。

（三）水病案例

案例一：患者，女，57岁。甲亢性心脏病10年。下肢高度水肿，小便量少，胸闷气短，心烦身热，心慌背痛，大便偏干量少。舌细颤脉细弦数。方药如下：猪苓120g，茯苓120g，滑石30g，生甘草15g，太子参30g，酒萸肉30g，枳实12g，玄参30g，黄芩30g，水蛭粉3g（分冲）。服药1个月后水肿胸闷气短大减，背痛消失，原方加黄连30g，苦参15g，葶苈子15g，桃仁12g，生大黄6g，生姜5大片，14剂肿消。

案例二：患者，男，60岁。1年前诊为肝癌晚期，3个月前出现大量腹水伴双下肢高度水肿，用利尿剂效果不佳。现肝区胀痛，腹胀如鼓，移动性浊音阳性，面色晦暗，大便不成形。苔黄腻脉弦滑数。方药如下：商陆15g，云苓120g，莪术60g，三七30g，茵陈45g，赤芍30g，丹参30g，酒大黄6g，泽兰、泽泻各30g，生黄芪45g。服药半个月后移动性浊音消失，原方加减治疗2个月，腹水、水肿消失，AFP由473μg/L降至186μg/L。

案例三：患者，女，27岁。近半年颜面、双下肢水肿，按之凹陷，经量减少。舌细颤，齿痕，苔厚，舌底络脉瘀滞，脉沉细弦尺弱。方药如下：黑顺片30g（先煎），红参15g，川桂枝30g，艾叶30g，益母草120g，泽兰30g，泽泻30g，淫羊藿30g，枸杞子15g，生黄芪30g，生姜5片。药后水肿大减，但致月经漏下不止，后去益母草而漏止。益母草活血作用很强，使用时要注意用量。益母草小剂量 15~30g，活血利水，大剂量 30g 以上破血逐瘀，经期用量宜慎。

案例四：患者，女，63 岁。糖尿病肾病 4 年余。乏力怕冷腰膝酸痛，眼睑、双下肢水肿，夜尿 3~4 次，泡沫多。舌苔微腻，舌底络瘀，脉虚略滑数。查：尿蛋白：2.35g/24h，肌酐：260.7μmol/L，尿素氮：16.64mmol/L。方药如下：酒大黄 20g，黑顺片 15g（先煎），水蛭粉 3g（分冲），黄芪 60g，丹参 30g，云苓 60g，芡实 30g，党参 30g，炒白术 30g。加减服半年，水肿消失，复查尿蛋白：0.22g/24h，肌酐：173.2μmol/L，尿素氮：12.33mmol/L。

案例五：患者，女，61 岁。2 型糖尿病，重度低钠血症，重度巨幼红细胞性贫血，肺部感染，心衰。经抢救，惟心力衰竭未见好转，且出现二便失禁，大便夜 10 余次。方药如下：山萸肉 60g，红参 30g，急煎 1 剂，取汁 150ml，服半剂，3 小时后精神明显好转，余半剂服完后，大小便失禁消失，次日竟无大便。原方减半量再进 2 剂，心衰纠正出院。

案例六：患者，男，77 岁。因上消化道出血诊为肝硬化失代偿Ⅱ型、呼吸衰竭、肺间质纤维化伴感染、冠心病心脏瓣膜病、高血压 3 级、2 型糖尿病。门静脉栓子形成腹水，双下肢轻度水肿，腹泻，恶心，憋气，头晕，心慌，纳寐差。方药如下：陈皮 15g，清半夏 15g，党参 15g，云苓 120g，泽泻 60g，炒白术 15g，马鞭草 30g，虎杖 15g，三七 15g，莪术 30g，桃仁 15g，生黄芪 45g，早中晚睡前各服一次。服 35 剂后腹水消失，下肢水肿减轻。

案例七：患者，男，17 岁。结核性胸膜炎、胸腔积液。低热，干咳，咳嗽时右侧胸痛加重，胸闷憋气，食欲不振，小便黄。舌红苔薄黄，脉小滑数。胸片示：右胸腔积液。胸腔积液常规：李凡他试验阳性，细胞计数 744/mm^3。方药如下：大戟、甘遂、芫花各 1g，共研细末，大枣 10 枚，将枣肉煎煮如泥后，用十枣汤送服药末 3g。2 剂后复查胸片示右胸腔积液基本消失。

二十三、治脾用药论

【医论精华点睛】

仝小林：肾为先天脾后天，消化吸收代谢管。脾实因滞生瘀热，脾虚气弱功能减。启脾（醒脾）兰苍除陈气，清热泻脾（散）疗脾瘅；运脾陈皮与白术，脾滞健脾保和丸。补脾四君温附理，参苓白术诸法参。湿有内湿、外湿。治外湿，加强排湿，重在清利，用六一散加金银花。治内湿，当分在肾在脾。在肾，渗湿（如云苓）、利湿（如泽泻）；在脾，化湿（如佩兰）、燥湿（如苍术）。

【医论现场再现】

仝小林：当归芍药散中的白术是生白术还是炒白术？

沈仕伟：我一般用生白术，因为炒白术偏于健脾偏守，生白术有灵动之性。

刘新敏：我一般用炒白术，方中茯苓和泽泻已经有利水之功，故用炒白术以取其健脾之性。

黄飞剑：水肿及脾湿都重时，我生炒均用15g。在用黄连降糖时，每遇舌质淡白苔腻者以炒白术60g，健脾渗湿疗效好，降糖效果更快。

穆兰澄：生用健脾燥湿，利水消肿，多用于水湿内停之痰饮，或水气外溢之水肿，或脾虚夹湿，以及风湿痹痛；土炒后以健脾止泻为胜，多用于脾虚泄泻，也可用于妊娠脾虚、胎动不安、脾虚带下。麸炒可缓和燥性，增强健脾作用，用于中气下陷、脾虚气滞、脘腹胀满，气虚自汗。炒白术用的辅料是麦麸，所以，白术炒后增强健脾作用，缓和了利水的作用。

仝小林：当归芍药散中有三个血药，三个水药。如果用炒白术恐怕不能算作水药。麻黄加术汤也是，若用炒白术则利水之力变为间接。郑俊谦老师，您在使用麻黄加术汤时，白术用生还是炒用？

郑俊谦：小儿脾常不足，常用炒白术健脾利水。炒白术重在运脾！南京中医药大学江育仁云：炒白术运脾力宏则祛湿力强。

仝小林："运"字甚妙。生白术利水渗湿，炒白术偏于健脾，健脾自可除湿。那健脾和运脾怎样区分？运脾、健脾、补脾、燥脾、醒脾分别用什么药？

逢 冰：厚朴、陈皮运脾，茯苓、白术健脾，人参、黄芪补脾，苍术燥脾。

周 源：党参、山药补脾，佩兰醒脾。

沈仕伟：草果、豆蔻、砂仁燥脾。

仝小林：再说说什么药利湿？什么药利水？什么药燥湿？什么药化湿？什么药渗湿？什么药逐水？

周 源：五苓、五皮利湿，陈皮、桑白皮、姜皮、茯苓皮、大腹皮利水。

逢 冰：厚朴和苍术燥湿，藿香和佩兰是化湿，茯苓、泽泻、车前子、薏苡仁均可渗湿。

穆兰澄：逐水药主要有甘遂、大戟、芫花、商陆、巴豆、牵牛子。

黄飞剑：二黄清热燥湿。

仝小林：清热为什么可以燥湿？

沈仕伟：水遇热而化为湿热，无热，水但为水，断不可能成为湿热。所以，在湿热证的治疗上，无论是湿热持续还是湿热伤阴，首要任务只有一个，清热。热消则蒸腾之湿气自除矣。

仝小林：活血利水药有哪些呢？

穆兰澄：活血化瘀兼渗利水湿：性寒凉的益母草、马鞭草、虎杖、半枝莲、穿山龙、木通等，性偏于温的泽兰、天仙藤等,性平的刘寄奴、王不留行等。

仝小林:健脾如云苓、白术;运脾如陈皮、厚朴;醒脾如佩兰、苍术;补脾如人参、黄芪。滞而化热,可加泻脾之药,如泻黄散(又名泻脾散——《小儿药证直诀》)。调脾(启脾、醒脾、泻脾、运脾、健脾、补脾、温脾)总括:肾为先天脾后天,消化吸收代谢管。脾实因滞生瘅热,

脾虚气弱功能减。启脾(醒脾)兰苍除陈气,清热泻脾(散)疗脾瘅;运脾陈皮与白术,脾滞健脾保和丸。补脾四君温附理,参苓白术诸法参。湿有内湿、外湿。治外湿,加强排湿,重在清利,用六一散加金银花。治内湿,当分在肾在脾。在肾,渗湿(如云苓)、利湿(如泽泻);在脾,化湿(如佩兰)、燥湿(如苍术)。

二十四、"给太阳"与抑郁症治疗的调心策略

【医论精华点睛】

仝小林:情志之病,郁而滞,滞而乱,乱而散。郁由何来?智慧不足也。抽烟、狂吃、过色,与其治身,不若调心。调心者,洗脑也,健康教育也。抑郁,阴霾之状态也,由于阳气不足(胸阳、中阳、命火),或因气血痰湿瘀等病理产物而致阳气不达,或因阳气虚损。故通阳和补阳即为开郁之治。除注意肝脾肾外,尤其要注意肺。宣肺是郁证的重要治法,敛肺息火则嗔满俱平,鲜究暴怒气炸肺;宣肺开郁则怨闷自消,怎奈胁胀总责肝。

【医论现场再现】

(一)抑郁症的病因病机

仝小林:抑郁,阴霾之状态也,由于阳气不足(胸阳、中阳、命火),或因气血痰湿瘀等病理产物而致阳气不达,或因阳气虚损。故通阳和补阳即为开郁之治。除注意肝脾肾外,尤其要注意肺。"诸气膹郁,皆属于肺。"肺居胸中,胸阳闭阻而导致的胸阳不振,是抑郁症常见之证型。我们常把两胁胀痛或闷痛归结于肝,大错而特错。"诸气膹郁",

病岂责肝?开宣肺气,振荡胸阳,为肺郁之抑郁症的正治。湿痰食等亦常阻遏中阳,当然,命火不足,就不能离照当空,更是抑郁症之根本也。

许运明:抑郁症因何而郁?气也,痰也,湿也,火也,瘀也。因不除,郁岂可解?然此种种皆为标,且为标中之标。除因因不去,抑或因去病不解,何也?"治病必求于本"。本在何处?阳也,阴

也。或问：扶阳还是益阴？答曰：离照当空，阴霾自散。复问：何以益阴耶？必曰："善补阳者从阴中求阳"。治疗抑郁症，理气、化痰、除湿、清火、祛瘀、安神、定志、引经，选择靶方靶药，是考验医生的经验；调整阴阳，则是考验医生的智慧。我的观点：就抑郁症而言，扶阳益阴是治本，扶阳是本中之标，益阴是本中之本。扶阳须急用，益阴应缓图。善扶阳者，给患者一个"丽日"，阴霾自散；不善扶阳者，或者给不出阳光；或者给患者一个烈日，而将应除之湿蒸为热，将可理之气变为火，将可化之痰瘀烤为干痰、顽瘀。于是，抑郁伴躁狂者有之，抑郁经久不愈者不可胜数。益阴的当

与不当也一样，益阴不可速效，益阴须揆度阴阳之偏颇，适时、适量用之，分清轻重缓急，据证巧妙配合其他治法。

李　艳：抑郁多由气、痰、郁、瘀等导致，焦虑多由火致，脾虚胃火痰湿最常见，肝郁次之，抑郁与焦虑是姐妹，如影随行。儿童抑郁多源于脾，青年抑郁多源于肝脾，中老年抑郁多与肝、脾、肾、痰、湿、瘀有关，女性多源于肝脾，男性多源于脾肾，这是医生能控制的。医生不能控制的是其所处环境长期或者急性应激因素与应激状态，所以，几乎所有的药物治疗都是治标，本源的治疗、体质改善、人格调整、规避风险因素是最难的也是最重要的。

（二）抑郁症的临床治疗

1. 抑郁症基本治则

仝小林：敛肺息火则嗔满俱平，鲜究暴怒气炸肺；宣肺开郁则怨闷自消，怎奈胁胀总责肝（注：叹气胸闷即是气郁，多由乎肺；胁肋胀痛每见双侧，奈何责肝？宣肺开气实为治郁一大法门。肺癌高发，多与肺气郁滞相关）。宣肺是郁证的重要治法。《素问·至真要大论》曰："诸气膹郁，皆属于肺。"肺主气，司呼吸，精神一郁，肺气先闭，愤懑郁闷、胁胀脘痞，由是而生，故治郁勿忘宣肺。麻黄、杏仁、葶苈子、苏子，皆宣肺之药。

朱向东：治郁，给太阳为治本，治标如宣肺、疏肝、健脾，治痰、湿、瘀、

寒、火，除此之外，还须考虑伏寒、伏湿、伏痰等问题。

许运明："诸气膹郁，皆属于肺"，其对应的方如麻黄附子细辛汤，结合温通胸阳，如桂枝甘草龙骨牡蛎汤、桂枝去芍药加蜀漆牡蛎龙骨救逆汤、茯苓桂枝甘草大枣汤、桂枝加桂汤等，我们可以系统研究一下，除此之外，仝老师所言中阳、命火在经方中也有对应的方剂。

2. 扶阳与抑郁症治疗

仝小林：我认为一个病的辨治，常常会有一个比较适合的主线，如代谢综合征的脾瘅理论（中满内热），高血压从脉辨治，抑郁则特别适合于扶阳理论，找到主线便可以提纲挈领。

黄　漫：神经症关键是分类和诊断。神经症和神经衰弱需要鉴别诊断后再说治疗，否则治疗无法量化。神经症和疑似神经症也要区别对待。另外，关键的心理冲突要先改变认知，否则用药达不到效果，这是心理治疗的意义。

心理冲突是抉择问题，它是焦虑的源头。以前谈调体质，如果是疑病性神经症，怎么调呢？他的失眠或是躯体障碍是否能完全用一剂药解决，解决后是否会复发，复发后再度服，是否加量，要坚持多久？这些都必须跟这样的患者讲解清楚，让他对医生建立信心，否则用药不可能有好的疗效，这时候没有心理疏导是不行的。找到心理冲突的症结，就是中医的治病求本。当然严重的抑郁症是不能单纯用"话疗"的，必须用药物，而且有时有终身服药的。

（三）抑郁症医案

1. 焦虑抑郁，恐惧症医案

郭　允：患者，男，26岁，已婚，自幼胆小怕事，1年前外出游玩受惊吓后出现内心恐惧，怕死，失眠，心慌，未经治疗渐缓。2个月前，一朋友父亲因心脏病去世，他得知后自觉也要患心脏病死掉，整日恐惧，甚至不敢出门坐车，怕被车撞死，心慌气短，甚至有轻生念头，但念及父母妻子又放弃了，2周前找我治疗，我诊断为郁证，心虚胆怯用了安神定志丸和温胆汤治疗，处方：党参15g，茯苓15g，茯神15g，远志15g，石菖蒲15g，龙齿30g，生牡蛎30g，珍珠母30g，陈皮10g，半夏15g，炙甘草10g，枳实10g，竹茹10g。

现复诊，除睡眠改善外，仍有心慌，内心恐惧不安，怕死，请大家看看接下来如何处理比较好？患者拒绝服用盐酸帕罗西汀片等西药，舌淡苔薄白稍腻，脉偏沉滑，双寸脉弱，瓜子脸，肤色暗黄，瘦削，纳可，二便调。

赵　昱：患者心理疏导很重要，要让他觉得你和他感同身受。另外，吃的药得让他有感觉，或辛辣或苦酸！我一般还多加桂枝和大枣，看过文献说桂枝有让人欢愉的作用，大枣可以消除恐惧！

沈仕伟：类似的患者可以加辛甘温的药物试试，给患者一个太阳，如淫羊藿。

2. 仝小林治疗产后抑郁病医案

患者，女，31岁，2015年1月18日首诊，自诉产后2个月，情绪烦躁，悲伤欲哭，欲睡而不得眠，纳差，1月10日月经来潮，量少色黑，大便2～3日一行，稀溏，足跟痛，易发低血糖，一周可达2～3次。实验室检查：糖化血红蛋白：7.1%，空腹血糖：18.81mmol/L，餐后2小时血糖：17.76mmol/L。现用药：生物合成人胰岛素注射液早18IU、午14IU、晚16IU，重组甘精胰岛素注射液睡前11IU。脉弦尺肤潮，苔白腻，舌质偏红。

处方：以酸枣仁汤除烦安神，以淫羊藿、仙茅予阳光去阴霾，方药如下：

酸枣仁 30g，知母 15g，川芎 15g，淫羊藿 15g，仙茅 15g，夜交藤 15g，盐黄柏 15g，竹叶 15g，生姜 3 片。晚饭后、睡前各服用一次。

二诊：3 月 25 日，情绪烦躁减轻 80%，但血糖控制不佳。刻下症：失眠，时有盗汗烦热，阵发性颠顶疼痛，纳可，易饥饿，近 1 月低血糖发作 2～3 次，低血糖发作时无明显症状，大便较干，3～4 日一行，脚趾发麻发木，套袜感。用药同前未变。实验室检查：糖化血红蛋白：8.2%，空腹血糖：19.62mmol/L，餐后 2 小时血糖：18.01mmol/L。苔黄腻，底红，脉细弦偏数。

处方：加大知母用量，加用黄连、赤芍以加大降血糖力度，生黄芪、炒白术、枳实补气升陷以控制低血糖频发的症状，方药如下：酸枣仁 30g，知母 30g，川芎 15g，淫羊藿 15g，仙茅 15g，夜交藤 15g，盐黄柏 15g，竹叶 15g，黄连 15g，赤芍 30g，生黄芪 30g，炒白术 9g，枳实 9g，生姜 3 片。

三诊：5 月 25 日，服上方 2 月余，近 2 个月出现 2 次无症状型低血糖，停经近 50 余天，情绪烦躁缓解 80%，现偶有轻度抑郁，足趾套袜感未见。刻下症：心烦，不能平躺，自怀孕 4～5 个月时出现白癜风至今，纳眠可，大便 2～3 天一行，质不干，小便无泡沫，夜尿 1 次。实验室检查：糖化血红蛋白：7.5%，空腹血糖：23mmol/L，餐后 2 小时血糖：22.83mmol/L，C- 反应蛋白：102mg/L。

处方：原方加白鲜皮 30g，苦参 9g，去生黄芪、炒白术、枳实。

四诊：7 月 27 日，心烦抑郁消失。刻下症：双足大趾发木，近 1 月 2～3 次发作低血糖，近 1 月全身泛发白癜风，纳眠可，小便调，夜尿 1 次，大便 2～3 次，便不干，行经 3 天，量少色黑，无血块无痛经。实验室检查：糖化血红蛋白：7.3%，血糖：15.11mmol/L，餐后 2 小时血糖：17.56mmol/L。

处方：以知柏地黄丸、二仙汤为主方：盐黄柏 15g，知母 30g，生地 30g，仙茅 15g，淫羊藿 15g，白蒺藜 15g，白芷 15g，白花蛇舌草 15g，赤芍 30g，黄芪 30g，当归 15g，生姜 15g。

（四）治疗的调心策略

仝小林：情志之病，郁而滞，滞而乱，乱而散。郁由何来？智慧不足也。但智慧不够者，此事虽解，彼事又来。此又所以话聊心疗之难也。情志病，我们重视的很不够。吾云：智者寿，无智者亦寿。何也？智者无难，而无智者顺应自然，亦无难也。抽烟、狂吃、过色，与其治身，不若调心。调心者，洗脑也，健康教育也。

周毅德：中医自古就有"药疗不如食疗，食疗不如神疗"。现在很多慢病、代谢病都有或多或少的情志病掺杂在里面，所以，在辨方证的基础上要有调情志的靶药或是靶方，才会收到事半功倍的临床疗效。

沈剑刚：仝老师有灵心和肉心之说，心有两个部位，一为顶焦，一为上焦，对应于肾阴肾阳，则有泌尿生殖系统和生命原动力两方面，肾之寓所也是两个部位，心肾分属乾坤，形成小宇宙。脉神之概念在五神脉之外还可扩展，临床上心房纤颤或房室传导阻滞而出现的脉搏短绌脱落，可以理解为心神与脉神的失和而致心搏之神不达于脉神，心气不达于脉气而至脉搏缺失。在治疗上也有指导意义。通达心中之阳气，传之于脉神，可以用宣通经络气血而达脉气与脉神的恢复。故肉心之病，重在调血脉；灵心之病，重在调情志。

仝小林："精神强大"的必须使劲"吓唬"，"精神柔弱"的则不能去"吓唬"。

二十五、"医者自医"——仝小林自医案的启示

【医论精华点睛】

伏气温病治疗要点：所谓的伏气温病，是一类以发热为主症，从内而发的疾病。发病时，可以有发热恶寒之表证，但无表邪，其治疗与外感的治疗完全不同，故伏气温病的辨识，至关重要。治伏气，且莫为表证障眼，可从营血入手，直捣其穴，此治疗之最紧要之处。另外，还需要积极透邪，给邪气以出路。

临证方药合理用量策略：关于用量，我认为对量的运控能力，是衡量一个医生临床水平的重要尺度；能把握症、证、病之进退，精准用量，是一个医生成熟的标志。用量的大或小，关键还是看是否合乎病情。我们所提倡的经方大剂量，并非一味的大剂量，而是主要针对特定的病情（急危重症）、特定的阶段（急性发作期）所采取的快速起效、遏制病势的措施。病情一旦得到有效控制，则中病即止或中病即减，改用丸散膏丹善后调理。所谓合理用量在病情，人小巧用总相宜。

外感热病治疗要点：①风寒入里化热的标志是什么？恶寒减或消，发热持续甚至更高，伴无汗。②有云："有一分恶寒，便有一分表证。"吾曰："恶寒虽消，表证仍在，化热而已。前者麻黄汤，后者柴葛解肌汤。"③身虽凉脉不静，热必反弹。④发汗即是透邪，脉不静则透邪不止。⑤慢性患者舌象复杂，外感病以之为凭，慎之。⑥中医治疗病毒性疾病是有所长的，可以大大缩短病程，但剂量至为紧要。

外感病、急病治疗策略：外感之病，若来势汹汹，大有吞吐之势，其治必当大刀阔斧，所以，用药必须狠、准，用量必须足，才能打中疾病之七寸。如吴鞠通曾云："治外感如将，兵贵神速，机圆法活……治内伤如相，坐镇从容，神机默运……"对于急病，我主张用两个策略：鲸吞和进逼。何为鲸吞？便是大小合适，速战速

决，一步到位。在治疗，鲸吞法，就是大刀阔斧，斩关夺隘，一鼓作气，鸣金收兵。常用于正气尚足，病势初萌，速效以求短程。而进逼，则是向目标步步逼近，在治疗，进逼法就是层层围堵，不留缝隙，步步为营，常用于外感初起，大剂足量，首量加倍，一日数服，小效加量，大效递减等手法。

【医论现场再现】

（一）全小林自医案

主诉：2015年5月16日，发热伴头颈部淋巴结红肿疼痛2天。

现病史：1个月前曾患"急性腮腺淋巴结炎"，此次因头皮疖抓破后于15日起开始出现颈部、耳前、耳后、颌下等淋巴结红肿疼痛，患部皮肤潮红肿胀，伴恶寒发热，测体温：38℃，无汗，周身酸痛无力，无咽痛，无鼻塞流涕，无咳嗽，无腹痛腹泻，无恶心呕吐。自服中成药防风通圣散4袋，至夜11点许，周身汗出溱溱，16日晨恶寒消失，但仍发热，测体温：37.6℃，下午1点体温升至38℃，大便已解，舌质红稍胖，微有齿痕，苔薄黄腻，脉浮滑数。

西医诊断：急性颌面部淋巴结炎。

中医诊断：抱头火丹（伏气温病）。

证型：湿热毒内伏，新感外邪。

治法：治以清热利湿解毒兼以透邪。

方药：予柴葛解肌汤加减：柴胡30g，葛根45g，黄芩30g，生石膏30g，芦根60g，龙胆草9g，车前草30g，野菊花30g，金银花30g，生甘草15g。2剂。

服汤药半剂后4小时，体温降至36.6℃（下午6:00点），头颈部淋巴结红肿疼痛较前减轻。脉由浮滑数转为浮略数，身凉而脉未静，余热尚存，灰中有火，有反弹之势。治疗当乘胜追击，故继服剩余中药（晚七点半）清解余热。当晚8点左右，体温反弹至37.3℃，然热之大势已去，体温必将呈螺旋式下降。服第二次药后，自觉周身烘热，微微汗出。此为透邪外出之征兆也。何为透邪？发汗即是透邪，脉不静则透邪不止。晚9点，体温退至36.9℃。晚11点，体温退至36.6℃。

5月17日晨起六点半，测体温：36.5℃。从16日晚11点至17日晨，脉静身凉。现颈部、耳前、耳后、颌下等淋巴结肿痛大为减轻，患部皮肤潮红肿胀明显消退，留有轻微压痛，应当接近恢复期。起病初的发热、无汗、恶寒期，大约持续了5个小时。从最初的38℃开始口服汤药（16日下午2:00、7:30各服半剂）到晚上11点热退后未复升，大约9个小时。17日晨8点，服前方1/4剂；下午2点，服1/8剂。清余热以巩固疗效，总共服了1.375剂中药。

5月18日查血常规：白细胞：5.12×

10^9/L，单核细胞：10.5%↑，红细胞：5.02×10^{12}/L，血红蛋白：159g/L，血小板：168×10^9/L。EB病毒抗体：EB病毒衣壳抗原IgG抗体：阳性；EB病毒衣壳抗原IgM抗体：阴性；EB病毒核抗原IgG抗体：阳性；EB病毒早期抗原IgM抗体：阴性。头颈部淋巴结B超：双颈部及耳前淋巴结增大（右侧大者1.4cm×0.7cm，左侧大者0.8cm×0.4cm）。腮腺B超：未见明显异常。昨晚颈部淋巴结及耳前淋巴结疼痛略有反复，今晨测体温：36.5℃，见舌淡红苔薄黄腻边有齿痕，脉小滑，考虑热毒未尽，脾虚湿滞。调方予清热散结、透邪解毒、健脾化湿方治疗：柴胡15g，葛根30g，升麻15g，夏枯草45g，玄参15g，浙贝母9g，黄芩15g，龙胆草9g，竹叶15g，马勃15g，僵蚕6g，野菊花30g，生黄芪15g，

清半夏9g，陈皮6g，猫爪草30g，鱼腥草30g，紫花地丁30g，生姜3片，大枣3枚。6剂。服上方1剂。

5月19日晨起体温正常，自觉颈部、耳前淋巴结疼痛减半，已无明显红肿热感。从今日起，1日服半剂。

5月20日复查血常规及超敏C-反应蛋白：白细胞：3.63×10^9/L↓，单核细胞：9.1%↑，红细胞：4.92×10^{12}/L，血红蛋白：151g/L，血小板：190×10^9/L，超敏C-反应蛋白：13.85mg/L↑。免疫球蛋白正常。复查头颈部淋巴结B超：双颈部及耳前淋巴结增大（右侧大者1.2cm×0.4cm，左侧大者0.8cm×0.4cm）。继服上方半剂。

5月21日服上方共2剂后，刻下：无发热，头颈部淋巴结肿痛完全消失，诸症痊愈。

（二）病案分析与答疑

沈剑刚： 关于此案我有几点疑问和建议：①用柴葛解肌加减，为何去白芍却重用芦根？②为何龙胆草仅9g，若重用如何？③谈到用大黄，为何方中未见此药？④因病速起，发病之时仍有表证，我还会考虑用桔梗轻灵之性，保留桔梗走表之功效，您意下如何？⑤请谈谈重用甘草之意。⑥有关不同微生物所致外感的寒热特征您有何见解？

仝小林： ①我服用柴葛解肌汤时，已无恶寒但有发热，故无须羌活、白芍、桔梗之类。若真是感受了风寒之邪，风

寒束表，荆防羌类宜早用，打开腠理，协力发汗，此病纯属感染，全无外感风寒，这类药可不用。此方重用柴胡、葛根、芦根、石膏，起发汗解热、透邪外出之用。因为考虑病位在少阳，所以用了柴胡、黄芩、龙胆草、车前草。另外，龙胆草、车前草，也是针对发病前的湿毒。选用野菊花、金银花，因这两味药既可以解毒，又可以透表。芦根，在瘟疫治疗中是要药，清热解毒、利尿透邪，但用量要大，一般在30g以上，我常用60～120g，退热效果好。

②重用龙胆草未尝不可，但太重不利透表。方药有势，整方之势全在药物配伍。

③关于大黄，因为我发病在晚上，无药可以选择，最接近的就是防风通圣散（家里有备），我1次服了4袋。服后2个小时左右，汗出溱溱，热稍退。但第2天，体温复升至38℃。此药中有大黄，我在药后十几个小时，腹泻3次，故方中未再用大黄。

④桔梗，偏于肺卫走表。我在太阳表实证中，一般不用。

⑤我用的是生甘草，重在解毒。

⑥不同于微生物所致外感的寒热特征，可以从伏气温病来研究，特别是完全没有外感诱发的疾病。比如，慢性肾盂肾炎急性发作，其诱因可能就是劳累后，发作时恶寒极重。慢性胆囊炎急性发作，其诱因可能就是饱餐、进食油腻食物后，见发热同时伴有恶寒。这些多为细菌感染，容易查清。伏气温病，与外感的治疗完全不同，需直捣巢穴，可以不看恶寒。

祝 捷：可否取普济消毒饮之义？

仝小林：用普济没有问题，预想也会取得疗效。但就我的情况而言，发病前一段时间，湿毒较重，正在服清肝胆湿毒的中药，所以，取龙胆泻肝汤的龙胆草、车前草、黄芩。虽未用普济消毒饮，但取了五味消毒饮中的金银花、野菊花，用之解毒而透表。透表，连翘不如金银花，只要大的原则对，可选之药会很多。本次为湿热毒内伏，新感外邪，治当积极透邪为要。

沈仕伟：您提到当积极透邪，透邪的目的为何？

仝小林：所谓的伏气温病，是一类以发热为主症，从内而发的疾病。发病时，可以有发热恶寒之表证，但无表邪。故伏气温病的辨识，至关重要。治伏气，且莫为表证障眼，可从营血入手，直捣其穴，此治疗之最紧要之处。此病为湿热火毒之邪乘隙侵入，起病见恶寒发热，继而只发热不恶寒，且无鼻塞流涕、咽痛等症，可参照伏气温病来论治，故方中予黄芩、龙胆草、金银花、野菊花、车前草清热利湿解毒，直捣巢穴。另外，还需要积极透邪，为何要透邪？便是给邪气以出路。方中的柴胡、葛根、芦根、石膏，便是透邪，引伏气温病透表而散。

沈剑刚：您对用量有何考虑？

仝小林：关于用量，我认为对量的运控能力，是衡量一个医生临床水平的重要尺度；能把握症、证、病之进退，精准用量，是一个医生成熟的标志。用量的大或小，关键还是看是否合乎病情。我们所提倡的经方大剂量，并非一味的大剂量，而是主要针对特定的病情（急危重症）、特定的阶段（急性发作期）所采取的快速起效、遏制病势的措施。病情一旦得到有效控制，则中病即止或中病即减，改用丸散膏丹善后调理。所谓合理用量在病情，大小巧用总相宜。在此病例中，可以看到我在体温恢复正常后，药物的服用量便减为1/4，继而再减为1/8，即中病即减原则。

（三）仝小林自医体会

仝小林：外感之病，若来势汹汹，大有吞吐之势，其治必当大刀阔斧，所以用药必须狠、准，用量必须足，才能打中疾病之七寸。如吴鞠通曾云："治外感如将，兵贵神速，机圆法活……治内伤如相，坐镇从容，神机默运……"对于急病，我主张用两个策略：鲸吞和进逼。何为鲸吞？便是大小合适，速战速决，一步到位。在治疗，鲸吞法就是大刀阔斧，斩关夺隘，一鼓作气，鸣金收兵。常用于正气尚足，病势初萌，速效以求短程。而进逼，则是向目标步步逼近，在治疗，进逼法就是层层围堵，不留缝隙，步步为营，常用于外感初起，大剂足量，首量加倍，一日数服，小效加量，大效递减等手法。

我的这场病，有些体会和大家交流。第一，诊断倾向于"急性颌面部淋巴结炎"。第二，病因考虑头皮疖抓破后引起感染。第三，疾病发展过程可分为4个阶段：发热无汗恶寒期、发热不恶寒期、肿痛消散期、恢复期。第四，此4阶段辨证要点：①发热无汗恶寒期：以恶寒之轻重，断病情之轻重；②发热不恶寒期：以热度之高低，断病情之轻重；③肿痛消散期：以肿痛之程度，断病愈时间之长短；④恢复期：以体能之强弱，断恢复之效果。第五，值得研究的几个问题：①太阳之表证，可以与风寒无关，而与微生物的种类、毒力相关；②外感病，舌诊不是主要的依据。比如我在这次感染前，就是湿毒内蕴，舌稍胖微有齿痕，舌苔黄腻，与化热无关。许多慢性病患者舌象本即复杂，用之断外感证，不足为凭。儿童或疾病单纯者，舌象或可参照。③脉象对于判断外感之病情和预后最为重要。早期脉越紧数，则发热越高，恶寒越甚；热退脉不静，热一定会反弹，但是也可能是向愈过程中的正邪交争，体温会呈螺旋式下降。④开药注意变方。可能一剂药还没有吃完，证就变了，方亦要变。⑤治外感如将，大刀阔斧，用量必足，不拘1日1剂，但求药能胜病。⑥内有郁火的太阳表实证，初起即可用大黄，取升降散意，表里上下，分消走势，使病邪无处躲藏。⑦清淡饮食，充分补水。

外感热病治疗要点：①风寒入里化热的标志是什么？恶寒减或消，发热持续甚至更高，伴无汗。②有云："有一分恶寒，便有一分表证。"吾曰："恶寒虽消，表证仍在，化热而已。前者麻黄汤，后者柴葛解肌汤。"③身虽凉脉不静，热必反弹。④发汗即是透邪，脉不静则透邪不止。⑤慢性病患者舌象复杂，外感病以之为凭，慎之。⑥中医治疗病毒性疾病是有所长的，可以大大缩短病程，但剂量至为紧要。

第五章

特辑：新型冠状病毒肺炎的因机证治讨论

【医论精华点睛】

仝小林院士认为：嗜寒湿之戾气，孕于暖冬，育于湿冷，成于气交之变。寒湿疫，寒与湿合则伤阳，寒与戾合则病笃，湿与戾合则缠绵。其性以寒湿伤阳为主线，素体阳虚则伤阳耗气，素体阳盛则郁闭化热，故兼有化热、致瘀、化燥、伤阴等变证。其病起于太阴之肺脾，流布三焦，重于肺闭，其气郁、闭、陷、损，终死于心肺之气脱。其治在郁即要宣散活血，到闭就要开肺凉营（兼化湿瘀），至陷则需扶正托邪，达损则应益其不足，但见瘀热需防耗气伤阴，谨防阴竭阳脱。因此，宣肺化湿、凉营化瘀、兼扶正气，是重症阶段的主要治则治法。

【医论现场再现】

仝小林：中医药防治新型冠状病毒肺炎具有较好的疗效，今天我们集中讨论一下新型冠状病毒肺炎的因机证治，请朱向东、黄飞剑、赵林华组织讨论一下！

朱向东："正气内存、邪不可干"，大家认为，如果从正邪斗争角度看新冠感染肺炎，在发病中，正气和邪气是谁主导？

林轶群：我觉得还是邪气占主导，相同的邪气才有相同的临床表现。

朱向东：感染了，一定会发病吗？临床一线医生反映的是新冠感染肺炎临床表现差距也很大。

林轶群：不一定，也有无症状感染者。如果是从健康人接触病毒后是否发病的角度看，目前只能说正邪共同作用，除非有健康人接触病毒后的发病率统计，否则很难说是谁主导（但从密切接触易感来看，我觉得还是邪气主导）。

朱向东：能否从正气（免疫）、邪气（寒湿夹病毒），系统分析一下正邪与发病的情况？

林轶群：从西医学分系统的区分来看临床表现差距很大，但从中医角度来区分差距并不大，核心病机还是老师说的寒湿致病。

朱向东：老师提出的寒湿疫，这里的寒湿是病因还是病机？

林轶群：既是病因，也可以用来指代其导致的病机。

雷　烨：寒湿是病性。戾气（新冠病毒）是因，寒湿是病理性质（从新冠戾气物理特性，新冠戾气发病的气候湿度，从人感染后出现的症状，从尸检病理特征综合分析）。

林轶群：正虚邪盛则患病，且转归多倾向阴证。正邪相当或不患病，或患病而易愈。正盛邪弱，常态的正盛则不患病，病态的正盛则病而转归多倾向阳证。

朱　蔚：我觉得老师提出的寒湿疫中寒湿是病因，也就是这次戾气为寒湿性质，但是病机应为湿、寒、热、痰、瘀，后期则为虚。

林轶群：寒、湿在传统上既是外感六淫之病因，也是病机中"邪盛""内生五邪"的具体指代。

邵建柱：单从老师对寒湿疫的定义来看，个人觉得我们说病性是寒湿时，莫忘老师所提的中医病名是"寒湿疫"，病性是寒湿，并不代表只是寒湿，它致病的普遍易感不单是"寒湿之性"邪气，而是"疫"，是寒湿之性的"疫毒"致病，

"寒湿之疫毒"一气一病普遍易感。

朱向东：内伤寒饮湿气，内生的寒湿是病因？还是病机？

林轶群：从教材的观点看，"内生五邪"不是致病因素，而是脏腑功能失调、气血津液失常所产生的综合性病机变化，所以"内生寒湿"属于病机。但传统认识病因，除了小部分直接致病的病因外，主要是根据临床表现推求病因的辨证求因，所以传统上病因和病机用单一字词来表示时没有明确区分。不像西医病毒是病因，病毒引起免疫反应导致炎症是发病机制，这个病机没法用病毒两个字来概括。不过这次新冠有明确病因，为避免歧义，病因直接用"戾气"来描述更好。

黄飞剑：戾气是个什么东西？

林轶群：疠气、戾气、疫毒、疫气、乖戾之气等，都指具有强烈致病性和传染性的外感病邪。

黄飞剑：疫者，全民皆病也。疠气、戾气、疫毒、疫气、异气、毒气、乖戾之气等，都指具有强烈致病性和传染性的外感病邪。上述这些名词是否能够归个类或者用一个名词就代表了？戾气本身的性质是什么？

林轶群：疠气致病的传染性、急危重程度和症状相似。

黄飞剑：疠、戾代表热性传染病，寒湿疫呢？

林轶群：不能说疠、戾代表热性吧？只是多属于热，但也有少部分的寒。

黄飞剑：寒湿疫早期发热者并不多，中期低热者有之，重度期高热者不少见。那么，寒湿疫怎么定性，因为寒湿疫后期化热了，怎么准确定病性？无寒不郁，无湿不瘀，无瘀不热。瘟疫全有湿，后期化热是病机导致的症状。

周毅德：寒湿疫除了"疫"要搞清楚外，论"湿邪致病"也是关键所在！章虚谷说：六气之邪，有阴阳不同，其伤人也，又随人身之阴阳强弱变化而为病。面白阳虚之人，其体丰者，本多痰湿，若受寒湿之邪，非姜、附、术、苓不能去；若湿热亦必黏滞难解，须通阳气以化湿；若过凉，则湿闭而阳更困矣。面苍阴虚之人，其形瘦者，内火易动，湿从热化，反伤津液，与阳虚者治法正相反也。可见湿邪为病，既可热化，亦可寒化。

黄飞剑：热化与寒化最终结果是什么？此次寒湿疫病亡者中有不发热而终的吗？这个要请问抗疫英雄们！

朱向东：戾气，是古代因为无法检测病毒等致病因素，而对一种特殊致病邪气的命名，现代能明确检测病毒，用戾气这一名称还有价值吗？寒湿疫的因，能否分这样几种？外因：寒湿环境、疫毒（冠状病毒）；内因：体内寒湿、阳气不足。寒湿疫的发病以疫毒为主导，发病后的症状轻重、发展和转归受外之寒湿、内之阳气和寒湿影响？

林轶群：我觉得现在讲戾气，其主要价值在于通过查阅古文、文献检索来汲取经验时有迹可循。

黄飞剑：我完全赞同朱向东的意见！寒湿为外因，外因是此次病毒肆虐的前提，体内寒湿为内因，内因是此次病毒感染人的基础，寒湿裹挟病毒，侵害机体后出现咳嗽、乏力、发热及脾胃症状为病毒致病的外在体征。在病毒的侵害过程中机体不断虚弱，病势不断加重导致正虚气热，形成气营两燔而致心肺功能衰竭而亡。

朱文宗："六气伤人，因人而化，阴虚体质最易化燥，燥固为燥，即湿亦化为燥；阳虚体质最易化湿，湿固为湿，即燥亦必夹湿。"我们收集全市及各县新型冠状病毒肺炎定点收治医院共 255 例患者资料，根据总结，证候特征以发热、咳嗽、乏力为主；舌象以淡红舌、腻苔为主；中医证型依次为疫毒闭肺证、湿毒蕴肺证、气血两燔证和内闭外脱证。总结分析，温州地区新型冠状病毒肺炎中医证型以疫毒闭肺证最常见，其次是湿毒蕴肺证，疫毒之邪夹湿是本病的主要病机，早期寒湿表现多常见。

朱向东：朱院长，是化寒湿，还是病人本就寒湿？

朱文宗：阳虚体质最易化寒湿。

朱文宗：早期寒湿表现多常见，内热或阴虚体质则寒湿从热化；阳热体质，受邪后多从热化、燥化；阴寒体质，受邪后多从寒化；痰湿体质，受邪后多从湿化、寒化；寒湿久郁也会化热；这是证候的从化特点。所以，老师提出的寒湿疫是很准确的。

宋　斌：寒湿疫毒的从化除了体质因素，是否也有发病时间长久、病情轻重、药物干预等影响因素？

朱文宗：温州的重症患者后期以化湿热为多见，可能是与温州的气候特点、体质特点有关，早期寒湿较多见，后期各种表现都有。

宋　斌：寒湿疫中强调寒湿与疫毒的互相作用，共同侵害人体。寒湿一方面指致病邪气性质，又是瘟疫初发之状态。所以寒湿为新冠肺炎的治疗指明了方向。

王　蕾：我在北京见到的新冠普通型入院时也多是湿热为主，可能与当地气候有关系。

雷　烨：首先定格主线，大师兄刚提到的"寒湿疫"（新冠肺炎）的因机证治一条一条讨论。

王　强：戾气之成，关乎天地；戾气之传，人皆受病；戾气之重，人有不同。

朱向东：轻型的有寒湿吗？

王　蕾：轻型和普通型初起可能都有寒湿，即便在北京，很多病人也是拖了一段时间再入院，所以觉得证型有了变化。

朱向东：受病和发病一样吗？证型是动态的，必定要变化！寒湿疫的因，您如何认识？

王　强：有受而即发，有受而不发，有受而迟发。细想不完全相同，但是大致差不多。

朱文宗：两势之强弱比例不同而有不同的演化。

王　蕾：疫病，只要在病人排毒时密切接触，绝大多数都会成病。

朱文宗："体质"强于"病邪势"：①遏止病势，使病势减缓，转轻；②容易产生"从化"现象。即病证顺从体质背景而演化。

雷　烨：因：疫之为病，乃天地间别有一种戾气，非六淫、七情、内伤之因。触而即发，无问大小、强弱。

朱文宗：这是以寒湿为特征的戾气，随着不同的体质而从化，故早期以寒湿为特点，中后期表现多种多样，需要随证治之。

王　蕾：同意老师对于寒湿疫的判断，是疫病，性质是寒湿。此次疫病不是温疫，也不仅是湿疫，是确切的寒湿疫。不同的阶段、不同的病人有从化。

朱向东：就是说寒湿疫发病与伤寒、温病大异，但随其演变，治疗则与伤寒、温病同？

宋　斌：寒湿疫中寒湿的特点主要集中表现在发病初期。

朱文宗：藿香正气丸用于早期预防和治疗是非常恰当的，中后期则需要随证治之！该清热就清热，该温补就温补！

朱　蔚：普通型和重型都可以看到寒湿和湿热，后期多见伤阳伤气，应是和体质与感邪的轻重相关。

王　强：疫气成熟之性质（环境），传播之性质，感而反应之性质，传变轻重之性质，并不完全一致。寒湿或者湿热是指哪个阶段？

邵建柱：朱蔚师姐所言极是，此次疫病病性是寒湿，伤阳是主线，体质偏颇导致从化不同影响了结局。

朱向东：从化，从伤寒看，两种：寒化和热化，朱蔚，你认为新冠有湿化的吗？

朱 蔚：湿是病因，不是从化啊！

王 蕾：寒湿疫，伤及太阴，手太阴或足太阴，以呼吸和消化道表现突出，病毒既从呼吸道出，又从消化道出。我们科协助治疗了不少核酸不转阴的病人，外加学习不少前线病例，感觉正虚也贯穿始终。所以，疫戾之邪与六淫不同，治法可参照伤寒、温病，但又要有发展，古方不能尽治今病。

朱 蔚：新冠这个病应该是邪气主导。

朱文宗：这个是一名轻症患者的舌象（见文末彩图1）。

王 蕾：请问这个病人是早期还是在恢复期？

朱文宗：这个是早期，轻症。

王 蕾：舌体略胖，轻度齿痕，有虚象。

王 强：疫戾之气，竣猛难挡，故可主导病性。普通感冒亦是病毒，但"劲道"不足，所以正气主导。

朱文宗：这是两位重症患者的舌象（见文末彩图2、彩图3）。

朱 蔚：这是两个普通型患者的舌象（见文末彩图4、彩图5）。

黄飞剑：关键是把寒湿疫早、中、重、危重症的因、机、证、治及理、法、方、药讨论清楚、凝聚共识。比如早、中期的因与症基本清楚，重与危重病人的因症应该理清楚。是寒化、湿化还是热化？从化各自的特点和规律如何？

朱 蔚：二月份见到舌质红、舌苔黄厚腻的多，三月份见到舌质淡嫩的多。

邵建柱：因为疫病来势迅猛，在染病之前的体质偏颇会影响转化规律。

朱文宗：清代钱潢说，"受本难知，发则可辨，因发知受"。其病发者，必是由内外因结合而发且是以内因为主导的。

王 蕾：我观察北京患者的舌象好像都要偏红些，各地的确不一样。

朱 蔚：确实和地域有关。

朱向东：朱蔚，危重症患者高热的多吗？

雷 烨：新冠总体发病规律是：①疫乃戾气为病，是一种具有强烈传染性的疾病；②寒湿伤阳，为致病主线，不断耗竭人体之阳气；③湿，侵袭部位，太阴受之，手太阴肺，足太阴脾。戾气裹挟寒湿而为病，湿郁湿阻，成痰成瘀，也可化热。

朱 蔚：ICU里发热的很少，以呼吸衰竭为主，但是问及病史早期都有发热，程度不一。

王 蕾：前一段时间审稿，看到甘肃方案基本是以温疫来认识和治疗的。

朱文宗：临床表现是外因与内因互

相影响的外在表现，我以为这次新冠外因为寒湿，故平和体质者以寒湿表现为主。中后期则体质强弱和体质偏性从化而呈现多种多样的临床证型，发病是正邪斗争的结果。

朱 蔚：危重症从舌象看虚实寒热都有。

朱向东：朱文宗，新冠染之即病，您认为不是这样？

朱文宗：是正邪斗争的结果，有很多人染之不病或很轻。

王 蕾：正气足的人会不会就是无症状感染者呢？

郑景辉：寒感于冬，则寒必变热，热变于冬，则热即为寒。故三时之热病，不可谓寒，冬日之热病，不可谓热，是以三时之热病不传经，冬日之热病必传经也。

王 蕾：国际上估算无症状感染者在 30%～60%。

朱向东：无症状感染者，能带毒多长时间，最终会发病吗？

朱文宗：新冠病毒很怪异，目前还没有认识全面。

王 蕾：目前认为无症状的感染者分为三类：其中一类是正在潜伏期，在观察的过程中就发病了；还有另外两类是：或者没症状，或者是有胸部影像学的改变，但自己没症状，这些病人应该才是真正意义上的无症状感染者。

朱向东：新冠病毒善于伪装，更善于奇袭，是一种智慧病毒。

宋 斌：各病邪的兼夹侧重点不同：寒＋湿，增强了损正伤阳力度；寒＋疫毒，增强了病毒致病能力；湿＋疫毒，增加了病毒清除难度。

朱 蔚：核酸检测的阳性率在 40%左右，所以不只无症状感染者，包括有症状的不一定能检测出来。

周毅德：新冠病毒是否像肝炎病毒一样长期潜伏于机体内呢？

朱 蔚：其实也可以带病毒生存或者产生自身免疫。

王 蕾：目前认为无症状感染者一样会有传染性，有的传染性低一些，但有的传染性很强。有一个患者是自己没发病，初发病的是他的太太，并入住了 ICU，而这位先生检测核酸是阳性，但自始至终都没有症状。

朱向东：带毒生存，就是伏邪了，后果是病毒会永久存在，遇寒湿则发、正气弱则发。

赵林华：阳气虚弱，邪气内伏的隐匿感染者，这种最危险吧？

陈 锐：中医没有症状如何辨"症"论治？

王 蕾：无症状的感染者可能十四五天也能恢复正常，所以对他自己来说，这个病不重，但它潜在的传染性非常可怕。

林轶群：我觉得从理论上来说，如果是寒湿为病，不考虑人的因素，单纯考虑疾病方面，在健康人感染后患病的自然病程中，只可能出现寒湿郁而化热，这种热是虚热不是实热。但从临床中看确实也有实热表现者，这部分患者或者是有外界的干预因素（如激素），或者是本身状态就是热盛状态，在疫邪诱发下反应出来。不可能存在没有热源而持续表现成实热象的情况，这不符合能量守恒。

王蕾：对于无症状的感染者，一方面是隔离；另一方面，我们也用了针对寒湿疫毒的方药来进行治疗。

朱向东：受寒湿之后，有两种从化，寒化和热化。为何寒化，寒体人阳气不足，奋争无力而寒化；为何热化，热体人阳气盛，奋争激烈而热化！湿化我还没想明白！

王强：您怎么看燥化？

朱向东：燥化有两种，一种是郁热伤阴燥化，一种是寒湿阻碍阳气，阳不布津，或者说，正水不布而燥，客水泛滥而成痰湿！

赵林华：老师后来提出了不同分期的气郁、气闭、气陷、气脱、气损，这块大家还有什么意见？

朱向东：各位同门，如果把寒湿疫分为五期，用郁、闭、陷、脱、虚概括每一期的态（机），大家是否认同？

宋斌：我觉得这五期很好地体现了新冠肺炎寒湿疫的发生发展及演变过程，是病机及证候演变的高度浓缩。我认为寒湿疫是三邪致病，合而为患，各有侧重。似乎寒湿 + 疫毒容易让人误认为是两种邪气，实际上是三种。

黄飞剑：我也同意寒湿疫及五期的定性。

宋斌：每种邪气的从化其实都可以影响和带动其他邪气，这个比较符合病情转化演变的规律。

宋斌：寒湿疫是否 = 寒疫 + 湿疫？

朱文宗：寒湿 + 疫毒 = 寒湿性质的疫毒？

宋斌：寒湿不过是普通病邪。

朱文宗：寒 + 湿 + 疫毒 = 寒湿性质的疫毒。

朱向东：新冠是嗜寒湿病毒。

朱文宗：寒湿为态，疫毒为靶，这样理解不知可否？

郑景辉：查了一下，《中华医典》中，寒湿疫同时出现，只有三次。

朱向东：老师说此次疫病，不能简单地和伤寒或温病对应，刻舟求剑。但演变中的论治确可以从温病、伤寒去用方。

王蕾：《伤寒杂病论》时代，张仲景所遇到的应是寒疫；明清时代《温疫论》等以温疫、湿疫为主，如今我们遇到的是寒湿疫，所以需要发展出新的理论和治法，师古而不泥古。

王强：寒湿性质的疫毒，容易在寒湿的环境中繁殖，容易在寒湿的季节发病，寒湿体质人群容易受病而且转重，早期容易表现为寒湿的症状及体质，病程以伤阳为主线，传变规律不同于单纯的寒疫、温疫和湿疫。

雷　烨：

"态靶因果"理论辨治新型冠状病毒肺炎

因：外因：戾气、寒、湿；　　内因：湿、痰、瘀

态：	寒化				热化		
分期	危重症期	重症期	中期	初期	中期	重症期	危重症期
分型	危重症型	重症型	普通型	轻型	普通型	重症型	危重症型
辨证	寒湿痰瘀	寒湿痰	寒湿	湿	湿热	湿热痰	湿热痰瘀
舌苔	白厚腻	白厚腻（腐）	白腻	腻	黄腻	黄厚腻（腐）	黄厚腻
舌质	紫	暗	青	淡	红	绛	紫
CT	白肺	斑片状	磨玻璃	无肺炎	磨玻璃	斑片状	白肺
咳痰喘	喘脱	喘憋痰	干咳气短	乏力	干咳气短	喘憋痰	喘脱
发热	低热	不热	不热	热或不热	热	高热	极热

靶：SARS-CoV2、CRP、LY、FBG、PBG、D-二聚体

果：肺湿变（白肺）、肝酶、心肌酶、肌酐、肺纤维化

王　蕾： 我也是在思考，毕竟见到的只是北京的轻症和普通型患者。但对于疫病的建议：一是建议初期的治法可以尽量统一（通治方），分型要少；二是：早期扶正，补气为主。

邵建柱： 此次新冠是一种新的疫病。病性不同于以往的寒疫、湿疫、温疫，发病具有隐匿性、多变性。

赵林华： 新冠用方治疗和对疾病整体认识是不一样的，老师治疗糖尿病也用经方啊，但并不是用六经辨证认识糖尿病。

朱向东： 我认为高热多在阳明或气分，所以重用白虎汤（石膏抗炎），当然兼夹不同，腑气不通，肺气郁闭，阳虚气弱均可配用他药，石膏必重用。

黄飞剑： 老师定性寒湿疫，以伤阳为主线是非常正确的。有人提出后期发热衰竭而亡怎么解释呢？我是这样解释的，病因是寒湿疫，后期发热是病机，不是病因，后期的发热并不影响对寒湿疫的定性。又问，湿疫怎么理解？答：此次武汉是以寒重兼夹湿重的疫毒之病，与寒轻湿重的湿温是有本质区别的。

朱向东： 老师提出寒湿疫的诊疗创新点：①丰富了疫病的病因学说，提出寒湿疫；②外感疾病中除温热论、伤寒论、湿热论，增加了寒湿论；③组方治疗，有"态靶因果""分期辨治"等汇成的病期（态）证靶的辨治新模式，不同于伤寒六经辨治、温病卫气营血辨治模式。

王　强： 疫寒而夹湿之缠绵，故不同纯寒速闭之六经；疫湿而夹寒，故不同纯湿聚膜原速热之九传；疫寒湿而非风温，故不同纯温之卫气营血；疫寒湿而非湿热，故不同湿热温热之三焦。

朱向东： 大家接着谈治法、用方的区别。

仝小林： 寒湿疫，起于太阴，重于

肺闭，死于气脱。

朱向东：是的，老师。温病起于肺卫，伤寒起于太阳，起病和传变均和寒湿疫不同。

王　强：湿疫，起于太阴，聚于膜原，重于腑实，死于气闭。

朱向东：王强师弟，湿疫，不会重于腑实吧？

王　强：按吴又可所论，湿疫多死在胃肠。

雷　烨：寒湿疫，起于太阴肺脾，重于肺闭喘憋，死于气脱亡阳。

王　强：温疫，首先犯肺，易于化热，重于营血，死于心包。

朱向东：温疫，不用从化就是热。

朱　蔚：新冠重型和危重型病人常见腹满便秘，通腑后喘憋也可缓解。

王　强：寒疫，首先太阳，六经传变，重分阴阳，死于阳明与少阴；温疫，首先犯肺，聚热最速，重于营血，死于心包。

仝小林：寒湿疫，起于太阴，重于肺闭，死于喘脱。

朱　蔚：老师，喘脱更贴切。

王　强：湿热疫，阻遏中焦气化，热重蒸腾上焦，湿重留注下焦，重于津伤，死于阴竭。

雷　烨：寒湿疫，起于太阴，宣发则愈，郁闭则亡。

仝小林：嗜寒湿之戾气，孕于暖冬，育于湿冷，成于气交之变。

附：
临床案例探讨

一、肥胖案（仝小林治案）

何莉莎：某男，30 岁，肥胖。2013 年 2 月诊断为 2 型糖尿病，体重 205kg，身高 188cm，BMI 58kg/m²，外院口服二甲双胍 2g/d，阿卡波糖 50mg，每日 3 次，5 个月后体重下降至 175kg，血糖控制尚可。2013 年 7 月来我处寻求中药减肥。刻下症：怕热，多汗，口黏，腰酸痛，小便频。舌红，苔黄厚腻，脉沉滑偏数，舌底瘀斑。检验：糖化血红蛋白：5.9%，空腹血糖：6.98mmol/L，甘油三酯：1.08mmol/L，胆固醇：4.16mmol/L，高密度脂蛋白：0.92mmol/L，低密度脂蛋白：2.63mmol/L。处方：黄连 15g，清半夏 30g，瓜蒌仁 30g，生大黄 9g，陈皮 30g，苍术 15g，生薏苡仁 45g，泽泻 30g，决明子 30g，葶苈子 30g，车前子 30g（包），莱菔子 15g，党参 15g。

本方加减服用 3 个月后复诊，患者无明显不适，大便 1～3 次每日，质稀，夜尿 1～2 次；舌红，苔黄厚腻，脉沉偏滑略弦。体重下降至 145kg，二甲双胍减至 1g，每日 1 次。检验：糖化血红蛋白：5.3%，空腹血糖：5.18mmol/L，甘油三酯：0.64mmol/L，胆固醇：3.46mmol/L，高密度脂蛋白：1.07mmol/L，低密度脂蛋白：2.34mmol/L。处方：厚朴 30g，枳实 30g，生大黄 15g（单包），茵陈 30g，虎杖 15g，三七 6g，党参 15g，泽泻 30g，黄连 15g。后以此为基础方加减服用，体重稳定在 140kg，血糖控制良好。

此患者腹型肥胖，厚朴三物理气通腑，消胀排浊；茵陈、虎杖、三七，消其脂肪肝，加强糖脂代谢，膏浊并治。但葶苈子不宜超过 15g，用的时间最好不连续超过 3 个月，防止其肾毒性。一般不用经方，可以用围方，取中小剂量，保证安全。此例剂量大，是因为体重关系。肥胖的治疗，一般分实胖、虚胖。但最难减的是女性内分泌失调后引起的肥胖。提醒大家，减肥一般需要半年以上用药。

李东环：为什么减肥方中用党参？是防止莱菔子破气吗？

仝小林：是的，消损较剧，防气虚。对女性内分泌紊乱型肥胖，针灸可能会有效，中药靶方尚待研究。

郑俊谦：四子消脂减肥力度大：决明子、车前子、葶苈子、炒莱菔子，可加苍朴、红曲、青陈皮，建议加泽泻30g。

按语：肥胖已经是现代临床必须面对的疾病，按照《素问•奇病论》记载，肥胖是引发各种代谢综合征的重要土壤，积极应对肥胖可以大幅度降低代谢综合征的发病率。中医药治疗肥胖历代积累了丰富经验，但要注意几点：一是胖分虚实，实者宜消；脾虚者直接健脾即可。二是长期服用消导药要注意配伍扶正之品，如黄芪、党参、太子参等，以免消导伤正。三是减肥要分辨疾病类型，对于女性内分泌失调后引起的肥胖，减肥难度较大，需要连续治疗，久久为功。四是很多女性爱美，容易矫枉过度，过分节食，对健康十分不利。

二、命门火亢与肾上腺皮质瘤案（仝小林治案）

仝小林：某女，44岁，双侧肾上腺皮质腺瘤。切除左侧腺瘤后，皮质醇、促甲状腺素、促肾上腺皮质激素均低于正常，右侧腺瘤20mm×19mm。术前表现为命门火亢：一口气爬三十层楼10趟，每晚睡1小时，精力无限。术后表现为命门火衰：怕冷萎靡瘫软。予二仙汤加味（其中淫羊藿30g，附片60g，莪术30g，三七15g）治疗1个月，激素全面升至达标，腺瘤缩至19mm×10mm。继观。

郭永红：术后促甲状腺素低，应是甲亢症状吧？为何是甲减的表现？

沈仕伟：这个患者因为肾上腺瘤导致的皮质醇分泌过多，压制了下丘脑-垂体-肾上腺功能轴。类似于一些长期服激素的患者，抑制了这个轴，而这个下丘脑-垂体轴，除了管肾上腺，还管性腺和甲状腺，我的理解是功能轴低下导致了促甲状腺素低下。性腺功能也应低下。

刘文科：不是甲状腺本身的问题，而是上游的问题，整个都处于低代谢状态。这类患者的亢奋状态能够持续多久？除了中药是不是只有手术这一种方法呢？

仝小林：如果不做手术，可能会很久。但是如果不手术，我不知道中药是否拿得下来。如给处方，我会给坎离既济汤（《医家四要》卷二），由黄柏、知母、生地组成，原方主泻命门之火，治阳事易举，精浊不止，或壮年久旷而精溢出者。我用其治疗更年期综合征，疗效极佳。汗多加煅龙牡，卵巢功能低下加淫羊藿，心烦失眠加交泰丸、炒枣仁。多数在1周后显效。

郑仲华：老师，需要终身服药吗？

仝小林：平衡以后，可以不终身服药。

周毅德：该患者自从服用老师开的中药，配成膏方用了 3 个疗程，恢复得很好！通过这个患者，我的体会是，肾上腺瘤，不论左右，总有一个是具体分泌的，影像诊断很难判断。切错了，很后悔！

蒋玉宇：切除后如果反馈抑制解除，促甲状腺素应该恢复。如果没有恢复，持续了多久，时间长的话有点不好解释。是否还有其他紊乱存在呢？

周　源：患者，女，55 岁，曾经有过基础病。患者 3 个月前出现怕冷，畏寒，曾服用补肾阳汤药（二仙汤）桂枝、附子、巴戟天等，连用 3 个月未见改善。就诊时见畏寒、怕风重，夜间盖三床被子，以后背和膝盖为重，纳可，口渴夜间重，喜喝凉水，小便起夜 2 次，大便调，余无不适。舌红，苔薄黄，脉虚细数。老师，我还是想拿这个病例和您讲的对比下，为何这个用二仙汤没有效果？同样是冷，为什么结局不一样？是辨证问题还是剂量问题？我在考虑是不是肾阳虚的寒。

刘文科：二仙汤补阳重在补肾阳，而这个患者肾阳虚表现并不明显。

吴义春：这个患者有意思在喜喝凉水，喜喝凉水为什么用热药？内是真寒，假寒？这个患者有更年期的表现吗？有汗？易怒？精神如何？消化如何？睡眠？我想知道他胖瘦，素体情况，二便情况。

沈仕伟：这个患者的口渴，要小心，有时会骗人的，因为假如真是内热，日夜均渴，而这个患者是夜间渴为主，我们知道临床经常碰到有些人睡觉张嘴呼吸，水液蒸发导致的口干，而非真的有内热。我见过夜间张嘴呼吸而口干的患者，也有喜欢喝冷的，但喝的不会太多。

仝小林：这个患者有无原发疾病？

周　源：乳腺癌切除术后，目前没转移，正在复查，周五取结果。

郭永红：是否用化疗？化疗后有些患者会阳虚明显。

周　源：就诊时没有。她的怕风，冷都在膀胱经上，但是用了桂枝为何又没效果呢？这是我疑问的地方。

郭永红：这个病例是否是老师说的"脏腑热、经络寒"？

仝小林：是的，永红分析得对，周源的辨证出了问题。一个是要注意经络寒的虚，可能需要黄芪类，一个是规制的剂量。如果三层被子还冷，要考虑川乌。

周　源：黄芪、当归有，确实没有川乌。

仝小林：永红给个处方。

郭永红：生黄芪，桂枝，鸡血藤，怀牛膝，淫羊藿，羌活，清半夏，黄连，干姜。请老师指点。

仝小林：永红的方子开得不错。是脏腑热（以胃热为主），经络寒。周源说的病例，在临床不少见到，尤其是糖尿病。

按语：命门是中医理论中特有的一个概念，其位置在哪里？其实质是什么？历代医家均有不同解读和探讨。从此案可以看出，随着科技的进步，古中医的一些科学内涵可以更准确地阐释和定位。如命门，能体现命门功能的十分类似于肾上腺，古人发现了肾上腺异常出现命门火亢的现象，但限于科技水平很难确定其实质和部位。所以，在现代科技背景下，对传统中医理论进行中西汇通认识，对于解开中医理论迷雾，更好的应对临床具有重要意义。

三、仝小林重感病例

仝小林：近段时间郁火。上周六去丹东，已患小恙，口干渴，轻度鼻塞，轻咳，晚上喝了两瓶凉的矿泉水，郁火稍减。周日白天在外受凉，较晚回京，又忙于应酬。周一门诊时，已感不适，晚上有腊肉饭、热菜和冰箱草莓混搭；约十点，先是腹泻如水样，两小时之内六七次，服藿香正气软胶囊十粒；十二点一点左右，两次剧烈呕吐，呈喷射状，周身发冷，体温 37.8℃，急欲出汗，口干渴，先后喝矿泉水四五升；至晨，汗渐出透，浑身无力，起则头晕，停诊在家，仅食水果，昏睡半晌，病渐愈。

此次重症感冒，郁火在先。呼吸道黏膜先病，凉矿泉水一定程度上改善了呼吸道干燥状态；又连续吃肥甘厚味，冷热混搭，积于胃肠，清浊相击，加之外感风寒，寒包火，胃肠感冒作矣。上吐下泻，气机震荡，自调系统启动，大量脱水，故饮水自救；周身微微似欲汗出，热随汗减，病遂向愈。

仝小林：感谢这么多朋友的关心和祝福，一场感冒而已。但感冒确实可以暴发，常常是身体问题的叠加。所以，一年有一两次感冒，给机体一个排毒调节的机会，是好事。感冒若严重，千万不要硬扛，彻底休息一下，也就过来了。

朱向东：我于 10 天前和老师所患感冒相同，发烧、上吐下泻。发病原因是中午吃羊肉泡馍，晚上喝了两瓶冰镇啤酒，实乃冰啤大伤脾胃之阳也，个人体会是冬季最好不饮冰镇啤酒，喝点白酒、红酒或少量常温啤酒为宜。

仝小林：向东和我的急性肠胃炎，从理论上讲，不是不洁食品的病原微生物造成的，而是胃肠道的环境变化，冷热混搭、寒热相击、清浊相混、干于胃肠，而有急性肠胃炎之作。藿香正气散，正是具有调理肠胃、降逆止呕、健脾止泻的作用。藿香正气软胶囊，我劝喝酒之人常备。估计喝大酒服用八粒，喝中酒服用四粒，喝酒前半小时吃，可大大减轻醉酒和胃肠道不适。

孙玉雯：看症状倒是和诺如病毒引起的症状很相似，前段时间孩子班里的十几个孩子同时出现此症状，腹泻，水样便，喷射状呕吐，小孩子一夜呕吐 5 次，寒战怕冷，发热，目前没有针对这种病毒的药，只能对症治疗，我一夜给他吃了 2 次益生菌，1 支藿香正气水，分 2 次喝，第二天上午就完全好了。

按语：一般认为感冒是临床常见小病，甚至有的人说，身体很好，一年都不感冒。其实，从临床实际来看，我们要高度重视感冒，因为感冒常常是身体问题的积累引发的突然暴发。仝小林认为，感冒可以分为皮肤黏膜受病、呼吸道黏膜受病、胃肠道黏膜受病，对于胃肠道黏膜受病的胃肠型感冒，其发病的重要原因常常不是单纯的寒热，而是寒热混杂、寒热激荡，提醒预防胃肠型感冒的关键是不要暴食寒凉或者暴食过热之品。

四、脂肪瘤案（仝小林治案）

仝小林：苍附导痰汤治疗 11 年巨大脂肪瘤案：患者，男，56 岁，颈肩部多发巨大脂肪瘤呈团块状分布，大者约 20cm×30cm，质韧，多治罔效。2006 年术后复发，舌细颤、苔白厚腐黏腻，舌底稍红，脉涩弦偏数，此系痰核。苍附导痰汤加减：苍术 30g，香附 15g，陈皮 30g，清半夏 30g，浙贝母 30g，生薏苡仁 120g，莪术 30g，三七 15g。加减守方 4 个月，脂肪瘤明显缩小，质地变软。脂肪瘤，可在苍附导痰汤基础上，加生薏苡仁 60～120g，浙贝母 30g，效果很好。

更简单的办法是每天早上喝薏米粥一小碗，连服 3～6 个月，可消除或大大缩小脂肪瘤。男人脂肪瘤多发，为什么？是不是和激素有关？

逄　冰：调查得出多发性脂肪瘤相对较高的生活习惯：①经常熬夜，因为伤及脾胃，使脾失健运，阴阳失调，这样人体对脂肪的分解能力下降，原有的脂肪组织和新生的脂肪不能正常排列，形成异常的脂肪组织，即脂肪瘤。治疗原则：益气健脾，调理阴阳平衡，软坚散结。②工作压力过大，心情烦躁，经常生气，因为肝气郁结，气血不畅，经脉不通，可造成正常的脂肪组织和瘀血交织在一起，长时间可形成结缔组织包裹脂肪细胞，形成脂肪瘤。治疗原则：疏肝理气，活血化瘀，软坚散结。通过治疗打通经脉，疏通经血，消散脂肪瘤。③过度饮酒，经常进食肥肉、动物内脏、无鳞鱼或蛋黄等人群。因为进食过多肥腻之品，高胆固醇食物，可造成脾胃湿热，痰湿内生，运化失调，即新生脂肪组织过多，使体内过多的脂肪细胞异聚，变硬。治疗原则：解热除湿，健脾和胃，软坚散结。这条主要是说与生活习惯相关，经常熬夜，工作压力大，饮食饮酒等。

赵林华：说到脂肪瘤，有一个偏方，就是鲜猫眼草煮鸡蛋，每天 50～100g，吃鸡蛋喝汤。这个偏方给人治疗过肺癌和淋巴结肿瘤。我查了一下猫眼草就是中药泽漆。

郭　允：是的，我们河南就叫泽漆为猫眼草。

仝小林：上哪儿取鲜猫眼草呢？在仲景年代，用药是不是应当以地方草药为主呢？泽漆消痰利水。

郭　允：北方遍地长的都是。我们老家每到端午节都去采这个药，然后放锅里蒸熟晒干，做茶叶，说喝了败火。

按语：现代临床脂肪瘤多发，其发病与现代人过食冷饮、矿泉水、凉白开水等密切相关。对于脂肪瘤的治疗，现代医学多采用手术清除，但对于多发性脂肪瘤手术清除难度较大。中医采用健脾祛湿、行气化痰的方法，坚持治疗，疗效显著。此案中，苍附导痰汤十分契合脂肪瘤的病机，或可为治疗靶方。此案取效的关键有两点：一是大剂量运用薏苡仁 120g；二是坚持服用长达 4 个月之久，治疗形质损伤，最少百日为期。

五、输尿管结石案（仝小林治案）

仝小林：输尿管结石医案

患者，男，26 岁，左侧输尿管下端 3mm×5mm 结石，腹痛尿血 2 天，西医解痉止痛治疗稍缓解，结石入膀胱狭窄部位很难排出，不欲创伤治疗。

处方：大叶金钱草 120g，海金沙 30g（包），莪术 30g，生大黄 9g，车前子 60g（包），三七 6g，白芍 45g，生甘草 15g。3 剂，每天 1 剂，早晚饭前服。服 3 剂药后无腹痛和血尿，未见石头排出。又服 2 剂药，结石排出。

本方亦用于慢性肾脏病蛋白尿久治不效属于气阴双虚、湿热下注之候，或泌尿系感染久治不效尿频数之疾。我个人喜欢加生黄芪、生地黄、百合、白茅根。

许运明：仝老师这个方子排石疗效有必然性。排石、溶石、推石、解痉、渗利。药物的精准配伍和剂量的把握，令人叹服。

黄飞剑：特别是金钱草、莪术、车前子、白芍配伍。

朱向东：此案也是重剂起沉疴的代表。

按语：此为小案，但充分体现了仝小林对输尿管结石治疗策略的精准把握，一是重用金钱草 120g，重剂起沉疴急症；二是治疗输尿管结石的配方策略是既要排石、溶石、推石，又要解痉、渗利。

六、保胎案（仝小林治案）

仝小林： 今天我分享一个保胎医案！

患者，女，30 岁。1 型糖尿病 12 年（脆性）。结婚 5 年，曾两次因前置胎盘和胎停育流产。2012 年超声示子宫内膜薄：4mm。2013 年 10 月初诊。刻下症：腰痛，畏寒，心烦易怒，口腔溃疡，月经量少色黑，经前腹痛。空腹血糖：14.9mmol/L，糖化血红蛋白：8.4%。使用诺和灵：早 16IU、中 14IU、晚 16IU。证属中焦热，下焦寒。治以清泻胃肠，温肾益气，活血化瘀。方用：川连 9g，知母 15g，淫羊藿 9g，巴戟天 9g，炒杜仲 30g，怀牛膝 15g，西洋参 6g，当归 15g，川芎 15g，三七粉 3g（分冲），生姜 3 片。服上方加减 4 个月，超声示：子宫内膜（排卵后）6mm。糖化血红蛋白：7.6%。2014 年 4 月 14 日，已孕 45 天。刻下症：腰部下坠，乏力，纳呆。益气养血，补肾健脾安胎。处方：黄芪 30g，当归 15g，黄芩 9g，炒白术 9g，茯苓 15g，肉苁蓉 15g，锁阳 15g，炒杜仲 15g，怀山药 15g，葛根 15g。服上方加减 7 个月。2014 年 12 月顺产一子。糖化血红蛋白：6.5%，空腹血糖：6.79mmol/L。

曹 洋： 老师可以讲讲肉苁蓉、锁阳、当归在这里保胎的用药思路吗？

仝小林： 该患者肾气不足，气血不足，怀孕后，大便 4～5 日一行，故用肉苁蓉、锁阳，温肾通便；黄芪、当归，益气养血通便；前后用 5 个月，保持大便 1～2 日一行。

武梦依： 肉苁蓉、锁阳补肾阳增加孕激素同时还可以通便，一举两得。

仝小林： 阳虚便秘，肉苁蓉配锁阳是药对。肉苁蓉一般用 30～60g，锁阳 15～30g，可独立通便。

按语： 现代女性因饮食、精神、劳累、用药不当等因素，常常有因胎儿停育而流产者。中医药在保胎方面积累了丰富的经验，如补肾气、健脾气、补气血等治法均能固胎元、促发育。该案例中仝师先清热降糖以祛邪，后从脾肾气血论治，并加用阳虚便秘之专药肉苁蓉和锁阳，不仅有效保胎，而且孕妇大便保持良好。所以，中医辨证施治在应对病因不明的疑难杂症方面具有优势。

七、急性扁桃体炎合并皮疹案（仝小林治案）

仝小林： 发一个来加拿大以前的微信诊治病例，急性扁桃体炎合并皮疹医案。患者，女，30 岁。2015 年 11 月 29 日。受凉后，晨起突发扁桃体炎，咽喉紧，吞咽时疼痛，扁桃体肿大，身体发热，面部、四肢发红色丘疹。未量体温。处方：桔梗

15g，生甘草 15g，荆芥 9g，薄荷 6g（后下），金银花 45g，连翘 15g，芦根 60g，葛根 30g，生麻黄 6g，牛蒡子 15g，蝉蜕 9g，僵蚕 9g。3 剂。每天 1 剂，早、中、晚饭前服。患者自述，服药 1 个小时后，咽喉就不紧了，也不疼了。今吃完了 1 剂，已经不热了，问还需要继续吃药吗？我回复：虽然不发热了，但扁桃体发炎，邪气要透尽，嘱还要再服 1 剂。另外，皮疹可以服下方：银柴胡 9g，五味子 9g，生甘草 15g，防风 9g，白芍 15g，黄芪 30g，炒白术 9g，荆芥 9g，生麻黄 6g，桂枝 9g，葛根 15g。6 剂。每天 1 剂，早晚分两次饭前服。患者药后反馈：仝老师，又吃了 1 剂治疗扁桃体炎的方子，咽喉痛和扁桃体炎都彻底好了。今天把过敏药方吃了，现在脸上和身上的皮疹都消了。

祝 捷：方一，银翘散合葛根汤合升降散清热透表，加靶方桔梗甘草汤，直达病所，把欲入内之邪和热邪分消。方二，过敏煎合玉屏风散合葛根汤，固腠理而消外风。再请教仝老师，这样函诊的患者您都是曾经看过，对其体质有了解的吧？

仝小林：患者我见过，虚寒体质。祝大夫分析得很好！此患者既往对鱼虾、风寒等都过敏。此次与受寒、感染相关。结合体质，过敏煎合葛根汤、玉屏风。

杨映映：老师用银柴胡和五味子是因为什么呢？

仝小林：抗过敏。

按语：急性扁桃体炎，成人和儿童均十分常见，现代医学主要采用抗生素进行治疗，但就临床所见，抗生素效果并不十分理想，而且经常使用抗生素容易导致邪气入里，疾病反复发作。该案虽然未网诊，但仝教授对患者体质比较了解，且在对急性扁桃体炎发病机制清晰基础上开具的处方，病为上焦，透邪为要，合用升降散透泻内热，处方紧扣病机，且金银花 45g、芦根 60g、葛根 30g 等大剂量使用，体现量效关系，因而疗效显著。

八、银屑病案（郑俊谦治案）

仝小林：今天我们来讨论一下银屑病的治疗。以往教科书对银屑病的红皮，都认为和血分有关。但我注意了这个问题。第一，北方寒冷地区患病者多；第二，有的东北的银屑病患者去海南定居后，居然不治疗就好了；第三，虽然皮肤局部发红，甚至是绛红，掉皮皮屑，但是很少有全身之血分证，小便不黄，舌质不绛红，还有的特别怕冷。

宋 坪：朱仁康老先生始终说，银屑病是气分有热，波及营血，而不是真正的血分热，因为没有出血。朱仁康最早将银屑病分为血热和血虚，但是他明确说此血热非彼血热。他用的克银一方由土茯苓、大青叶、威灵仙、北豆根组成，可见不是以凉血为主。治疗血虚患者时，养血养阴同用。后来庄国康老师进一步发展，用大量养阴药，庄老还总结了血瘀证的治法。可惜大家抄来抄去，都在说血热，也就真的血热了。我看了赵炳南当年的用药，也不是以凉血为主。

仝小林：朱老是偏于清热解毒呀！

宋　坪：确实偏于清热解毒。最初用的是清热解毒，加上大量化湿药。银屑病患者不出汗，皮损热而红，很多怕冷，感冒后加重，应当是寒包火的表现。过度应用苦寒药物，又伤阳气，所以舌质淡胖。有些患者阳痿，若是性生活会加重皮疹，应当有肾阳不足。

仝小林：那为什么局部皮损热而红呢？

宋　坪：是因为阳气闭郁在里面出不来，郁而化热。

仝小林：银屑病从理论上讲是皮肤外感风寒之邪，郁于皮肤与肌肉之间，郁久化热，若能透邪，可能是治本之法。有机会试试东垣升阳散火汤（虚人用升阳益胃汤）加清热化湿解毒之药。一方面散郁火，一方面透邪。但是我们很少有机会治疗银屑病，只能是理论上谈谈，纸上谈兵了。

郑俊谦：分享一个我的诊疗案例（见文末彩图6），供大家讨论。患者，女，13岁，不怕冷，怕热。病程3年，服环孢素6个半月，皮肤较用药前好转，但面白，头发部分转白，口干心悸，大小便及各项检查正常。方用：鲜生地30g，生槐花30g，赤白芍各30g，白茅根40g，紫草根20g，鸡血藤30g，丹参15g，丹皮15g，苦参15g，川连15g，白蒺藜30g，土茯苓30g，当归20g，生栀子15g，黄芩20g，炙甘草15g，炙蜂房15g，7剂。请南军总院逐减环孢素至完全不用。请各位老师分析一下。

朱向东：红绛舌、热入营血分，瘀热舌象。

魏苏丹：我觉得患者的口腔及眼睑有菌群失调的表现，免疫失调加之用抗生素。从患者的皮疹看是银屑病的进展期，属血热风燥型，但看得到有部分消退的皮疹。我觉得这个方子很对证。

仝小林：非常好的处方，热毒、血毒、湿毒同治！此患者烦躁否？用激素了没？

郑俊谦：不烦躁，除舌象、口干，其余热象不明显。环孢素类似激素升级版，是治疗移植器官排异及异样银屑病的有效药。用环孢素后，银屑病没有好，但症状减轻，头发部分发白。

仝小林：服了环孢素后，热毒湿毒入营血，为血毒。

何莉莎：银屑病诊断的金标准是皮损的病理。从皮肤表现看，至少是红斑类疾病，要考虑有无感染。银屑病属非感染类，患者服用环孢素是否有减轻的趋势，若没有，是不是考虑其他疾病？再者若为白塞综合征（白塞综合征当有黏膜病变表现），照片信息似乎不够充分。而患者面部脱屑是否可考虑伤阴，治疗能否兼顾？

郑俊谦：您分析得很有道理！银屑病我看过很多，此类病症（舌象）也是第1例。使用环孢素后，银屑病减轻，但口干心悸，神疲乏力，判断为热极伤阴。

宋　坪：这个患者全身皮肤略肿胀，皮下都是隐隐的红斑，有红皮病倾向，很危险。估计这个患者有发热。我觉得不仅仅清热凉血，还是要用些发散的药物。口腔内是否有溃疡？如果有要除外药疹。

郑俊谦：半年前并发肺炎，有发热，最近没有发热。口腔、外阴无溃疡。

仝小林：为什么要发散？

宋　坪：长在皮肤上，散热是最好的去热办法。当然要同时用凉血解毒药物。而且用麻黄也是引经药。

仝小林：这个患者是否有皮肤菌群的失调？要重镇清心吗？

宋　坪：有可能，要看她之前是否有地图舌。很多银屑病患者天生地图舌，这样不好说是否菌群失调。但是如果用过环孢素，就有可能合并真菌感染，这样就会出现烂糊糊的舌头。如果有溃疡，要除外重症药疹，那就更麻烦了。查个真菌镜检，刮一些口腔和舌头上的分泌物，放在显微镜下，如果找到菌丝和孢子，就用上抗真菌药物，或者菠萝皮煮水漱口及饮用。我觉得不用重镇，因为都在皮肤上，清营凉血解毒，透表发散郁热。我个人的建议：在郑老师的处方基础上，加上羚羊角粉1.2g冲服，生麻黄6g，生石膏60g，知母20g，桂枝9g，甘草9g；如果瘙痒，可以加用全蝎3g。我曾经试过，用特别大剂量的清热凉血药，结果患者反而表出皮损，越来越厉害。但是用上麻桂，反而不一定会表出来。我有一次用麻黄30g治疗银屑病，1周皮疹就消了大半。

武梦依：宋老师，知母、桂枝和甘草的用意我不太理解。

宋　坪：因为有大热必有伤阴，所以用了白虎汤。桂枝可以通阳消肿，帮助麻黄发汗解表，与芍药调和营卫。菠萝皮这个偏方对于消化道真菌感染很好用。

按语：银屑病是临床常见疑难皮肤病，中医药治疗有显著疗效。关于该病的发病机制，一般多认为血热、热毒、血虚、风燥相互夹杂，从其临床表现，特别是皮损表现来看，有的偏于血虚风燥，有的偏于血热风燥。治疗上，养血清热凉血是基本治疗思路，从六经辨证来看，皮肤为太阳，故该病多见于太阳合并阳明和少阴，既有太阳病位，故采用大量麻黄，或者用防风表散透邪，亦是重要的治疗思路，其本质是汗法在治疗银屑病中的应用。

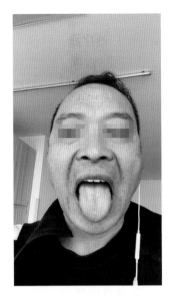

彩图 1　轻症患者舌象

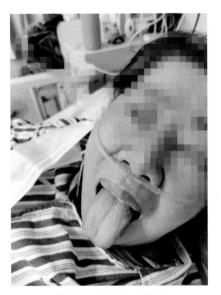

彩图 2　重症患者舌象

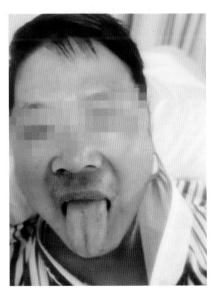

彩图 3　重症患者舌象

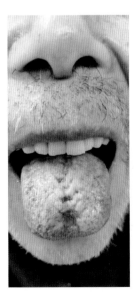

彩图 4　普通型患者舌象

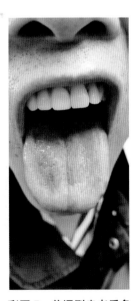

彩图 5　普通型患者舌象

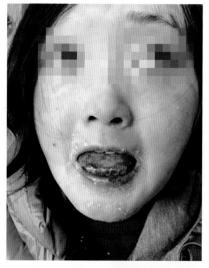

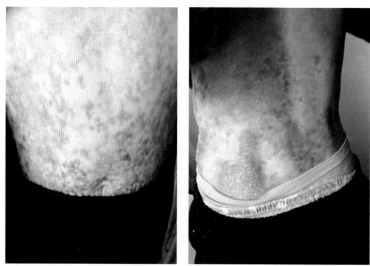

彩图6　银屑病患者皮损